KARYN CALABRESE

Innere Reinigung

Das Detox-Programm zur
Harmonisierung und Regeneration
von Körper und Geist

HANS-NIETSCH-VERLAG

❀ Hinweis für den Leser

Die in diesem Buch vorgestellten Gedanken, Methoden und Anwendungen wurden von der Autorin sorgfältig recherchiert, nach bestem Wissen erstellt und sorgfältig überprüft. Sie ersetzen jedoch nicht den Besuch beim Arzt oder Heilpraktiker. Autor und Verlag übernehmen keine Haftung für Ansprüche, die in Zusammenhang mit der Anwendung der in diesem Buch gegebenen praktischen Hinweise geltend gemacht werden.

Titel der Originalausgabe: *Soak Your Nuts. Cleansing with Karyn. Secrets for inner healing and outer beauty,* erschienen bei *Book Publishing Company*, Summertown/Tennessee

Translation Right arranged with *Book Publishing Company*, Summertown/ Tennessee

Übersetzung: Rotraud Oechsler
Redaktion: Martina Klose
Lektorat: Ulrike Schöber, Martina Klose
Korrektorat: Ute Orth
Gestaltung: Kurt Liebig
Druck: Schultheis Druckproduktion, Offenbach

Hans-Nietsch-Verlag
Am Himmelreich 7
79312 Emmendingen

www.nietsch.de
info@nietsch.de

ISBN 978-3-86264-204-5

Inhalt

Kapitel 3

Veränderungen – 8. bis 14. Tag 96

Kapitel 5
Feiern – 22. bis 28. Tag   184

Für meinen Sohn, Secondino „Dino" Guiseppe Calabrese,
1970–2008

*Wenn du bei Nacht den Himmel anschaust, wird es dir sein, als lachten
alle Sterne, weil ich auf einem von ihnen wohne, weil ich auf einem von
ihnen lache.*
    Antoine de Saint-Exupéry, *Der kleine Prinz*

*Unsere tiefste Angst ist nicht die, dass wir unzulänglich sind. Unsere
tiefste Angst ist die, dass wir über die Maßen machtvoll sind. Es ist unser Licht, nicht unsere Dunkelheit, das uns am meisten erschreckt. Wir
fragen uns: Wer bin ich denn, dass ich so brillant, großartig, talentiert,
fabelhaft sein sollte? Aber wer sind Sie denn, dass Sie es nicht sein
sollten? Sie sind ein Kind Gottes. Wenn Sie sich kleinmachen, dient das
der Welt nicht. Es hat nichts von Erleuchtung an sich, wenn Sie sich so
schrumpfen lassen, dass andere Leute sich nicht mehr durch Sie verunsichert fühlen. Wir sollen alle so leuchten wie die Kinder. Wir sind dazu
geboren, die Herrlichkeit Gottes in uns zu manifestieren. Sie existiert
in allen von uns, nicht nur in ein paar Menschen. Und wenn wir unser
eigenes Licht leuchten lassen, erlauben wir auch unbewusst anderen
Menschen, das Gleiche zu tun. Wenn wir von unserer eigenen Furcht
befreit sind, befreit unsere Gegenwart automatisch auch andere.*
    Zitiert nach Nelson Mandela, 1994, in seiner Antrittsrede
    (aus Marianne Williamson, *Rückkehr zur Liebe**)

---

* Marianne Williamson: *Rückkehr zur Liebe. Harmonie, Lebenssinn und Glück durch
„Ein Kurs in Wundern"*, S. 181 f. © Arkana Verlag, München, in der Verlagsgruppe
Random House GmbH. Übersetzung: Susanne Kahn-Ackermann

Dank

Zuerst möchte ich meiner Mutter danken, denn sie brachte mir das Geheimnis des Lebens nahe, lange bevor das Buch *The Secret* Einzug in jedes Haus hielt, bevor die Menschen zu glauben lernten, dass ihr Wort zu ihrer Realität wird. Sie lehrte mich von klein auf, dass es ein Fehler ist, „Ich kann nicht" zu sagen, denn das gibt es nicht. Infolgedessen kam es mir auch nie in den Sinn, dass ich etwas Sinnvolles, das ich mir vorgenommen hatte, nicht tun, vollenden oder gestalten könnte. Und so schuf ich das inzwischen am längsten bestehende Rohkost-Restaurant der USA – in einer Zeit, wo das Interesse an Rohkost in der Bevölkerung noch nicht erwacht war. Für mich war es nie wichtig, meinen Erfolg in Dollars zu messen – der Erfolg bestand in der Sache selbst, die ich schuf. Meine Mutter brachte mir auch bei, dass von innen kommende Schönheit unvergänglich ist und dass man in den Schuhen eines anderen Menschen gegangen sein muss, bevor man ihn beurteilt. All diese wertvollen Lektionen halfen mir auf meinem Weg zu Selbstliebe, Spiritualität, Gesundheit und bei allem, was ich tat, um andere Menschen zu unterstützen.

Ich danke meinen Kindern Dino, Nicole und Michael und meinen Enkelkindern Quinton und Emilio. Sie lehrten mich, was es heißt, bedingungslos zu lieben und ebenso geliebt zu werden, und sie halfen mir, zu lernen und nicht zu vergessen, dass die Kinder Gottes ihren eigenen Weg gehen, um ihrem Leben Sinn zu geben – ein unschätzbares Instrument für mich, das ich an viele Tausende von Menschen weitergab, die diesen Weg mit mir gegangen sind.

Meine Zuneigung und mein Dank gelten auch Mitch (meinem Hund) und Maliku (meiner Katze).

Und schließlich danke ich meinem Lebenspartner, Ehemann, besten Freund, Beschützer, Unterstützer und lebenden Buddha, der unerschütterlich all meine Träume persönlich, emotional, finanziell und wirklich bedingungslos förderte. Er machte es mir möglich, meine Vision zu verwirklichen, anderen Menschen bei der Suche nach ihrem eigenen Heilungsweg zu helfen. Jerry Scherer – wir alle auf diesem Weg stehen in deiner Schuld.

Ein Dankeschön geht außerdem an alle, die in mein Leben getreten sind, in meinen Seminaren, Restaurants, Vorträgen ... Was immer ich getan habe, um ihr Interesse an der Selbsterneuerung zu wecken – ganz gleich in welchem Maße: Ich danke ihnen für die Zeit, in der sie mir ihr Vertrauen geschenkt und die sie in sich selbst investiert haben. Ich danke ihnen aus tiefstem Herzen dafür, dass sie diese Welt für uns alle zu einem besseren Ort machen, indem sie die Vision vom spirituellen Erwachen und Heilen zu leben versuchen. Wir alle sollten uns fragen: Wenn wir uns nicht heute um unseren Körper – das wunderbare „Gefährt", das uns hier zur Verfügung steht – kümmern, worin wollen wir dann morgen leben?

Vorwort

Es ist mir eine große Ehre, Worte des Lobes für Karyn Calabreses Buch *Innere Reinigung* zu schreiben, und ich erfülle diese Aufgabe mit Respekt. Ihr neuester Beitrag aus dem Reich der liebevoll zubereiteten Rohkost wird Ihnen in der Tat eröffnen, was es bedeutet, vital zu sein und sich selbst zu erkennen und zu erfahren.

Seit vielen Jahren steht Karyn mit Wort und Tat für die zeitlosen Wahrheiten, die alterslose Schönheit, Gesundheit, Intelligenz, Fülle und Bewusstsein hervorbringen. Vor mehr als 25 Jahren lernte ich sie bei der *Ann Wigmore Foundation* in Boston kennen. Außer Ann versuchten sich damals auch andere in der Entgiftung durch Rohkost; einige wurden zu selbst ernannten „Experten" und befürworteten eine ganze Reihe von Richtlinien, die auf lange Sicht nicht funktionieren konnten. Viele versuchten, Ann Wigmore zu kopieren – aber niemand besaß ihre magische Ausstrahlung. Karyn war für sie immer ihr persönlicher Schützling. (Wie prophetisch von Ann!) Heute kann man leicht erkennen, dass die Schülerin mit ihrer leidenschaftlichen Arbeit in die Fußstapfen ihrer Lehrerin trat und sie bald sogar überholte!

Seit wir uns zum ersten Mal trafen, haben Karyn und ich unsere Energien gemeinsam darauf ausgerichtet, die Welt für alle künftigen Generationen zu einem besseren Ort zu machen. Ich bin Karyn für unsere Verbindung und all die Workshops, die sie für mich organisiert hat, ungemein dankbar.

Karyn ist wie guter Wein: dem Alter entsprechend gereift und doch ewig jung. Sie öffnet ihr Herz und gibt ihre Erfahrungen und ihre Leidenschaft für alle Fragen in Bezug auf Gesundheit weiter. Sie belässt es nicht bei Worten, es folgen Taten, die mehr ein heiliger, kosmischer Tanz sind. Ihre Anleitung und ihr Beispiel haben viele Menschen berührt und im Innersten gereinigt. Ich habe an vielen Orten in den Vereinigten Staaten Vorträge gehalten und in den meisten Rohkost-Restaurants gegessen – und kann mir erlauben, das Folgende kundzutun: Karyns rohköstliche Mahlzeiten der gehobenen Klasse, wie auch ihr Feinkostgeschäft sind außergewöhnlich gut.

Ihr Buch *Innere Reinigung* wird Sie zu leckeren Rohköstlichkeiten inspirieren, während Sie sich gleichzeitig heilen, wo immer es nötig ist – ob Sie ein paar Kilo abnehmen müssen oder es Ihnen an Freude mangelt, ob Sie zu wenig Energie haben oder sogar erkrankt sind. Die Entschlackungs- und Entgiftungsprogramme, die Sie in diesem Buch finden, haben verblüffende Wirkungen. Der Schwerpunkt von Karyns Arbeit lag schon immer auf der Bedeutung einer dauerhaft guten Gesundheit, und nun können Sie sich glücklich schätzen, von ihrem Wissen zu profitieren. Nutzen Sie dieses Wissen und Sie werden genau wie Karyn die Wunder des Friedens, der Gesundheit sowie der inneren und äußeren Schönheit entdecken.

In Liebe
Viktoras Kulvinskas
(Mitbegründer des *Hippokrates Health Institute*)

Regeln für das Menschsein

1. *Du wirst einen Körper erhalten. Gleichgültig, ob du ihn liebst oder hasst: Es ist deiner, solange dieses Leben dauert.*

2. *Du gehst in eine Ganztagsschule, die sich „Leben" nennt. Du wirst hier viele verschiedene Dinge, viele Lektionen, lernen. Du wirst jeden Tag Gelegenheit haben, zu lernen – ganz gleich ob du das, was du lernen sollst, magst oder nicht, ob du es für wichtig und unwichtig hältst.*

3. *Du kannst in dieser Lebensschule keine Fehler machen, nur Neues lernen. Wachstum ist ein Prozess, der durch „Versuch und Irrtum" entsteht. Experimente, die „misslingen", gehören ebenso zum Prozess wie das Experiment, das schließlich „klappt".*

4. *Jede Lektion wird so lange wiederholt, bis sie sitzt. Sie wird dir immer wieder und in verschiedenen Formen angeboten, bis du sie gelernt hast. Und wenn du sie gelernt hast, kommt die nächste.*

5. *Du wirst immer Lektionen zu lernen haben. Es gibt keinen Lebensabschnitt, in dem es nichts zu lernen gibt. Solange du lebst, lernst du.*

6. *„Dort" ist niemals besser als „hier", denn wenn „dort" zum „Hier" geworden ist, taucht ein neues „Dort" auf, das wieder erstrebenswerter erscheinen wird als das „Hier".*

7. *Andere Menschen sind ein Spiegel deiner selbst. An einem anderen gibt es nichts zu lieben oder zu hassen – es sei denn, du liebst oder hasst es an dir selbst.*

8. *Es liegt an dir, was du aus deinem Leben machst. Du hast alle Hilfsmittel und alle Ressourcen, die du brauchst. Was du mit ihnen anfängst, das entscheidest allein du.*

9. *Du findest deine Antworten in dir selbst. Die Antworten auf die Fragen des Lebens liegen in dir. Du musst nur in dich hineinschauen, hineinhören ... und vertrauen.*

10. *Du wirst all das vergessen ... immer wieder!*

Unbekannter Autor

Einführung

Ein schönes Leben

Wir alle kennen das: Wenn etwas „zu schön ist, um wahr zu sein", dann ist es wahrscheinlich auch nicht wahr. Nirgendwo ist diese Warnung mehr angebracht als im Bereich „Gesundheit und Wellness". Amerikaner geben pro Kopf mehr Geld für Gesundheit aus als die Menschen in jedem anderen Land der Welt und bleiben dennoch fettleibig und werden immer anfälliger für chronische oder degenerative Krankheiten. Wir suchen nach Auswegen in den Regalen der Lebensmittelläden, die sich unter dem Gewicht der verführerisch ungesunden, fettfreien und mit Vitaminen angereicherten Produkte biegen. Wir hoffen auf schnelle Lösungen mit Pillen in allen Regenbogenfarben – gegen einen zu hohen Cholesterinspiegel, zu viel Stress und um all unsere Krankheiten zu kurieren. Doch trotzdem fühlen wir uns einfach immer noch ziemlich schlecht.

Selbst diejenigen unter uns, die sich für gesund halten, leiden unter Allergien, Verdauungsstörungen, Schwankungen des Blutzuckerspiegels, Kopfschmerzen, Magenverstimmungen, einem langsamen Stoffwechsel (niedriger Grundumsatz), Fettleibigkeit, Problemen mit den Nebenhöhlen, Hautkrankheiten und allen möglichen anderen Beschwerden. Mit der Zeit haben wir uns an unsere Zipperlein gewöhnt. Wir haben die Symptome akzeptiert und dieses abgespannte, erschöpfte Gefühl auch. Sich abgespannt und mitunter auch zerschlagen zu fühlen, so reden wir uns ein, gehört nun mal einfach zum Leben.

Weil wir einer bestimmten Altersgruppe oder einem bestimmten Geschlecht angehören, weil wir eine bestimmte genetische Ausstattung haben oder weil wir anfällig sind für viele durch den körperlichen und emotionalen Stress des modernen Lebens bedingte Krankheiten, können wir einfach nicht erwarten, dass es uns gut geht ... oder doch? – Das können wir sehr wohl! Mit meinen über sechzig Jahren bin ich selbst ein lebendiges Beispiel dafür. Und genau wie die vielen anderen Menschen, die ihre Lebensqualität verbessert haben, lasse ich mich von der revitalisierenden Kraft und entgiftenden Wirkung lebendiger Nahrung dabei unterstützen.

Wunder und andere Alltäglichkeiten

Nehmen wir Maria. Maria kam im Frühjahr 1998 in mein Gesundheitszentrum. Die 45-jährige Chefsekretärin aus Chicago hatte fünfzehn Jahre lang mit extremen Verdauungsproblemen zu kämpfen. In dieser Zeit war sie bei unzähligen Ärzten gewesen, die alle möglichen Diagnosen gestellt hatten, unter anderem Reizdarmsyndrom, Chronisches Müdigkeitssyndrom (CFS) und nervöser Magen. Und obwohl Maria die von ihnen vorgeschlagenen Behandlungen ausprobierte, zog sich ihr Magen weiterhin bei der geringsten Anspannung und bei Stress schmerzhaft zusammen. Ohne die ständige Einnahme von Säureblockern kam sie nicht durch den Tag.

Bei unserer ersten Begegnung wurde mir klar, dass Maria, was ihr Problem anbelangte, die Betrachtungsweise der Ärzte übernommen hatte: Es ist ein Leiden, das sich auf eine bestimmte Stelle ihres Körpers bezieht. Wenn ihr Magen schmerzt, liegt ihr Problem ganz klar im Verdauungstrakt. Richtig? – Falsch! Ich erklärte Maria, dass der Mensch keine Maschine ist. Unsere „einzelnen Teile" funktionieren nicht nur eng verzahnt wie kleine Rädchen in einem Uhrwerk, sondern reagieren auch auf unsere Emotionen, Gedanken und Gefühle. Also sahen wir uns zuerst ihre emotionalen Probleme an, die ihre Symptome verursachen oder verschlimmern könnten. Danach erstellten wir einen Speiseplan, der Maria wieder gesunden lassen würde: Ich bat sie, Milchprodukte, Fleisch, Hühnchen und Fisch wegzulassen und rohe und lebendige Nahrungsmittel zu sich zu nehmen, die ihren Körper von der Zellebene aus heilen.

Schon nach ein paar Wochen fühlte sich Maria wie neu geboren und so sah sie auch aus: Sie sprühte vor Energie, strahlte vor Gesundheit und war zum ersten Mal seit mehr als zehn Jahren vollkommen symptomfrei. Sie konnte essen, arbeiten und leben, ohne Angst vor plötzlichen Magensymptomen haben zu müssen. Alle Anzeichen ihrer „Krankheit" waren verschwunden – was durch die verschiedenen Therapien der Mediziner in Chicago nicht gelungen war.

Und was am besten war: Sie hatte neue Zuversicht gewonnen. Ihre Haut war geschmeidig und ihre Augen waren strahlend und klar. Ihre jugendliche Schönheit und ihre Energie öffneten einem aufregenden neuen Lebensabschnitt Tür und Tor. Körperlich und seelisch war sie wieder gesund. Für Marias Freunde war diese Verwandlung ein Wunder. Wie die meisten Amerikaner kannte sie solch enorme Veränderungen nur durch schönheitschirur-gische Eingriffe.

Doch was Maria am eigenen Leib erfuhr, war kein Wunder. Es war einfach die Einlösung eines Versprechens, das die Natur uns allen gibt: Wenn wir nach dem Plan von Mutter Natur leben;

wenn wir aufhören, unserem Körper Schadstoffe zuzuführen, und anfangen, heilende, revitalisierende Nahrungsmittel zu uns zu nehmen, können wir gut aussehen, uns gut fühlen und gesund bleiben, solange wir leben. Innere Heilung und äußere Schönheit sind einfach zu erreichen und erhalten. Es ist ein Wunder, dass wir den jahrelangen Konsum von verarbeiteten Nahrungsmitteln mit all den Zusatz- und Konservierungsstoffen und das Trinken von chemisch behandeltem Wasser sowie die Nebenwirkungen unnötiger Medikamente und die vielen Hundert Giftstoffe überleben, denen wir jeden Tag ausgesetzt sind.

Wie Maria entdeckte, sind Nahrungsmittel starke Heilmittel, die uns körperlich und seelisch wieder auf die Beine bringen können. Marias Geschichte ist kein Einzelfall. In meiner mehr als dreißigjährigen Arbeit als Gesundheitsberaterin habe ich Tausende von Männern und Frauen gesehen, die sich selbst von vielen krankhaften Zuständen wie einem langsamen Stoffwechsel, Verdauungsproblemen, Lipomen (Fettgeschwülsten), Fibromyalgie, Kopfschmerzen, Typ-1-Diabetes, Fettleibigkeit, Nebenhöhlenproblemen, Gebärmutterfibromen (Fasergeschwülsten) und vielen chronischen und degenerativen Krankheiten befreit haben. Das war ihnen möglich, weil sie bereit waren, sich auf die erneuernden Abläufe einzulassen, die jedes natürliche Lebewesen und jedes Element auf diesem wunderbaren Planeten mit Energie versorgen und ständig verändern.

Ihr „schönes Leben" beginnt jetzt!

In den folgenden Kapiteln werde ich Ihnen mein äußerst wirkungsvolles 28-Tage-Programm zur inneren Reinigung vorstellen – ein Detox-Programm zur Harmonisierung und Regeneration von Körper und Geist, das Sie mitnimmt auf eine Reise zu unbegrenzter Energie, strahlender Gesundheit und lebenslanger Vitalität. Es beruht tatsächlich ganz einfach auf „Ursache und Wirkung", denn jede Handlung, jede Entscheidung, jedes Eingreifen in die Natur hat Konsequenzen. Ich glaube, wir sollten uns auf eine bestimmte Art ernähren und leben, wenn wir unsere Gesundheit unterstützen wollen. Tun wir das, ist die Wahrscheinlichkeit größer, dass wir Krankheiten vermeiden und ein Leben führen können, das körperlich, seelisch und geistig erfüllt ist.

Ich werde Ihnen eine natürliche Art der Heilung vorstellen, die Ihren Körper wirksamer von jahrelang angehäuften Giftstoffen befreit alles andere, was ich kenne. Hierbei spielt es keine Rolle, in welchem körperlichen Zustand Sie jetzt sind, und es ist gleichgültig, wie viel Willenskraft Sie haben oder nicht: Sie können Ihren Körper ganz einfach reinigen, um Jahre jünger aussehen und Ihr Leben verlängern, wenn Sie das in diesem Buch beschriebene natürliche und nährende Entgiftungsprogramm durchführen.

Sie können nur schwer glauben, was ich Ihnen verspreche? Lesen Sie die authentischen und oft erstaunlichen Erfahrungsberichte von Menschen, die bereits an diesem Progamm teilgenommen haben, und entscheiden Sie sich dann. Hier können Sie nachlesen, welchen persönlichen Nutzen die Betroffenen aus dem vierwöchigen Ernährungs- und Entschlackungsprogramm gezogen haben, welche Entwicklungen es in Gang gesetzt hat und wie sie sich dadurch innerlich und äußerlich verändert haben.

Sie werden sich im Laufe der vier Wochen, die dieses Programm dauert, nicht nur innerlich verändern: Ihre Haut wird reiner und jugendlicher, denn Ihr Körper wird endlich bestens mit Energie versorgt. In Ihren klaren, strahlenden Augen wird sich Ihr vitales Selbst spiegeln. Ihr erfülltes und schönes Leben beginnt genau heute. Heißen Sie es willkommen!

Regelmäßige körperliche Bewegung – am besten in freier Natur – ist für ein vitales Leben ebenso unumgänglich wie eine gesunde Ernährung mit hohem Rohkostanteil.

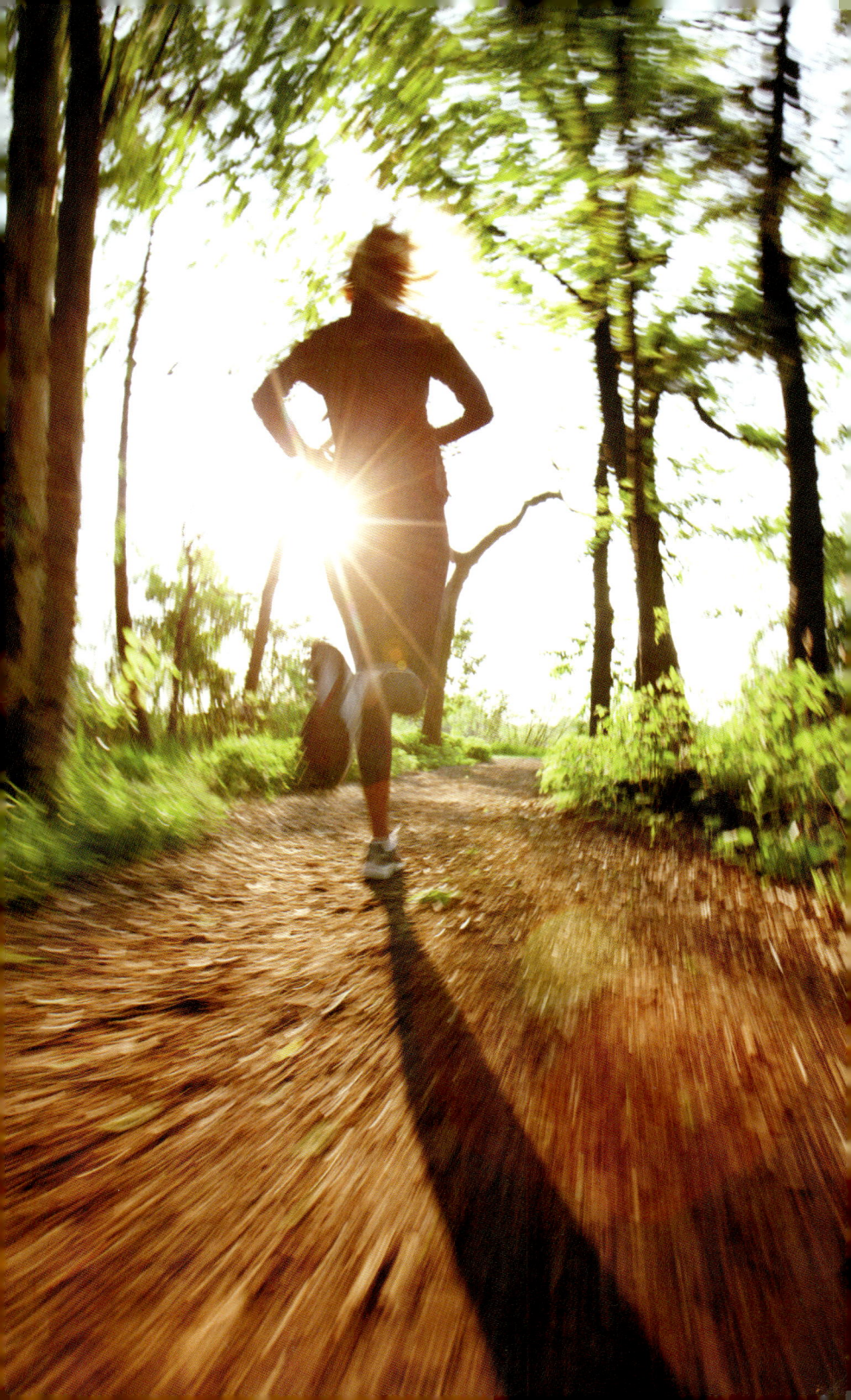

Kapitel 1

Reinigen
Heilen mit den Kräften
der Natur

n der *Oprah Winfrey*-Show am 5. Mai 2000 kam ein Thema zur
Sprache, das Interesse weckte, Hoffnungen aufkeimen ließ und
Millionen Menschen neugierig machte: Wie könnten „ganz
normale Männer und Frauen" die Geheimnisse der ewigen Jugend
entdecken – jener trügerischen Mischung aus körperlicher Vitalität, wacher Intelligenz und einer universellen Jugendlichkeit,
Merkmale, die für „zeitlose Schönheit" stehen? Es überrascht
nicht, dass die Sendung für viele Zuschauer unvergesslich blieb.
Schließlich sind die Menschen schon seit Tausenden von Jahren auf der Suche nach der ewigen Jugend. Und hier in Chicago
versammelte Oprah eine Gruppe von Leuten um sich, die sich
bemerkenswert gut gehalten hatten und deren bloße Existenz
der Vorstellung trotzte, alt zu werden, sei gleichbedeutend damit,
krank zu werden und Falten zu bekommen.

Ich war 53 und gehörte zu Oprahs Gästen, zu den wenigen
Glücklichen, die den Wettlauf gegen die Zeit gewonnen zu haben

schienen. Dreißig Jahre früher hätte mir niemand prophezeit, dass ich einmal das Paradebeispiel für etwas anderes als miserable Gene und eine sich ständig verschlechternde Gesundheit sein würde. Jeder Arzt, der meine Familiengeschichte kannte, wäre in der Tat erstaunt gewesen, dass ich überhaupt noch lebte und wohlauf war, mit Sicherheit hätte er nie zu denken gewagt, dass ich aussah wie das blühende Leben und für andere Menschen als Vorbild diente.

Ich wurde 1947 in eine Familie hineingeboren, in der der Vater die Windeln wechselte und die junge, unkonventionelle Mutter wenig verantwortungsbewusst war. Mit zehn Jahren war ich zu einem kränklichen Kind herangewachsen, neigte zu Allergien und reagierte auf viele Nahrungsmittel und Produkte empfindlich. Als Teenager fand ich es ganz normal, eine Zigarette zu rauchen, danach einen großen, fetttriefenden Hamburger zu essen und alles mit vier oder fünf Limonaden hinunterzuspülen. Wenn ich nun behaupte, dass eine vegetarische Ernährung in meinem jungen Leben keinen Platz gefunden hätte, dann ist das noch untertrieben. Ich war immer müde und oft schlecht gelaunt, und hatte – anders als meine unbekümmerten Eltern – wenig Freude am Leben.

Da das Leben meiner Mutter unstrukturiert und nomadenhaft verlief, war auch meines nicht anders. Meine unternehmungslustige und weltoffene Mutter achtete wenig auf sich und ließ die Zügel auch bei mir schleifen, obwohl sie mich liebte. Als junge Erwachsene hatte meine schlampige Ernährungsweise bereits Konsequenzen: Ich litt an Akne, hatte Zysten in der Brust, chronische Verstopfung und andere Verdauungsbeschwerden. Rückblickend bin ich sicher, dass mich dieser Lebensstil früh ins Grab gebracht hätte, hätte das Schicksal nicht eingegriffen.

Als ich 27 Jahre alt war, wurde bei meiner 47-jährigen Mutter Gesichtskrebs festgestellt. Da sie ihr ganzes Leben lang eine Suchende war, begann sie nach alternativen Heilmethoden Ausschau zu halten. Sie entdeckte die Kraft natürlicher Heilmittel, unter anderem der Phytotherapie, der Kräuterbehandlungen und der

Saftkuren. Sieben Monate nach der Diagnose verstarb sie an den Folgeschäden der Chemotherapie.

Doch ihre Suche nach Wohlbefinden hat mich von meinen Leiden befreit: Die vitamin- und nährstoffhaltigen Säfte, die sie herstellte, konnten sie vor den negativen Auswirkungen der Chemotherapie nicht schützen, aber sie brachten meinen Magen wieder in Ordnung und ließen meine Haut gesunden. Die Kräuter, die meine Mutter einnahm, hatten den starken Medikamenten, die ihren Körper schwächten, nichts entgegenzusetzen, doch mich stärkten sie. Zum ersten Mal begannen die Systeme meines Körpers, miteinander im Einklang zu arbeiten. Ich fühlte mich besser, sah besser aus und wollte mehr über die pflanzlichen Heilkräfte wissen – und darüber, welcher Platz in der Welt des natürlichen Heilens wohl meiner sein könnte.

Kurz nachdem ich den Weg in Richtung „Gesundheit" eingeschlagen hatte, der zu weitreichenden Veränderungen führen sollte, stellte ein Arzt bei mir eine Blinddarmentzündung fest und wies mich ins Krankenhaus ein. Ich verweigerte die Operation, entließ mich selbst und vertiefte mich in Bücher über natürliche Heilmittel. Nach mehreren Tagen ganzheitlicher Therapie verschwanden die Schmerzen – und kamen auch nie wieder.

Ich war auf einem guten Heilungsweg. Mein Körper hatte mir bereits signalisiert, dass er sich wohler fühlte und besser arbeitete, wenn ich keine tierischen Nahrungsmittel wie Milchprodukte, Fleisch, Huhn und Fisch mehr zu mir nahm. Ich begann gesundheitlich aufzublühen, wenn ich mich von rohen, lebendigen Nahrungsmitteln ernährte. Mein Leben nahm eine äußerst bedeutsame Wendung, als ich auf Ann Wigmore – die Pionierin unter den Ernährungsfachleuten und eine Verfechterin lebendiger Nahrung, die das *Hippokrates Health Institute* gegründet hatte – stieß. Ihre Schüler nannten sie liebevoll „Dr. Wigmore". Sie nahm mich unter ihre Fittiche und brachte mir bei, wie wichtig Rohkost und Entgiftung sind. Wie es so schön heißt: Sobald der Schüler bereit ist, taucht der Lehrer auf. Ich hatte meinen Guru und meinen Glauben gefunden.

Wenn ich jetzt darüber nachdenke, ist mir klar, dass ich auch ganz leicht den Weg meiner Mutter hätte gehen können. Ich hatte reichhaltige Erfahrungen mit Alkohol, Drogen, mit dem Rauchen und demselben unkonventionellen Lebensstil gemacht. Meine problematische Kindheit hatte allemal das Potenzial für ein problematisches Erwachsenenleben. Zum Glück war ich mit einem starken Überlebenswillen, einer tiefen Spiritualität und kompetenten Ratgebern gesegnet, die genau dann auftauchten, wenn ich sie am dringendsten brauchte.

Obwohl es viele Krisen in meinem Leben gab – unter anderem eine schlechte Ehe, kein Dach über dem Kopf und nicht genügend Geld, um meine Kinder zu ernähren –, habe ich immer eine positive Lebenseinstellung behalten. Ich begann, mich um meinen Körper zu kümmern und ihn zu pflegen. Ich wusste: Wenn ich gut für meinen wunderbaren Körper und meinen Geist sorgte, die Gott mir gegeben hatte, würde ich die Herausforderungen des Lebens immer meistern und nie wirklich heimatlos sein.

Wer mich kennenlernt, mag wie die Zuschauer in Oprahs Show glauben, ich müsse mit widerstandsfähigen Genen gesegnet sein. Doch nichts ist weiter von der Wahrheit entfernt. Meine Mutter starb mit 48, meine Großmutter mit fünfzig und meine Urgroßmutter mit sechzig Jahren. Und obwohl ich ihren frühen Tod als schlechtes Omen deuten könnte, glaube ich, dass ich ohne belastende Krankheiten über hundert Jahre alt werde, aber ganz offenkundig nicht aufgrund eines genetischen Vorteils. Ich rechne vielmehr damit, so alt zu werden, weil ich meinen Körper konsequent mindestens viermal im Jahr innerlich und äußerlich entgifte. Das hat ihn stark gemacht und mich wird es mit zunehmendem Alter gesund erhalten.

Ich bin jetzt über sechzig und habe eine Kondition wie eine Dreißigjährige. Ich bin von einer Vegetarierin zu einer Veganerin

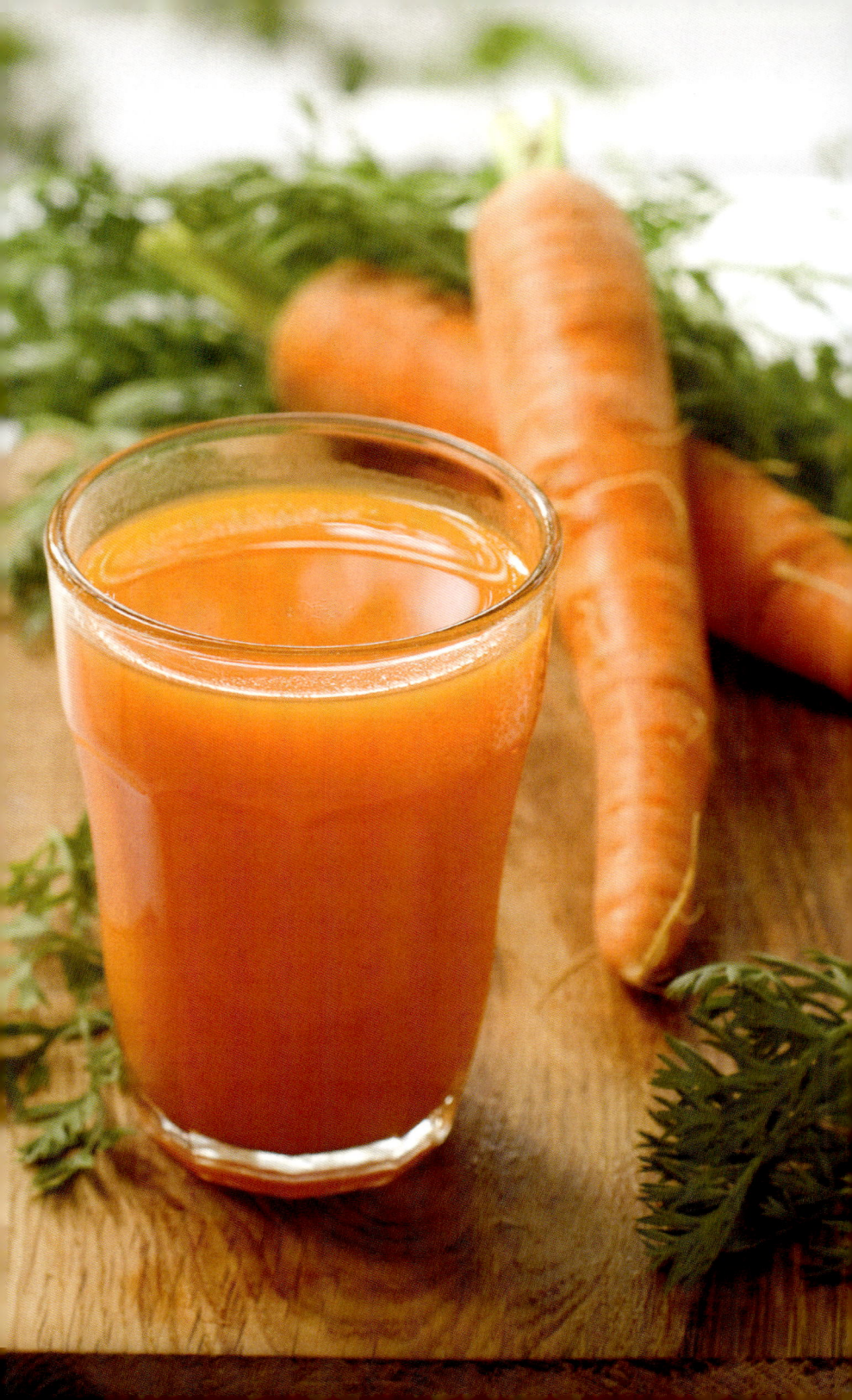

und schließlich zur Rohkost-Veganerin geworden. Ich esse hauptsächlich Gemüse, Obst, Meeresalgen, gekeimte Sprossen, gekeimte Körner und eingeweichte Nüsse. Ich nehme Nahrungsergänzungsmittel ein und trinke frisch gepresste Gemüsesäfte. An einem normalen Tag enthalten 70 Prozent meiner Nahrung Chlorophyll. Das ist insofern wichtig, als dass Chlorophyll Sauerstoff für die Zellen liefert, das Muskelgewebe stärkt und Abfallstoffe aus dem Körper leitet. Den Wert einer chlorophyllreichen Ernährung kann man gar nicht hoch genug einschätzen.

Meine vorteilhafte Ernährungsweise und mein Lebensstil ermöglichen es mir, mein Leben in vollen Zügen zu genießen. Ich habe noch immer dieselbe Kleidergröße, die ich als Teenager hatte. Ich praktiziere regelmäßig Yoga und gehe zum Ballettunterricht. Ich hatte nie Krämpfe, Depressionen oder Kopfschmerzen und kam ohne ein einziges der typischen Symptome – auch ohne Hitzewallungen – durch die Wechseljahre. Und all das gelang mir trotz der unseligen Krankengeschichten in meiner Familie.

Ich bin nun seit mehr als 35 Jahren als Gesundheitsberaterin tätig. In dieser Zeit habe ich Tausenden von Menschen geholfen, ihre Vitalität wiederzufinden, indem ich ihnen die Grundlagen einer guten Gesundheit beibrachte. Die meisten glauben nämlich, es stecke ein Riesengeheimnis dahinter. Wenn es überhaupt eines dafür gibt, so gut wie möglich auszusehen und sich auch so zu fühlen, dann dieses: Ihr Körper und die Natur müssen als Team zusammenarbeiten. Tun sie das nicht, gerät der Körper aus der von der Natur vorgesehenen Spur und wird krank.

Die wirksamste Art, den Körper wieder auf die Weisheit der Natur auszurichten, ist es, die Schadstoffe auszuleiten, die sich in ihm angesammelt haben, die Sie darin hindern, Ihre Nahrung bestmöglich zu

Frisch gepresste Gemüsesäfte sind äußerst nährstoffreich und schenken Ihrem Körper Kraft und Energie – auch in der Entschlackungsphase.

Was versteht man unter „veganer Rohkost"?

Mein spezifisches Reinigungsprogramm, das Heilen mit den Kräften der Natur, basiert auf veganer Rohkost. „Roh" bedeutet, dass die Nahrung nicht gekocht und nur bei Temperaturen unter 48 °C getrocknet wird. „Vegan" heißt: ohne Nahrungsmittel tierischen Ursprungs, wie Milchprodukte, Eier, Fleisch, Huhn oder Fisch. „Was bleibt dann noch übrig?", mögen Sie sich fragen. Ein reichhaltiges Spektrum köstlicher, enzymreicher Nahrungsmittel und Getränke, wie Gemüse, Obst, Sprossen, Nüsse, Samen, Meeresalgen und frische Säfte. In Kapitel 6 (Seite 212 ff.) finden Sie eine kleine Auswahl von Rezepten und unter „Literaturempfehlungen" im Anhang (Seite 232 ff.) eine Liste mit Rostkost-Rezeptbüchern.

verwerten, und Sie anfällig machen für Krankheiten und Ihre Widerstandskraft schwächen.

Und das bedeutet: Sanfte und wirksame Reinigung und Entgiftung sind angesagt.

Uraltes Wissen schenkt neue Hoffnung

Heutzutage gibt es in fast jeder Kultur und Religionsgemeinschaft ein Reinigungs- oder Fastenritual, um den Körper zu entgiften und den Geist auf Dinge auszurichten, die jenseits des physischen Hier und Jetzt liegen. Viele Kulturen bleiben dabei den Ritualen ihrer Vorfahren treu. Die amerikanischen Eingeborenen gehen in Schwitzhütten, die Japaner machen Dampfbäder. Wer dem Ayurveda anhängt, der 5000 Jahre alten indischen Heilkunst, fastet und nimmt bestimmte Kräuter zu sich, um das Feuer der Verdauung zu erhöhen und *Ama*, die giftigen Reste einer falschen Ernährung, auszubrennen. Während Sie das jetzt lesen und überlegen, ob Ihnen eine solche Entschlackung vielleicht etwas bringen könnte, möchte ich Sie dazu anregen, nicht einfach über 5000 Jahre historische Erfahrungen hinwegzusehen.

Auch wenn manch einer ein Reinigungsritual für einen kuriosen Rückfall in überholte Verhaltensweisen einer spirituelleren Zeit halten mag, in der Aberglaube noch sehr lebendig war, möchte ich Ihnen sagen: Wir haben heute mehr Entschlackungsbedarf als je zuvor. Selbst als die Umwelt noch weitaus sauberer war, wurde die Reinigung traditionell als normaler, gesunder und notwendiger Teil des Lebens betrachtet. Durch Beschwerden und Krankheiten teilt uns unser Körper mit, dass wir ihn doch bitte von allem, was er nicht brauchen kann, befreien und ihm endlich das geben mögen, was er wirklich benötigt.

Die Schadstoffe, denen wir ausgesetzt sind, sprudeln aus vielen Quellen: Diejenige, die wir selbst am besten beeinflussen können, ist unsere Nahrung. Viele von uns glauben fälschlicherweise, dass wir heute gesünder essen als früher. Schließlich sind die modernen, verarbeiteten Nahrungsmittel doch fettfrei, fettarm und enthalten keinen Zucker (schmecken aber auf wundersame Weise dennoch süß), stimmt's? – Schauen Sie bitte genauer hin. Sie brauchen nur auf den Verpackungen die Liste der Inhaltsstoffe zu studieren, die die Hersteller anzugeben verpflichtet sind, um festzustellen, dass diese künstlich gefärbten, aromatisierten und konservierten Lebensmittel kaum das moderne Manna sind. Fettfreie Nahrungsmittel sind voller Chemie, die sie schmackhafter machen, und die meisten abgepackten Lebensmittel enthalten viele Füllmittel und keine natürlichen Nährstoffe. Ihr Körper hat nichts von solchen Nahrungsmitteln, da könnten Sie genauso gut die Verpackung verspeisen!

Vor über dreißig Jahren habe ich begonnen, mich vegan zu ernähren, was viele schon für nahezu perfekt halten würden. Außerdem rauche ich nicht, trinke nicht und nehme auch keine andere Art von Drogen. Und obwohl 99,9 Prozent der „Lebensmittel", die ich zu mir nehme, diesen Namen auch verdienen, denn die sind roh, und ich Ungesundes vermeide, entgifte ich mindestens viermal im Jahr. – „Aber warum?", mögen Sie sich fragen. Weil ich mitten in dieser Welt lebe und nicht auf einer Bergspitze oder im Regenwald. Ich lasse meine Kleidung chemisch reinigen, fahre

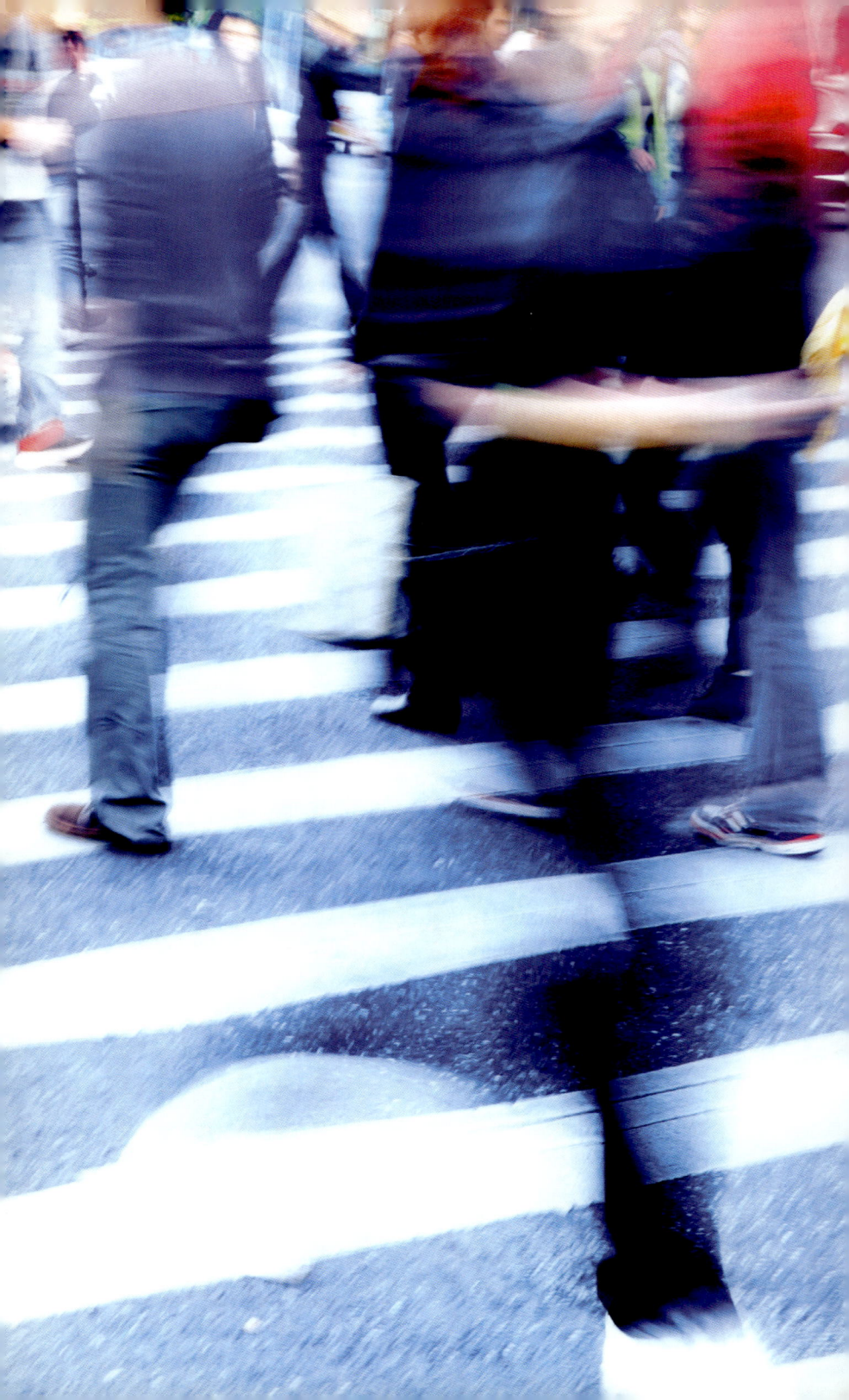

hinter Bussen her und bin Geschäftsfrau. Mit anderen Worten: Ich werde in meiner materiellen Umwelt und im täglichen Leben mit Chemikalien, Umweltschadstoffen und allen möglichen Stressfaktoren bombardiert wie jeder andere auch. Nachdem ich verstanden habe, wie sich diese Faktoren trotz der optimalen Ernährung auf mein Wohlbefinden auswirken, kann ich mir nicht vorstellen, wie das bei den Menschen ist, die täglich Kaffee trinken und Milchprodukte, Fast Food, rotes Fleisch und Limonade zu sich nehmen. Sie können sich darauf verlassen, wenn selbst ich entgiften muss, dann sollte es jeder tun!

Warum reinigen?

Heilpraktiker und aufgeschlossene Naturheilärzte sprechen sich bei einer ganzen Reihe von chronischen Krankheiten und Krankheitssymptomen – wie Allergien, Asthma, Krebs, Stauungsgeschehen, degenerativen Erkrankungen, Müdigkeit, Fieber, Gelenkschmerzen, Hautproblemen und anderen – für eine Entgiftung aus. Wenn Sie chronisch

Von Zeit zu Zeit tut eine Entgiftung gut, denn wir können Umweltgiften, Chemikalien und Stressfaktoren im Alltag nicht aus dem Weg gehen.

Woran auch immer *Sie* glauben ...

Ich beziehe mich in diesem Buch immer wieder mal auf Gott, und ich möchte jetzt die Gelegenheit nutzen, um etwas Wichtiges klarzustellen: Als ernsthafte Schülerin und Verehrerin aller Weltreligionen und spirituellen Traditionen weiß ich, dass jeder von uns Gott anders definiert. Für mich ist „Gott" die Kraft, die uns erschaffen hat und stärkt. Manche von Ihnen verehren vielleicht viele Götter und andere gar keine.
Vielleicht ist „Gott" für Sie Natur, Geist oder diese wunderbare biologische Vielfalt. Woran auch immer Sie glauben mögen, es ist in Ordnung. Ich lege Wert darauf, dass es in diesem Buch nicht um eine bestimmte Religion oder spirituelle Tradition geht. Wenn ich Gott erwähne, dann bitte ich Sie, Ihren eigenen Begriff dafür zu einzusetzen – den, der für Sie stimmig ist.

Die drei großen A

Damit Sie wissen, was in meinem Detox-Programm auf Sie zukommt, stelle ich es Ihnen hier in Kürze vor:

Abschaffen: Sie kehren Nahrungsmitteln und Chemikalien, die Ihren Stoffwechsel träge werden lassen, die Funktionsfähigkeit Ihres Körpers schwächen und Ihre Gesundheit gefährden, den Rücken zu.

Austauschen: Sie ersetzen diese schädlichen Nahrungsmittel und Chemikalien durch gesunde Lebensmittel, die allen Ihren biologischen Systemen auf der Zellebene die Nährstoffe zuführen, die sie brauchen.

Ausgleichen: Sie bringen Ihre Ernährung, Ihr Denken und Ihre Gewohnheiten wieder ins Gleichgewicht, um den jugendlichen, vitalen Körper aufbauen zu können, an dem Sie sich eigentlich schon immer erfreuen wollten.

krank sind, kann es sehr gut sein, dass Ihre Symptome nach der Reinigung nachlassen. Meine Überzeugung ist, dass Arthrose, Arteriosklerose, Krebs, Chronisches Müdigkeitssyndrom, multiple Sklerose, Typ-2-Diabetes und andere degenerative Erkrankungen verhindert, die Symptome gelindert oder sogar ganz zum Verschwinden gebracht werden können, wenn wir unsere eigenen natürlichen Heilmechanismen ankurbeln. Im Laufe der Jahre habe ich mit Menschen gearbeitet, die an allen möglichen Krankheiten litten, auch an Krebs und AIDS. Viele von ihnen konnten ihre gesundheitlichen Probleme durch Entgiftung lösen, und ich konnte mit eigenen Augen sehen, dass sie weniger leiden mussten oder sogar ganz von ihrer Krankheit befreit wurden.

Der Aktivist und Komiker Dick Gregory drückte es einmal so aus: „Der Mensch stirbt nicht einfach, er begeht Selbstmord mit Messer und Gabel." Ich will allen Teilnehmern meines 28-Tage-Programms Mut machen: Entscheiden Sie sich für eine neue Ernährungsweise und für *Lebens*mittel, die Ihren Körper wirklich lebendig sein lassen und *nähren*. Während der Reinigung und danach werden Sie feststellen, dass Ihr Körper nach einer ganz anderen Art von Nahrung verlangt als davor, denn durch das Entgiften werden jahrelang gespeicherte Giftstoffe ausgeschieden, und nun kann Ihr Körper Ihnen signalisieren, dass er ein natürliches Bedürfnis nach nährstoffreicher Nahrung hat. Geben Sie seinen Vorlieben nach. Das gesunde Verlangen eines gereinigten Körpers erzieht Sie zu einer besseren Ernährungsweise und einem gesünderen Lebensstil. Das nährt auch Ihre Seele und Ihre natürlichen Heilkräfte werden aktiviert. Sie verlieren überflüssige Pfunde, werden kräftiger und der Alterungsprozess verlangsamt sich. Sie sehen also: Nicht alle Gelüste bekommen Ihnen schlecht!

Die gute Nachricht ist: Der Körper des Menschen ist so „gebaut", dass er sich im Grunde selbst heilen kann. Ganz gleich wie alt Sie sind und wie Sie sich fühlen: Wenn Sie Ihrem Körper das geben, was er braucht, um sich so gut wie möglich zu fühlen und so gut wie möglich auszusehen, werden Sie Ihrem Leben nicht nur mehr Jahre geben, sondern Ihren Jahren auch mehr Leben. Die heilenden Kräfte natürlicher Lebensmittel schenken Ihnen alles, was Sie brauchen, um Ihre körperliche Stärke wiederzuerlangen, wenn Sie sich vorab von gesundheitsschädlichen Schlacken befreit haben. Innerhalb weniger Tage wird jegliches Trägheitsgefühl (dieses allgemeine Übel, das ich als „Syndrom des 21. Jahrhunderts" bezeichne) nur noch eine blasse Erinnerung sein. Da Ihr Körper sich nicht mehr durch die Verdauung von Nahrungsmitteln verausgaben muss, mit denen er eigentlich gar nicht in Berührung hätte kommen sollen, kann er seine wunderbare, regenerierende und heilende Arbeit beginnen. Wie schon viele andere Menschen, die an meinem Detox-Programm teilgenommen haben, werden vielleicht auch Sie feststellen, dass sich Befindlichkeiten, die Sie nie wieder loszuwerden glaubten, plötzlich zum Positiven verändern. Es wird Ihnen besser gehen, Sie werden besser aussehen und Ihr alter Tatendrang wird zurückkehren. Im Handumdrehen wird auch Ihre Kleidung lockerer sitzen und Ihre Haut wird wieder jenen jugendlichen Glanz bekommen, den Sie schon so lange verloren glaubten.

Was bedeutet „Reinigung"?

Und welchen Stellenwert hat „Detox" – die Entgiftung – bei dieser Reinigung? Die meisten von uns assoziieren mit dem Begriff „Detox" Entziehungskuren für Drogensüchtige und Alkoholiker. In unserem Fall bedeutet er jedoch, dass wir den Körper ins Gleichgewicht bringen, indem wir ihn von der geballten Wirkung aller nutzlosen „Brennstoffe" sowie von Umweltgiften befreien und seine optimale Gesundheit wiederherstellen. Ich bezeichne mein Programm als „Heilen mit den Kräften der Natur", denn wir heilen uns wirklich dadurch, dass wir so leben, wie es von Gott und der Natur vorgesehen wurde.

Viele von uns machen sich über diese innere Entschlackung keine Gedanken, obwohl sie äußerliche Verletzungen sofort versorgen. Wir wissen alle, wenn man sich in den Finger schneidet und die Wunde reinigt, heilt die Haut von selbst, und nach ein paar Tagen sieht man gar nichts mehr davon. Alles halb so schlimm! Wenn aber Schmutz und Bakterien hineinkommen, infiziert sie sich und eitert. Wird sie nicht behandelt, könnte die Infektion zu einem Problem werden, dem die Abwehrkräfte des Körpers nicht mehr gewachsen sind. Der Zustand könnte sogar chronisch werden.

Ich möchte, dass Sie die Entgiftung auf ähnliche Weise betrachten. Obwohl wir unseren Körper für eine uneinnehmbare Festung halten, sind unsere Haut, unsere Lunge und unser Verdauungstrakt ständig allen möglichen gefährlichen Schadstoffen ausgesetzt, die wir, oft ohne darüber nachzudenken, aufnehmen. Reinigen wir unseren Körper nicht von innen, häufen sich diese Giftstoffe an und beeinträchtigen unsere Gesundheit in beträchtlichem Ausmaß. Im Laufe der Zeit wird es immer schlimmer – genau wie bei einer unbehandelten Wunde.

Das 28-Tage-Programm, das ich entwickelt habe und Ihnen in *Innere Reinigung* vorstelle, ist hochwirksam und dabei so unglaublich schonend. Giftige Ablagerungen werden aus dem Verdauungstrakt, dem Gewebe, selbst aus den Zellen ausgeleitet durch

- die Bekämpfung des Säureüberschusses, sodass sich ein harmonisches Säure-Basen-Gleichgewicht einstellt;
- die Beseitigung von Hefepilzen *(Candida albicans)* im Körper (die für zahlreiche Krankheiten verantwortlich sein können);
- das Aufbrechen und Lösen der seit vielen Jahren bestehenden Schleimschichten, die den Darm auskleiden und eine effiziente Resorption und Nutzung von Nährstoffen erschweren, sowie
- durch die Versorgung des Körpers mit revitalisierendem Sauerstoff, dem Baustein starker, gesunder Zellen, die für die Entgiftung benötigt werden.

Ich bin davon überzeugt, dass ein in diesen Bereichen bestehendes Ungleichgewicht zu den meisten, wenn nicht sogar allen Arten von Allergien, Mangelzuständen und Erkrankungen, auch zu Krebs, führt. „Richtig gesund" kann man nur werden, wenn alle Körpersysteme mit optimaler Kraft zusammenarbeiten.

Gifte

Entgiften ist heute nötiger denn je. Unser Körper ist unentwegt bemüht, trotz der Angriffe durch ungeeignete Nahrungsmittel und Umweltschadstoffe einen Zustand des Gleichgewichts zu erreichen. Einige der ihm unzuträglichen Substanzen geben wir mit dem Atmen ab, sofern die Lunge nicht durch jahrelanges Rauchen oder andere Schadstoffbelastungen geschädigt ist. Andere scheiden wir über Urin, Stuhl und Schweiß aus, vorausgesetzt der Verdauungsprozess verläuft reibungslos und wir verstopfen die Schweißdrüsen nicht mit Deodorants. In unserer Welt voller Chemikalien, in der es ganz normal ist, industriell verarbeitete Nahrungsmittel zu essen, verschreibungspflichtige Arzneimittel einzunehmen und in krank machenden Gebäuden mitten in mit Schadstoffen durchtränkten Städten zu wohnen und zu arbeiten, ist es durchaus möglich, dass wir mehr Giftstoffe aufnehmen als unser Körper bewältigen kann.

Giftstoffe in unseren Nahrungsmitteln

„Entgiftung" (Detox) heißt nicht einfach nur, dass die Toxine entfernt werden, die sich bereits im Körper angesammelt haben. Es bedeutet auch, sich bewusst darum zu bemühen, keine neuen Giftstoffe aufzunehmen. Wenn die Reinigung so wirksam sein soll, dass sie bis zu den im Darm abgelagerten giftigen Schichten vordringt, dürfen wir uns nicht länger auf eine Art und Weise ernähren, die uns unserer Lebenskraft beraubt. Wir nehmen jede Menge Fremdstoffe über unsere Nahrungsmittel auf, auch über die, die wir auswählen, weil wir sie für gesund halten. Dennoch sind manche davon stark verarbeitet und schmecken schrecklich.

Mit welchem „Brennstoff" wir für unseren Körper betanken, das wird von einer Vielzahl von Faktoren beeinflusst, die mit dem Hunger an sich gar nichts zu tun haben, so zum Beispiel von der Tageszeit; davon, welche Nahrungsmittel schnell verfügbar sind; von unserer geistigen Verfassung, unserem Energieniveau und unseren sozialen Verpflichtungen. Wir essen also oft aus den falschen Gründen und nehmen Stoffe zu uns, die uns mehr schaden als nützen. Die meisten Dinge, die es in den Lebensmittelgeschäften gibt, sind nicht der richtige „Brennstoff". Aber selbst diejenigen von uns, die ihr Auto niemals mit dem falschen Treibstoff betanken würden, führen ihrem Körper täglich irgendeine Chemie-Pampe zu. Ist es denn da so schwer vorstellbar, dass man den „Tank" vielleicht einmal sauber machen müsste?

Unser Körper ist so konstruiert, dass er optimal mit dem „Brennstoff" funktioniert, den die Natur uns liefert: nährstoffreichen Lebensmitteln, deren Kraft aus der Erde kommt. Sie sind es, die unsere Zellen ernähren und die uns heilen. Ganz klar: Wenn wir mit den Nahrungsmitteln schlemmen, die von der Natur für uns vorgesehen sind – und das am besten dann, wenn sie am frischsten sind und vor Vitaminen und Mineralien nur so strotzen –, kann unser Körper die von Gott gegebene Kraft der Erde aufnehmen und sich selbst heilen. Wenn Ihr Körper jedoch über Jahre hinweg durch die Ernährung aus dem Gleichgewicht geraten ist, kann es durchaus sein, dass Sie die natürlichen, heilenden Lebensmittel, die ich Ihnen empfehle, anfangs gar nicht mögen, dass sie Ihnen sogar geradezu zuwider sind. Leider brauchen Sie etwas vielleicht umso dringender, je weniger Sie es mögen. Der Prozess, der den Körper wieder ins Gleichgewicht bringt, verläuft nicht immer reibungslos und beschwerdefrei.

Zu Beginn kann Ihre Ernährungsumstellung zu einigen Symptomen führen. Da die ausgeschwemmten Schadstoffe in den Blutkreislauf, den Urin und den Stuhl gelangen, sind „Reinigungsreaktionen" möglich. Sie können von Kopfschmerzen bis hin zu grippeähnlichen Anzeichen reichen. Selbst ein seltsamer metallischer oder ein Arzneimittelgeschmack im Mund ist möglich. Ganz gleich

Enzyme – pure Lebenskraft!

Wie der Naturheilkundler und Autor Humbart Santillo* es ausdrückt, entfalten die kraftstrotzenden Proteinmoleküle, die man als „Enzyme" kennt, im Körper eine ähnliche Wirkung wie elektrischer Strom, der eine Glühbirne zum Leuchten bringt. Obwohl die Glühbirne ein wunderbares Ding ist, fehlt ihr aber ohne Elektrizität jegliches Leben. Sie kann ihren Zweck nicht erfüllen. So kann auch der menschliche Körper nicht ohne Enzyme arbeiten: Sie steuern den überwiegenden Teil der biochemischen Reaktionen, darunter die Zellteilung, die Verdauung, das hormonelle Gleichgewicht und das Immunsystem, das Denken, den Stoffwechsel, die Schilddrüsenfunktion und sogar die Resorption und die Assimilation von Vitaminen und Mineralien. Ohne sie könnte man den Menschen und andere Lebewesen nicht als „systematische, integrierte Abfolge von enzymatischen Reaktionen" definieren. Ohne Enzyme jedenfalls fehlt uns das Leben.

---

*Bücher des Autors siehe unter „Literaturempfehlungen", Seite 232 ff.

wie zahlreich und schwer Ihre Reinigungsreaktionen sind, Sie werden ganz sicher feststellen, dass Sie mehr Energie haben. Und Sie werden deutlich weniger hungrig sein. Die Reaktionen mögen zwar vorübergehend unangenehm sein, doch wenn Sie diese Phase durchhalten, werden Sie reich belohnt. Betrachten Sie Ihre Entschlackungsreaktionen als Segen.

Die Reinigungsreaktionen des Körpers werden meistens von einer Aufbruchsstimmung abgelöst, was bedeutet, dass Sie Ihren Verdauungstrakt bereits so weit freigeräumt haben, dass er die Aufnahme der Nährstoffe aus Lebensmitteln unterstützen kann. Der Gedanke an diese Erneuerung, die Revitalisierung und den Elan, die auf Sie warten, wird Ihnen körperlich und geistig genügend Auftrieb geben, damit Sie gut durch die 28 Tage dieses Programms kommen. Ist der Prozess der Entgiftung erst einmal in Gang gekommen, ist Ihr Körper auch bereit für die nächste Phase der Reinigung: den Wiederaufbau. Das bedeutet, dass Sie Ihren gut vorbereiteten Körper jetzt wieder an die natürlichen Nahrungsmittel gewöhnen können, die ihn zuverlässig am Leben erhalten. Es bedeutet außerdem, Ihre Zellen mit neuer Lebenskraft und deren Lebensprozesse mit Energie zu versorgen und somit all Ihre Körpersysteme aufzubauen – vom Stoffwechsel über das Gehirn bis hin zur Selbstheilung. Während Sie mit dem Aufbauprozess beginnen, weihe ich Sie in die Geheimnisse ein, die ich im Laufe eines Vierteljahrhunderts gesammelt habe, um Sie auf Ihrem raschen Weg zurück zu Ihrer besten Gesundheit zu unterstützen. Sie werden zum Beispiel lernen, welche Nahrungsmittel keinen Nährwert haben und welche Sie anfälliger für Krankheiten machen. Sie werden die Signale Ihres Körpers zu deuten lernen und ihm die Energie geben, nach denen er verlangt. Vor allem aber werden Sie lernen, die Kraft der Enzyme – der puren Lebenskraft, die unsere Nahrung und unseren Körper aktiviert – besser zu nutzen.

Umweltschadstoffe

Natürlich weiß jeder, dass die Verschmutzung unseres Planeten immer mehr zugenommen hat. Die systematische Zerstörung des Regenwaldes und anderer natürlicher „Schutzhäute" der Erde ist uns gegenwärtig. Auf dieser immer giftiger werdenden Welt sind wir Tag und Nacht schädlichen Chemikalien ausgesetzt und wissen es oft nicht einmal. Beim Joggen in den Städten zum Beispiel denken wir nicht darüber nach, dass die Luft, die wir einatmen, den Nutzen der Bewegung zunichtemachen und sogar die Gesundheit unseres Herzens bedrohen könnte. Und danach löschen wir unseren Durst mit chemisch verunreinigtem Wasser, ohne einen Gedanken daran zu verschwenden, was es in unseren Zellen, Organen oder in dem Wunderwerk unserer Körpersysteme anrichten mag.

Mehr Chemikalien als je zuvor überschwemmen heute die Umwelt und unseren Körper. Laut *National Institute of Environmental Health Services* wurden in den USA allein Anfang der 1990er-Jahre rund 140.000 Millionen Tonnen synthetischer Chemikalien hergestellt, eingesetzt und entsorgt. Siebzig Jahre zuvor waren es noch ungefähr 4500 Tonnen. Insgesamt sind in den Vereinigten Staaten rund 84.000 Chemikalien für gewerbliche Zwecke registriert.

Und was wird mit diesen Chemikalien gemacht? Sie werden auf dem Rasen unseres Nachbarn verteilt, wo sie durch den Regen gelöst und ins Grundwasser gespült werden. Sie stecken in den Kleidern, die wir aus der chemischen Reinigung abholen. Sie sind in unseren Shampoos, Gesichtscremes und anderen Körperpflegeprodukten, in unseren Haushaltsreinigern, ja selbst in unseren verschreibungspflichtigen Medikamenten enthalten. Und was besonders besorgniserregend ist: Sie werden von der Haut aufgenommen und gelangen so in unseren Verdauungstrakt.

Schauen Sie sich doch gleich einmal um: Sind Sie Umweltschadstoffen wie Smog ausgesetzt? Rauchen Sie passiv? Trinken Sie

Alkohol, verwenden Sie künstliche Süßstoffe, nehmen Sie Koffein-haltiges oder gefärbte Nahrungsmittel zu sich? Ist Ihnen bewusst, dass Ihre Nahrung wahrscheinlich genetisch veränderte Organis-men oder Wachstumshormone enthält? Könnten Sie durch diese gefährlichen Substanzen vielleicht degenerative Krankheiten be-kommen, fettleibig werden, vorzeitig altern oder eines Tages noch schlimmer betroffen sein? Fühlen Sie sich deshalb so erschöpft, so müde, so aufgedunsen oder einfach nur so schlecht?

Ich weiß, dass es ernüchternd und sogar erschreckend ist, sich Gedanken über die schädlichen Substanzen zu machen, die uns im ganz normalen, modernen Leben bedrohen, aber ich möchte Ih-nen keine Angst machen. Mir liegt vielmehr daran, Ihnen bewusst zu machen, dass dieses Problem gelöst werden kann. Die Lösung ist in unseren angeborenen natürlichen Instinkten angelegt, auch wenn wir das schon lange vergessen haben.

Innere Reinigung mit den Heilkräften der Natur

Wenn Sie sich schon einmal in den Regalen eines Naturkostla-dens umgesehen haben, ist Ihnen sicher aufgefallen, dass es eine Vielfalt von Mitteln gibt, mit denen man sich innerlich reinigen kann. Manche sind ballaststoffhaltige Produkte, die die ange-sammelten Toxine über den Darm ausscheiden sollen. Andere sind flüssige Nährmittel, die zusammen mit einem Abführmittel auf Kräuterbasis eingenommen werden. Diese Produkte unter-stützen zwar sicherlich die Entfernung von Fremdstoffen aus dem Verdauungstrakt, meiner Erfahrung nach wirken sie aber zu oberflächlich. Man kann schließlich nicht davon ausgehen, dass sich die im Laufe des Lebens angesammelten Schadstoffe einfach ohne Weiteres ausleiten lassen, indem man ein paar Tage lang solche Produkte einnimmt.

Diese Kuren bereiten den Körper nicht richtig auf die best-mögliche Reinigung vor und versorgen ihn nicht mit köstlichen

Nahrungsmitteln, die ihn zugleich auch nähren. Ebenso wenig tragen sie zur Erneuerung der biologischen Systeme bei, die Sie lebendig und gesund erhalten. Wenn Sie Glück haben, wird Ihnen der Körper, in dem Ihr Geist wohnt, lange zu Diensten sein; also ist es wichtig, dass Sie sich so wohl wie möglich in Ihrer Haut fühlen.

Mein lebensveränderndes 28-Tage-Programm bringt den Körper dagegen wieder ins Gleichgewicht und stimmt ihn auf die Rhythmen der Natur ein und darauf, wie von der Natur Geschenktes schmeckt. Es spielt dabei keine Rolle, ob Sie damit als Hamburger vertilgender, Zigarren rauchender Gift-Schlucker beginnen. Und es ist gleichgültig, ob Sie schon Ihr ganzes Leben lang von Alkohol, tierischem Fett, verarbeitetem Zucker oder irgendetwas anderem abhängig sind: Die Heilkräfte der Natur lassen Ihren Körper wieder gesunden.

In nur 28 Tagen werden Sie die Fesseln der selbstzerstörerischen Nahrungsmittelabhängigkeiten sprengen, auch die, die Sie schon ein Leben lang mit sich herumtragen. Sie werden lernen, Ihr Verlangen nach gesundheitsschädlichem Zucker mithilfe von Kräutern zu beenden. Sie werden die schmackhaften, bereichernden Lebensmittel entdecken, die den Reinigungsprozess optimieren, gleichzeitig Fett verbrennen und Ihnen das Gefühl geben, gesättigt und mit sich selbst in Frieden zu sein.

Das Detox-Programm auf einen Blick

In den Kapiteln 2 bis 5 werden Ihnen die einzelnen Wochen dieses Programms genau erläutert. Sie werden viel Gesundes tun. Unter anderem werden Sie

- sich innerlich mit Flohsamen-Heilerde-Cocktail reinigen;
- frisch zubereiteten Gemüse- und Weizengrassaft trinken;
- vegane Rohkost mit hoher Nährstoffdichte zu sich nehmen;
- 3 Tage lang fasten (nur trinken);
- Darmspülungen oder Einläufe machen und
- Nahrungsergänzungsmittel und Verdauungsenzyme einnehmen.

Nach vier Wochen werden Sie Ihre Gesundheit neu wahrnehmen, sich mit Ihrem Körper tiefer verbunden fühlen und energetisch bewusster sein.

Eine Herausforderung

Geben Sie mir vier Wochen und schenken Sie sich selbst Heilung! So einfach ist das: Nur 28 Tage von jetzt an – und Sie werden morgens aufwachen und sich besser fühlen und aussehen und klarer in eine Zukunft blicken, die auf einmal strahlender erscheint. Sie können sich in den nächsten vier Wochen aber auch so ernähren, dass Ihr Körper zu einer gastlichen Oase für alle möglichen Zipperlein und Schmerzen, chronischen Krankheiten sowie für Falten und andere Zeichen des Alterns wird. Werfen Sie einen Blick in den Spiegel, steigen Sie auf die Waage, sehen Sie sich Ihre letzten Untersuchungsergebnisse an … und lesen Sie dann die Auswahl an authentischen Erfahrungsberichten am Ende jedes Kapitels, die ich aus den vielen Tausenden, die mir zugesandt wurden, für Sie zusammengestellt habe. Am Ende, denke ich, werden Sie sich dafür entscheiden, mit den Kräften der Natur zu heilen, denn das hat sich im Laufe der Zeit bewährt. Ich will mit Sicherheit nicht behaupten, dass mein Detox-Programm die einzige Möglichkeit zur Entgiftung ist – bekanntlich führen viele Wege nach Rom. Aber ich kann sehr wohl behaupten, dass ich seine Wirksamkeit an Tausenden von Menschen miterleben durfte.

Drei Regeln für eine erfolgreiche Reinigung

Jetzt sind Sie wahrscheinlich schon neugierig und ungeduldig und wollen diesen Weg endlich beginnen. Bevor Sie durchstarten, würde ich Sie gern auf drei wichtige Regeln aufmerksam machen, die ganz wesentlich für eine erfolgreiche Entschlackung sind. Ich habe sie in den vielen Jahren, seitdem ich dieses Programm vermittle, für die Teilnehmer meiner Detox-Seminare entwickelt, damit sie nicht in die üblichen Fallen tappen. Auch wenn diese Regeln einfach klingen, fällt es vielen Menschen schwer, sie einzuhalten. Ich möchte Sie dazu ermuntern, sich immer wieder daran zu erinnern. Vielleicht möchten Sie sie sogar abschreiben und irgendwo aufhängen, wo Sie sie tagsüber immer wieder vor Augen haben.

1. Regel: In den nun folgenden 28 Tagen (und danach hoffentlich für immer) stehen Sie absolut an erster Stelle.

Ich weiß, wie schwierig das sein kann, vor allem für Mütter. Es gibt immer etwas zu tun – die Kinder zur Schule bringen, zur Arbeit gehen, die Wäsche machen –, was einen daran hindert, sich um sich selbst zu kümmern, selbst in ganz geringem Maße. Viele von uns, insbesondere Frauen, sprechen sich das Recht ab, selbstbezogen zu sein, und glauben, sich um sich selbst zu kümmern sei egoistisch. Aber was bringt es Ihnen, Ihrer Familie oder Ihrem Job, wenn Sie ständig müde, gestresst und nicht auf dem Damm sind? Ich erinnere die Leute immer daran, dass meine Gesundheit für mich das Wichtigste ist und ich aus diesem Grund so vielen Menschen helfen kann. Nur deshalb bin ich eine gute Mutter, Großmutter, Ehefrau und Geschäftsfrau.

Setzen Sie sich zu Beginn nicht zu sehr unter Druck. Wenn Sie dieses Buch ein paar Mal lesen müssen, bis Sie alle Information aufgenommen haben, bevor Sie mit der Entgiftung anfangen, dann ist das in Ordnung. Beginnen Sie mit kleinen Veränderungen, sodass gesund zu leben in Ihrem Alltag und in dem Ihrer Familie allmählich immer mehr Raum einnimmt. In der ersten Zeit werden Sie wahrscheinlich gar nicht alles machen können. Das Schöne ist aber, je weiter die Entgiftung fortschreitet, desto mehr Energie werden Sie haben. Planen Sie einfach ein wenig voraus und machen Sie es, so gut Sie können. Ich empfehle Ihnen, sich jede Woche Zeit für sich frei zu halten und alles, was Sie brauchen, vorzubereiten. Das ist dann Ihr „Heilungsvorbereitungstag", auch wenn es nur ein paar Stunden sind. Gönnen Sie sich diese kurze Zeit und Sie sind für den Rest der Woche gerüstet.

2. Regel: Urteilen Sie nicht über sich oder andere.

Für viele Menschen ist Entgiften etwas ganz Neues, und es mag den Anschein haben, dass sie erst einmal überfordert sind. Es ist schon ein großer Schritt, dieses Buch wieder in die Hand zu nehmen, geschweige denn, sich diesem Programm anzuvertrauen und 28 Tage lang vorwiegend vegane Rohkost zu sich nehmen. Rufen Sie sich immer wieder ins Gedächtnis, dass es dabei nicht um Perfektion geht. Wenn Sie nicht in der Lage sind, jeden Tag all meine Empfehlungen zu befolgen, betrachten Sie das als eine Gelegenheit zum Lernen, nicht als Scheitern. Es gibt keine Wertung – kein Gut oder Schlecht, Richtig oder Falsch. Es ist Ihr ganz persönlicher Weg, den Sie gehen, und eine Chance für Sie, wieder mit Ihrem angeborenen Gefühl für sich selbst in Kontakt zu kommen, Ihren Körper zu heilen und Ihren Geist zu vitalisieren.

Vielleicht machen Sie die Entgiftung nicht perfekt. Vielleicht geben Sie nach drei Tagen auf oder Sie schließen das Programm mit großartigen Ergebnissen ab. Aber dann kommt Ihnen das Leben in die Quere und Sie können für weitere Reinigungen keine Zeit aufbringen. Was auch geschieht, versuchen Sie wenigstens, dieses Buch viermal im Jahr zu lesen. Auch wenn Sie das am Anfang mit einer Peperone-Pizza in der Hand tun, legen Sie Samen aus, die schließlich zu machtvollen Gedanken heranwachsen, die Sie nicht länger ignorieren können. Es ist ein bisschen wie mit der Werbung – kein Unternehmen sendet einen Werbespot nur einmal und erwartet dann, dass Sie loslaufen und das Produkt kaufen. Man bombardiert Sie geradezu mit Werbung und suggestiven Informationen via Fernsehen, Zeitungen, Radio und Internet, bis Sie am Ende glauben, dass Sie ohne dieses Produkt nicht auskommen können. Es dauert lange, bis sich diese Botschaften in ihr Gehirn eingebrannt haben, und es braucht seine Zeit, bis sie durch neue Botschaften und Überzeugungen ersetzt werden können. Der Schlüssel zu meinem Erfolg ist, dass ich mich mit den Informationen umgebe, die ich Ihnen in diesem Buch vermittle – ich lese sie, spreche darüber und lehre sie täglich, damit sie in meinem Gehirn verankert bleiben. Und wenn mir ein Ausrutscher passiert, verurteile ich mich niemals dafür. Stattdessen erinnere ich mich daran, dass es in Ordnung ist, wo immer ich bin und was immer ich gerade tue. Schenken Sie sich selbst jede Menge Anerkennung. Ich mache das auch!

3. Regel: Diskutieren Sie nicht mit anderen über das, was Sie machen.

Wenn Sie mit der Entgiftung beginnen und feststellen, wie wunderbar es ist, im Einklang mit der Natur zu leben, ist die Versuchung natürlich groß, jedem, der es hören will (oder auch nicht … das weiß man ja vorher meist noch nicht), zu erzählen, was Sie machen. Bitte tun Sie das nicht, zumindest nicht bis zum Ende der 3. Woche. Selbst wenn Ihre Familie und Ihre Freunde Sie lieben, werden sie vielleicht nicht verstehen, warum Sie flaschenweise grüne Flüssigkeit trinken und nicht mit ihnen Pizza und Steak essen. Wenn Sie eine Entschuldigung dafür brauchen, dass Sie nichts essen oder trinken, was nicht zu diesem Programm gehört, sagen Sie einfach, Sie bekämen ganz besondere Medikamente oder Sie müssten sich Tests unterziehen, und bald werde alles wieder „normal" sein. Am besten lassen Sie sich während Ihrer Reinigung nicht von ablehnenden und negativen Kommentaren ablenken.

Suchen Sie sich, wenn möglich, für die Zeit der Entschlackung zum Beispiel einen „Reinigungsbegleiter", einen gleichgesinnten und aufgeschlossenen Freund oder eine Freundin, einen Nachbarn oder eine Nachbarin – jemanden, der bereit ist, Sie auf diesem Weg zu begleiten. So können Sie sich die vielen Vorteile einer Gruppenerfahrung zunutze machen, die ich in meinen Kursen immer sehe. Ich finde, dass die Menschen viel mehr voneinander als von mir lernen. Ich rate ihnen sogar davon ab, zu privaten Beratungen zu mir zu kommen, weil die Gruppendynamik so stark ist. Wenn Sie Ihre Fortschritte, Rückschläge, Wunder und Fragen mit einem Reinigungsbegleiter teilen können, wird das Ihren Weg nur bereichern.

Können Sie jedoch absolut niemanden finden, kann es äußerst vorteilhaft sein, wenn Sie sich zuverlässigen und wertneutralen Freunden oder Verwandten anvertrauen. Sorgen Sie einfach dafür, dass diese wissen, was Sie tun und warum Sie das tun, und dass Sie Ihnen und Ihrem Vorhaben gegenüber freundlich gesonnen sind.

Erfahrungsberichte

In den vergangenen Wochen habe ich geistige Klarheit, Ausgeglichenheit, die Genugtuung zu wissen, dass ich all meine Ziele erreichen kann, und ein echtes Gefühl des Selbstvertrauens wiedergefunden. Außerdem bin ich viel bewusster und kümmere mich mehr darum, was ich meinem Körper zuführe. J. T.

Ich weiß nun ganz genau, dass sich das, was wir in unseren Körper geben, unmittelbar auf unseren Geist, unser Herz und den ganzen Körper auswirkt. Öffnen Sie sich und es können Wunder geschehen! Anonym

Ich habe mich jeden Tag großartig gefühlt! Mein Energieniveau bleibt den Tag über stabil (keine Tiefs mehr am Spätnachmittag!), meine Haut ist fantastisch und mein Haar ist voller geworden. Ich habe abgenommen und bin körperlich fitter. Ich kann mich besser konzentrieren, bin sehr viel beweglicher (was ich beim Yoga deutlich merke). Das Weiße in meinen Augen ist ungetrübter und meine Stimmung hat sich gebessert. K. M.

Ich mache diese Entgiftung wirklich gern – sie ist eine so bereichernde Erfahrung. Meine Haut ist reiner geworden, ich habe 9 Kilo abgenommen und konnte mich emotional ins Gleichgewicht bringen. M. P.

Seit ich mich erinnern kann, war ich zuckersüchtig. … Seit der Entgiftung denke ich nicht mehr wie vorher fast den ganzen Tag daran, wie ich „meinen Schuss Zucker" kriegen könnte, und das erleichtert mich sehr. G.

Durch das Detox-Programm habe ich viel darüber erfahren, was mein Körper braucht. Ich fühle mich nun bewusster und achtsamer in dem, was ich meinem Körper gebe und welchen Dingen ich mich aussetze. E. K.

Meine Haut ist reiner. Mein Geist ist sehr klar. Meine Kleidung sitzt besser. Ich fühle mich allgemein besser als in den letzten sechs Jahren. Das Detox-Programm hat mir … alles vermittelt, was ich wissen muss, um meine Gesundheit selbst in die Hand zu nehmen und mein Schicksal selbst zu meistern. Ich bin so glücklich, dass ich es gemacht habe! Es war eine großartige Erfahrung! D. H.

Hätte mir vor zehn Jahren jemand gesagt, dass ich nur noch Rohkost essen würde, hätte ich gefragt: „Was für ein Kraut rauchst du denn?" Wenn Sie aber schnell ein besseres, kraftvolleres Leben führen wollen, dann führen Sie diese Entgiftung und Reinigung durch. Ihr Körper und Ihr Geist werden es Ihnen danken. J. M.

Kapitel 2

Entscheidungen
1. bis 7. Tag

Wir alle kennen das Sprichwort: „Der Weg ist das Ziel." An jedem Tag, in jedem Augenblick bietet uns das Leben Wahlmöglichkeiten. Sie bauen aufeinander auf und geben uns eine Richtung vor. Es ist so, als wäre jeder von uns mit einem Plan und einem angeborenen Gespür für das endgültige Ziel ausgestattet. Wenn wir unseren Weg bewusst wählen, wenn wir das vorgegebene Ziel ansteuern, ob mit oder gegen den Strom, werden wir schließlich unseren Bestimmungsort erreichen. Wenn wir uns aber nicht entscheiden, wenn wir uns einfach treiben lassen, werden wir einfach irgendwohin gespült, ob es uns dort gefällt oder nicht. Wenn Sie sich Ihre Gesundheit und Ihr Wohlbefinden ansehen: Was haben Sie zugelassen? In der 1. Woche der Reinigung geht es darum, zu bewerten, wofür wir uns entscheiden und wie wir uns dadurch verändern – mit allen Vor- und Nachteilen.

In unserer Kultur, in der allein Jugend zählt, haben Alter und Gesundheitsprobleme den Medien neue Themen beschert. Degenerative Krankheiten, Denkstörungen, Sodbrennen, Verdauungsstörungen, Libidomangel, Wechseljahresbeschwerden, übergewichtige Kinder, Falten und immer häufiger auftretende chronische Krankheiten haben einen riesigen Markt entstehen lassen für Zeitschriftenartikel, Bücher und sogar für Sitcoms im Fernsehen. Auch wenn es manche der Menschen, die uns diese Informationsflut bescheren, gut meinen mögen – die Quintessenz ist, dass die Medien uns weismachen wollen, altern sei gleichbedeutend mit Krankheit, jede weitere Kerze auf dem Geburtstagskuchen koste uns ein Stück mehr Lebenskraft und das Leben sei schwer genug und dann müsse man zum guten Schluss auch noch sterben, aber das erst nach einer langwierigen und kräftezehrenden Krankheit. Dieser Art von Denken liegen wirtschaftliche Interessen zugrunde. Ist Ihnen schon einmal aufgefallen, wie viele Anzeigen für Nahrungsergänzungsmittel und Medikamente es in „Gesundheits"-Magazinen gibt?

Wie sehr sind Sie bereits davon überzeugt? – Glauben Sie, wenn wieder ein Geburtstag naht, weil sich die Erde einfach einmal mehr um die Sonne gedreht hat, Sie müssten älter aussehen? Sich älter fühlen? Sich Ihrem Alter angemessen verhalten? Reden Sie sich ein, Sie könnten daran nichts ändern? Was sagen Sie zu Ihren Freundinnen, wenn diese über ihre eigenen Veränderungen jammern? Etwa: „Was erwartest du? Man wird halt nicht jünger" oder „Da musst du durch – du bist eben keine zwanzig

1. Woche – auf einen Blick

Beginnen Sie mit:
- Chlorellatabletten
- Verdauungsenzymen
- Bockshornkleesamen-Kapseln
- leichter Gymnastik und Bewegung
- grünem Shake
- Tagebuch führen
- Kamutwasser
- Flohsamen-Heilerde-Cocktail
- Rejuvelac
- veganer Nahrung (keine Milchprodukte, keine Eier, kein Fleisch)

Einen ausführlichen Überblick über das Reinigungsprogramm der 1. Woche finden Sie in Tabelle 1 (Seite 90 f.)

mehr"? Es gibt so viele Möglichkeiten, sich und seinen Freundinnen einzureden, dass die biologische und die kosmische Uhr laut ticken. Wir sagen beispielsweise: „Das kann ich nicht tragen, dafür bin ich zu alt." Oder vielleicht geben wir ja nur eine pauschale Erklärung ab, wie: „Ich bin einfach älter geworden und das ist alles." Es dauert gar nicht lange, bis solche Botschaften zu unserem Mantra werden, zu einer Endlosschleife in unserem Inneren, die unser Denken einengt, unsere Hoffnungen zunichtemacht und unsere körperlichen Kräfte schwächt.

Inzwischen kommen Sie sich vielleicht ein wenig albern vor, weil Sie die Botschaften der Medien über das Altern und die Krankheiten, die es unvermeidlich mit sich bringt, einfach so hingenommen haben. Doch das sollten Sie nicht. Denn die pharmazeutische Industrie, die Milchindustrie, die Lebensmittel verarbeitende Industrie und zahlreiche andere Unternehmen leben davon, dass Sie es akzeptieren, dass das Alter zwangsläufig eine ganze Reihe Beschwerden mit sich bringt. Ob Sie heute müde sind, Gelenkschmerzen haben oder zunehmen, ob Sie von Allergien geplagt werden, Ihr Stoffwechsel träge ist, Hautprobleme Ihnen zu schaffen machen oder ob Sie an einer langen Liste anderer kleinerer und größerer Beschwerden leiden – am lukrativsten ist es, wenn Sie glauben, dass Sie selbst nichts dagegen tun können.

Damit verdienen die Firmen, denen Ihr Wohl nicht wirklich am Herzen liegt, Millionen. Denn ganz gleich wie schlecht es Ihnen geht, Sie können immer noch essen, was Sie wollen – Pommes frites, Eiscreme und all die anderen verarbeiteten Nahrungsmittel –, und Sie können sie mit so viel Bier oder Limonade hinunterspülen, wie Sie wollen. Lassen Sie sich von denen nicht weismachen, dass Ihre Gesundheit nichts mit Ihren Gewohnheiten zu tun hat. Sie müssen Ihr Wohl selbst im Auge behalten. Das heißt, dass Sie auf Ihren Körper und nicht auf die Werbeanzeigen in den Zeitschriften, Zeitungen oder im Fernsehen hören sollten. Gleichgültig was die Medien Sie glauben machen wollen, Sie können jeden Morgen ohne Schmerzen und voller Energie aufstehen. Wie alt Sie auch sind, Sie müssen nicht unter Depressionen, Kopfschmerzen und Lethargie oder Vergesslichkeit leiden. Sie müssen nicht der nächste Dialysepatient sein oder in die Krebsstatistik eingehen. Sie haben selbst eine Wahl. Ob Sie gerade in die Wechseljahre kommen oder eine chronische Krankheit haben oder ob Sie sogar versuchen, der gerade grassierenden Grippe zu entgehen, Sie können über Ihre Gesundheit und Ihr Wohlbefinden einen ganzes Stück weit selbst bestimmen. Dieses Versprechen kann ich Ihnen geben, denn ich bin über sechzig Jahre alt und seit mehr als dreißig Jahren nicht krank gewesen. Ich habe mich dafür entschieden, meinem Körper das zu geben, was er braucht, um gesund und vital zu sein. Und das können Sie auch tun.

Lebendige Nahrung fürs Leben

In unserer Kultur definieren sich die Menschen sehr stark über ihr Alter. Was meine Lebensjahre anbelangt, würden mich die meisten Menschen als „Frau mittleren Alters" bezeichnen. Ich selbst beschreibe mich jedoch nicht so. Der Arzt, Psychiater und Familientherapeut Dr. Gabriel Cousens* ist der Ansicht, dass der menschliche Körper kein „Verfallsdatum", etwa siebzig Jahre nach der Geburt, hat. Wir Menschen könnten ein viel längeres und vitaleres Leben führen, vor allem dann, wenn wir fernab der vergifteten Kultur leben, die wir „Zivilisation" nennen. Cousens berichtet, dass er mit einer abgeschieden lebenden Sippe in Griechenland in Kontakt gekommen sei, für deren Mitglieder es ganz normal sei, mehr als zweihundert Jahre alt zu werden! Kann ich beweisen, dass das wahr ist? Das kann ich natürlich nicht. Aber der Punkt ist, dass wir aufhören müssen, uns mit einer Zahl zu identifizieren, dass wir nicht mehr glauben dürfen, wenn wir erst einmal ein bestimmtes

*Bücher des Autors siehe unter „Literaturempfehlungen", Seite 232 ff.

Alter erreicht haben, gehe es mit uns nur noch bergab und wir verlören die Kontrolle über unsere Gesundheit und unser Wohlbefinden.

Ein gesichertes Beispiel ist die Insel Okinawa in Japan, wo seit 1879 ein Familienregister mit zuverlässigen Statistiken über Geburten, Eheschließungen und Todesfälle geführt wird. Mithilfe dieser Informationen können Hundertjährige und Ältere ausfindig gemacht werden. Auf Okinawa gibt es 34 Hundertjährige pro 100.000 Einwohner, in den USA weniger als zehn. Und viele von ihnen sind auch am Ende des Lebens noch gesund und aktiv.

Und was ist mit Ihnen? Halten Sie es für vernünftig, zu glauben, dass Sie Ihre beste Zeit schon hinter sich haben? Oder würden Sie mit dreißig, fünfzig oder siebzig Jahren lieber glauben, dass der Horizont noch nicht in Sicht ist? Sie mögen argumentieren, dass Sie mit den Menschen auf einer japanischen Insel wenig gemein haben, aber denken Sie einmal darüber nach: Die Körpersysteme des Menschen sind, unabhängig davon, wo er sich befindet, die gleichen und sie arbeiten grundsätzlich auf dieselbe Weise. Die meisten Körperzellen erneuern sich ständig – das heißt, ganz gleich wie alt Sie sind, ein Teil Ihres Körpers kann immer um Jahre jünger sein. Tatsächlich glauben manche Wissenschaftler, dass die meisten unserer Zellen und Gewebe nicht älter als sieben oder zehn Jahre sind. Der Unterschied zwischen uns und den traditionell lebenden Bewohnern von Okinawa besteht darin, dass Ernährung und Lebensweise der Inselbewohner die Zellen zur Teilung und Erneuerung anregen, wie die Natur es vorgesehen hat, während unser Lebensstil uns den Sauerstoff und die Nährstoffe, die wir dafür brauchen, vorenthält. Stattdessen greifen wir mehr und mehr auf Fertignahrung – sogenanntes *Convenience Food* – zurück, die es uns ermöglicht, schnell und oft auch im Vorübergehen zu essen und jung zu sterben.

Trinken Sie stets – nicht nur während dieses Detox-Programms – genug Wasser, das unterstützt Ihren Körper dabei, Giftstoffe auszuschwemmen.

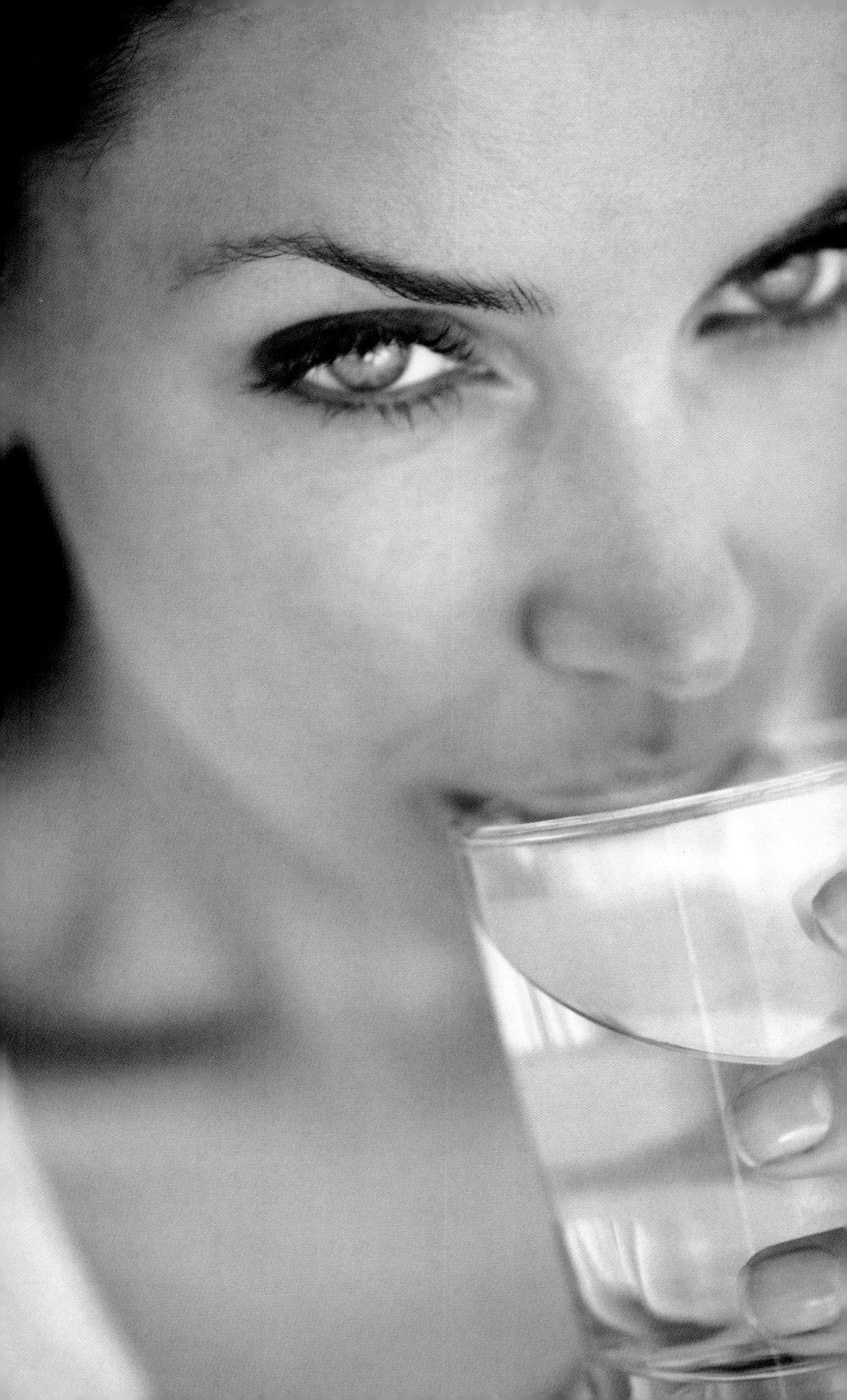

Es mag den Anschein haben, als seien die Beschwerden infolge der fettreichen, nährstoffarmen amerikanischen Ernährung unvermeidbar, besonders wenn Sie bereits übergewichtig sind oder an Arthritis, degenerativen Krankheiten, Verdauungsproblemen, Wechseljahresbeschwerden und anderen Anzeichen für vorzeitiges Altern leiden. Doch die gute Nachricht ist: Wenn Sie Ihrem Körper das geben, was er braucht, um sich wieder instand zu setzen, dann tut er das auch. Doch ich werde Ihnen das nicht beweisen. In den nächsten 28 Tagen werden Sie das selbst überprüfen und am eigenen Leib erfahren.

Verstehen Sie mich bitte nicht falsch. Ich rechne schon damit, dass Sie sich für die Gesundheit entscheiden, aber Sie können Ihr Ziel nicht über Nacht erreichen. Es ist nicht damit getan, dass Sie einfach ein Buch lesen und verkünden: „Hurra! Mir sind die Augen aufgegangen! Ich trinke keinen Alkohol mehr, lasse die Finger von Schokolade, gebe das Rauchen auf, verzichte auf Fleisch oder worauf auch immer, und dann führe ich ein perfektes Leben." Wir erwarten, dass wir nur einfach mühelos etwas zu lesen brauchen und dann plötzlich schon ein Experte auf diesem Gebiet sind. Wir lesen doch auch kein Buch über das Laufen und laufen am nächsten Tag einen Marathon und wir lesen keinen Artikel über Mathematik und sind plötzlich Mathematiker. Wie bei allem sind Übung und Engagement erforderlich, wenn man wirklich gesund leben will. Die beste Art, Ihre Gesundheit und Ihre Lebensweise im Laufe der Zeit zu verändern, besteht darin, Ihren Körper regelmäßig zu entgiften: viermal im Jahr ist optimal. Lesen Sie dieses Buch und versuchen Sie, so viele andere Informationen wie möglich über natürliche Gesundheit zu bekommen. Je mehr Sie sich mit diesem Wissen befassen, desto schneller wird Ihnen eine Kehrtwende in Bezug auf Ihre Symptome und Krankheiten gelingen, und Sie werden sich auf eine Art gesund fühlen, wie Sie es bislang nicht kannten.

Unseren Körper von den in ihm abgelagerten Giftstoffen und Stoffwechselschlacken zu befreien ist, wie die Schichten einer

Zwiebel nach und nach abzulösen. Jedes Mal, wenn Sie entgiften, stoßen Sie auf eine neue Schicht Ihres Seins. Die Freisetzung der Gifte, die sich in Ihnen angesammelt haben, kann ganz spezifisch und unterschiedlich auf Sie wirken. So wird jede Entschlackung zu einer ganz eigenen Erfahrung ... und ist mit der vorherigen nicht vergleichbar.

Wir werden bei jeder 28-Tage-Entgiftung daran erinnert, dass wir zwar die Verschmutzung und die Chemikalien in unserer Umwelt nicht beeinflussen können, doch wir können sehr wohl beeinflussen, welche Chemikalien wir uns in den Mund stecken oder auf unserer Haut verteilen. Während wir beginnen, Schlacken und Gewicht zu verlieren, wird uns immer klarer, wie unser Körper eigentlich sein sollte. So zeigt uns jede Reinigung nicht nur, wo wir in puncto „Gesundheit" gerade stehen, sondern auch, wo wir stehen wollen, und wie wir dorthin gelangen. Mit jeder nachfolgenden Reinigung wird der Weg immer klarer.

Inzwischen sehen Sie allmählich den Unterschied zwischen dem, was in unserer Kultur als „normal" gilt, und dem, was für den menschlichen Körper richtig und natürlich ist. Als normal gilt: sich für gesund zu halten, wenn keine Krankheit diagnostiziert wurde; fettes Fast Food zu essen – anstatt gesunde, natürliche Nahrungsmittel, die unser „Treibstoff" sind – und vorzeitig auf der „Lebensautobahn" stotternd zum Stillstand zu kommen. Ich schlage vor, dass wir für die nächsten 28 Tage vergessen, was eigentlich „normal" ist.

Achten Sie stattdessen darauf, welche Botschaften Ihnen Ihr Körper während und nach der Entschlackung gibt. Ihr Körper weiß, was gut für ihn ist. Auch wenn ich Sie auf diesem Weg begleite, geht es bei der Reinigung nicht um mich. Es geht nicht einmal darum, ob Sie Vegetarierin oder Vegetarier, Veganerin oder Veganer, Rohköstlerin oder Rohköstler werden, selbst wenn Sie glauben, dass diese Arten der Ernährung gesünder sind als Ihre derzeitige Ernährung. Sie glauben gar nicht, wie viele Menschen schon auf mich zugekommen sind und mir erklärten: „Ich würde dieses Programm ja gerne machen, aber ich kann einfach nicht auf Fleisch oder gekochtes Essen oder mein Glas Wein verzichten." Ich sage dann, dass die Reinigung nichts mit „Verzicht" zu tun hat, dass es darum geht, „etwas auf die Beine zu stellen" und sich auf seinen persönlichen Weg zu seinem bestmöglichen Selbst zu machen. Viele von ihnen haben sich daraufhin zu meinem Detox-Seminar angemeldet.

Wenn es Ihnen wie den meisten meiner Klienten geht, haben Sie schon Dutzende von Diäten oder Ernährungsprogrammen hinter sich. Auf der Suche nach der Wunderwaffe, die Ihre Leiden heilen soll, haben Sie alle möglichen Nahrungsergänzungen und Therapien ausprobiert. Viele Diäten und Nahrungsergänzungs-mittel haben zwar einen gewissen Wert und bewirken einen vorü-bergehenden Gewichtsverlust, doch ich möchte wetten, dass keine Sie wirklich in Schwung gebracht hat. Ich kann Ihnen versprechen, dass Sie in den nächsten 28 Tagen von Ihren lebenslangen Abhän-gigkeiten loskommen werden. Sie werden nicht mehr automatisch und unbewusst essen, sondern damit beginnen, sich wirklich zu er-nähren. Sie werden Dinge tun, an die Sie nie im Traum gedacht hätten. Und Sie werden Ihren Körper als das wundervolle, autarke System kennenlernen, als das er gedacht war. Vor allem werden Sie sich körperlich und geistig auf eine Weise verändern, durch die Sie eine dauerhaft höhere Lebensqualität bekommen. Ich weiß, dass Sie sich diese Gelegenheit nicht entgehen lassen und sich dafür entscheiden werden, Ihren Körper zu ernähren, Ihre Seele zu er-neuern und sich rundum gut zu fühlen. Ihr neuer wunder-voller Weg beginnt jetzt, in der 1. Woche.

Für die Dauer dieses Entschlackungsprogramms werden Sie sich vegan ernähren, so können Sie von innen heraus heilen.

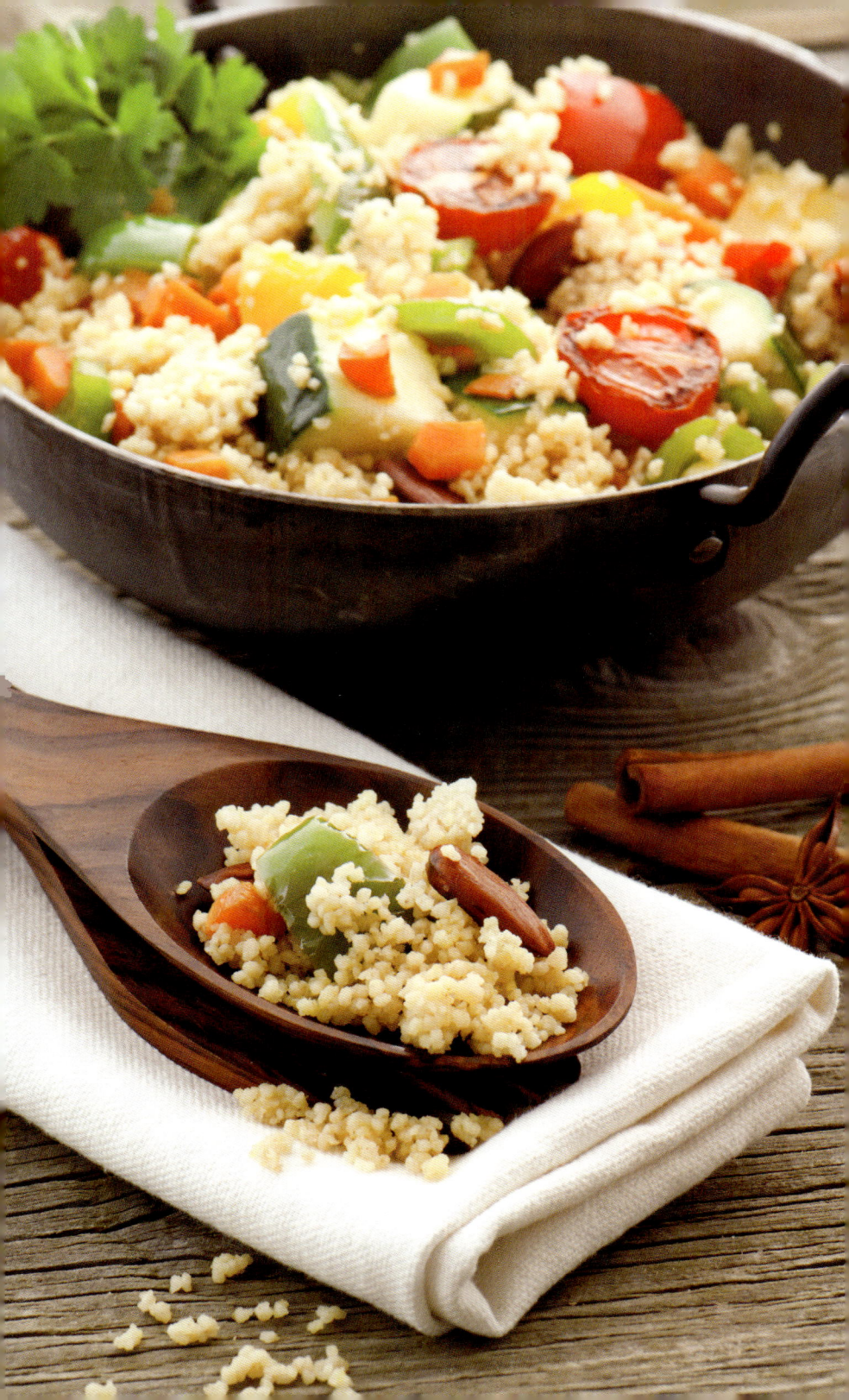

1. Woche: Essen Sie vegan

Dieses Kapitel konzentriert sich auf die 1. Woche der Reinigung. Am wichtigsten ist es, die ungesunden Nahrungsmittel durch solche mit einer hohen Nährstoffdichte zu ersetzen. Mittlerweile ist klar, worauf es hinausläuft: Für die Dauer dieser Entschlackungskur werden Sie Veganerin oder Veganer. In dieser Zeit können Sie von innen heraus heilen. Heilung ist nur möglich, wenn wir aufhören, weiterhin Giftstoffe zu uns zu nehmen, die unseren Körper daran hindern, so zu arbeiten, wie es die Natur vorgesehen hat. Im Folgenden erfahren Sie etwas über die bedenklichen Nahrungsmittel, die Sie in der 1. Woche bitte von Ihrem Speiseplan streichen.

Milch und Milchprodukte

Trinken Sie Milch? Wenn Sie dazu neigen zuzunehmen oder nicht abnehmen können, wenn Ihre Nebenhöhlen chronisch verstopft sind, wenn Sie anfällig für nicht nachvollziehbare Beschwerden sind wie Akne, Verstopfung, Kopfschmerzen, Verdauungsstörungen und Hautausschläge, dann nehmen Sie wahrscheinlich regelmäßig Milch und Milchprodukte zu sich. Das sollte doch kein Problem sein, oder? Schließlich hat man uns beigebracht, dass Milch ein „gutes" Nahrungsmittel ist. Das ist sie tatsächlich – aber nur, wenn Sie ein neugeborenes Kälbchen sind. Kuhmilch dient nur einem Zweck: der Ernährung eines heranwachsenden Tieres, das im ersten Lebensjahr sage und schreibe 140 Kilo zunimmt. Für Menschen ist Milch das vielleicht schädlichste Nahrungsmittel überhaupt. Es war von der Natur niemals vorgesehen, dass Menschen – oder andere Lebewesen – artfremde Milch zu sich nehmen.

Viele Menschen leiden unter einer Laktoseintoleranz, aber nicht nur, weil sie Milch trinken. Auch der Verzehr von Milchprodukten wie Butter, Käse, Hüttenkäse, Sahne, Eiscreme, Sauerrahm und Joghurt schadet der Gesundheit. Milch und Milchprodukte führen zur Schleimbildung im Verdauungstrakt, wodurch die

Resorption der eigentlichen Nährstoffe blockiert wird. Zudem enthalten sie als Folge der modernen Landwirtschaft jede Menge Antibiotika, Wachstumshormone und Steroide.

In den viele Millionen Euro teuren Werbekampagnen der Milchindustrie wird das Trinken von Milch als Nonplusultra dargestellt. Deshalb wird es für Sie vielleicht schwierig sein, sich umzuprogrammieren. Die Regale im ganzen Land sind zum Bersten mit Milchprodukten gefüllt, und auch die Kinder kommen an Käsegerichten, Pudding, Joghurt und natürlich Tütenmilch nicht vorbei. Die Tatsache, dass diese Produkte allgegenwärtig sind, heißt jedoch nicht – entgegen aller Werbebotschaften –, dass sie dem Körper auch guttun.

Milchprodukte und Nebenerzeugnisse wie Molke tauchen in vielen verarbeiteten Nahrungsmitteln auf. Um sie zu meiden, muss man eine Menge Kleingedrucktes auf den Etiketten der Verpackungen lesen. Und man muss dem Suchtpotenzial der Milchprodukte widerstehen und ihrem hohen Fettgehalt sowie ihrem Geschmack aus dem Weg gehen. Im Jahr 1981 fand eine Gruppe von Wissenschaftlern heraus, dass Kasein, der Haupteiweißstoff in Milch und Milchprodukten, sogar Opiate enthält. Wenn Kasein verdaut wird, wirkt es ein Zehntel Mal so stark wie Morphium! Falls Sie also glauben, dass sie süchtig sind nach Milchprodukten, besonders nach Käse, der besonders viel Kasein enthält, dann ist das gar nicht so weit hergeholt.

Sollte es Ihnen irgendwann in den nächsten 28 Tagen schwerfallen, eine Packung Eis wieder zurück in die Tiefkühltruhe zu stellen, denken Sie daran, wie Babys auf Kuhmilch reagieren: Sie erbrechen und bekommen Verstopfung und Koliken. Erwachsenen geht es nicht viel besser. Unglaublich, aber wahr: Viele Diätformen und -getränke werden auf der Basis von Milchprodukten hergestellt.

Man macht uns weis, dass wir Milch und Milchprodukte für den Aufbau starker Knochen brauchen. Das ist nicht wahr. In den asiatischen Kulturen, die traditionell praktisch gar keine Milchprodukte zu sich nehmen, gibt es die wenigsten Fälle von Osteo-porose. Amerikaner neigen jedoch in viel höherem Maße dazu, als Kulturen, die keine Milchprodukte verzehren. Es liegt nicht im Interesse der Milchindustrie uns mitzuteilen, was die Asiaten schon seit Generationen wissen: Die Knochendichte hat nichts mit dem Kalzium in der Kuhmilch zu tun. Das Kalziumgleichgewicht – das Verhältnis zwischen Zufuhr und Verlust des Mineralstoffes – bestimmt die Knochendichte, und das geschieht sogar größtenteils schon während der Kindheit und des Heranwachsens. Die Säure bildenden Hauptnahrungsmittel der amerikanischen Ernährung – Koffein, Milchprodukte, rotes Fleisch und Tafelsalz – entziehen den Knochen sogar Kalzium und Mineralien.

Ich weiß, was Sie jetzt denken: „Ach, es ist doch nur ganz wenig. Morgens nur ein bisschen Sahne im Kaffee und einen Klecks Butter auf meinen Brötchen. Das kann doch nicht schaden." Wenn ich jeden Tag ein bisschen Milch oder Sahne den Tank meines Autos kippen würde, würde mein Auto zwar nicht gleich morgen, aber ganz bestimmt irgendwann seinen Geist aufgeben. Nehmen Sie jeden Tag ein bisschen Sahne zu sich und Ihnen geht es genauso. Wenn Sie den falschen „Treibstoff" tanken, macht Ihre „Maschine" auch irgendwann schlapp.

Deshalb bitte ich Sie, in den nächsten 28 Tagen auf Milch und Milchprodukte jeder Art zu verzichten. Am Anfang wird es Ihnen vielleicht schwerfallen, aber Sie können ganz beruhigt sein, Sie werden Sie positiven Auswirkungen eines milchfreien Lebens fast augenblicklich zu spüren bekommen. Viele Menschen, die die Entgiftung machen, berichten davon, dass Allergiesymptome, Verstopfungen, Ekzeme, Kopfschmerzen, Pickel und Ausschläge plötzlich verschwunden sind. Praktisch alle meine Klienten haben am Ende einen um einige Zentimeter geringeren Bauch-, Taillen- und Oberschenkelumfang, wenn die Schleimschichten infolge des jahrelangen Konsums von Milch und Milchprodukten ausgeleitet werden. In einem Fall, in dem auch eine fünfmalige Nebenhöhlenoperation keine Besserung brachte, gab es nach meinem Detox-Programm keinerlei Probleme mehr mit den Nebenhöhlen.

Wie viele andere Menschen, die mein Programm abgeschlossen haben, werden auch Sie feststellen, dass Ihre Kleider bereits nach einer Woche wieder besser passen, wenn Sie Milchprodukten aus dem Weg gehen. Das kann mit den Zielen, die Sie sich langfristig für Ihre Gesundheit gesetzt haben, so gut übereinstimmen, dass Sie vielleicht beschließen, für immer darauf zu verzichten. Kümmern Sie sich jetzt erst einmal vier Wochen lang jeden Tag um Ihren Körper, wohl wissend, dass er von Ihnen die Möglichkeit bekam, sich so zu reinigen, wie es von Mutter Natur gedacht ist.

Eier

Ich weiß gar nicht, wie viele Artikel und „Experten"-Tipps ich schon gelesen habe, in denen behauptet wird, dass Eier zu einer gesunden Ernährung gehören und beim Abnehmen helfen. Der größte Teil der handelsüblichen Eier und Eierzeugnisse in Amerika enthalten – wie Fleisch und Milchprodukte – Antibiotika, Hormone und Steroide. Das ist so, weil es allgemein üblich ist, Legehennen auf unnatürliche Weise dazu zu bringen, mehr Eier zu legen. Legehennen werden unter erbärmlichen Umständen gehalten, sie werden auf engstem Raum ohne Auslaufmöglichkeit inmitten ihrer Exkremente zusammengedrängt, die einen Nährboden für virale und bakterielle Erkrankungen darstellen. Häufig leiden sie unter Salmonelleninfektionen, und wenn sie auf die Eier übergreifen, erkranken Tausende von Menschen. Was, glauben Sie, richten diese Chemikalien, Hormone und Krankheitserreger bei uns an, wenn wir Eier essen?

Rotes Fleisch, Huhn und Fisch

Wir bezahlen für das Fleisch (auch das von Huhn und Fisch), das auf unseren Tisch kommt, mit unserer Gesundheit und letztendlich mit unserem Leben. Es gehört zur amerikanischen Ernährung und hat in meiner Familie seinen Tribut gefordert und ohne Zweifel auch in Ihrer. Daher ist in den nächsten vier Wochen alles, was Augen hatte, von Ihrem Speiseplan gestrichen.

Nahezu alle amerikanischen Forschergruppen stimmen darin überein, dass die von den Amerikanern für normal gehaltenen Fleischportionen tatsächlich gefährlich große Mengen sind. Das beweisen hohe Cholesterin- und Blutdruckwerte. Sie können sich vorstellen, wie überrascht ich war, als mir ein Klient mit Darmkrebs seinen von einer sehr angesehenen Klinik empfohlenen Speiseplan gab. Obwohl die Verbindung zwischen tierischen Fetten und Darmkrebs erwiesen ist, sollte er sich eiweißreich mit einem erhöhten Fleischanteil ernähren. Warum geben die medizinischen Fachleute eines so renommierten Hauses eine solche Empfehlung? Weil Krebspatienten durch eine fettreiche Ernährung zunehmen und deshalb nicht krank aussehen. Ich glaube, dass Fleisch sowohl krank als auch dick macht.

Raubtiere sind einfach Fleischfresser. Sie können Fleisch sehr schnell verdauen und ausscheiden. Menschen sind dazu nicht in der Lage. Wenn wir Fleisch essen, bleibt es durchschnittlich 30 bis 35 Stunden in unserem Darm liegen. Wir haben das schließlich als normal akzeptiert und glauben, dass sättigende Nahrungsmittel, die ansetzen, eben nicht so schnell verdaut werden. Aber setzt ein Steak wirklich an? Denken Sie darüber nach. In Ihrem Darm ist es dunkel und die konstante Temperatur liegt dort bei fast 37 °C. Was würde passieren, wenn Sie ein Steak in einen Schlauch stecken und an einem Tag, an dem es 36 oder 37 °C heiß ist, auf den Gehsteig legen würden? Es würde verfaulen – und zwar schnell.

Was wir „Fleisch" nennen – lassen Sie sich da nicht täuschen –, diese gefärbten, hormonbelasteten, zugeschnittenen Stücke, die sich makellos in der Theke des Metzgers präsentieren, sind letztlich totes Fleisch und Blut. Was dem Auge verborgen bleibt, sind die Steroide und Antibiotika, die den amerikanischen Rindern routinemäßig verabreicht werden und nun im Fleisch sind.*

Es ist außerdem mit Adrenalin und anderen Hormonen belastet, die den Rindern durch die Adern schießen, bevor sie geschlachtet werden. Die durch tagelange Transportwege und stundenlanges Einpferchen verängstigten Tiere werden in die Schlachthäuser getrieben, in denen der Geruch des Todes allgegenwärtig ist. Sie sind in Panik, so wie wir es unter solchen Umständen auch wären. Und genau wie bei uns wird eine durch ihre Angst ausgelöste Flut von Hormonen freigesetzt. Wenn wir nun das Fleisch dieser Tiere essen, dann nehmen wir buchstäblich ihr Grauen in uns auf. Wundert es da, dass Verspeisen von tierischem Muskelgewebe mit so vielen chronischen, degenerativen und tödlichen Krankheiten in Verbindung gebracht wird?**

Hühnerfleisch und Fisch werden zwar als gesunde Nahrungsmittel vermarktet, wenn man abnehmen will, doch in Wirklichkeit enthalten Sie große Mengen gesättigte Fettsäuren. Huhn enthält fast ebenso viel Cholesterin wie Rindfleisch und, täuschen Sie sich nicht: Es kann das Risiko von Herzerkrankungen erhöhen. Mit fettem Fisch nehmen Sie insgesamt mehr Fett und mehr gesättigte Fettsäuren zu sich, dadurch kann Ihr Cholesterinspiegel steigen und Ihr Gewicht ebenfalls. Wie Rinder bekommen auch Hühner und Fisch aus Massentierhaltung Antibiotika gegen Krankheiten und Hormone, damit sie schneller größer werden und mehr Geld bringen.

Aus eigener Erfahrung weiß ich, dass Hühnerfleisch gefährlich belastet ist. Als ich das erste Restaurant eröffnete, besuchte ich einen vom Gesundheitsamt angebotenen Kurs über „sichere" Nahrungszubereitung und Hygienevorschriften. Ich lernte, dass man Hühner vor ungefähr zwanzig Jahren auf 60 °C erhitzen musste, um alle Salmonellen im Fleisch abzutöten. Zehn Jahre

---

* Bücher, in denen Sie Informationen zu den Gepflogenheiten im Bereich „Eier-, Fleisch- und Milchindustrie" in Europa finden können, siehe unter „Literaturempfehlungen" im Anhang dieses Buches (Seite 232 f.) und im Internet beispielsweise unter *www.peta.de*, *www.greenpeace.de* und auf vielen anderen Websites.

Viehwirtschaft – ein Horrorszenario

Ich habe die Gräuel der industriellen Massentierhaltung und ihre Auswirkungen auf die Tiere, die Gesundheit des Menschen und die Umwelt nur gestreift. Über dieses Thema wurden viele Bücher geschrieben und Filme gedreht.*
Wenn Ihr persönliches Wohlbefinden nicht Grund genug ist, um auf tierische Nahrungsmittel zu verzichten, dann könnte das Wissen um die modernen Produktionsmethoden, durch die sie auf unseren Tellern landen, zusätzlichen Anreiz bieten.

später betrug diese Temperatur schon 70 °C und jetzt, nur zwanzig Jahre später, sind sie Hühner so krankheitsanfällig geworden, dass die Gesundheitsbehörden die empfohlene Zubereitungstemperatur auf 80 °C erhöht haben. Außerdem ist es gesetzlich vorgeschrieben, Hühner im unteren Einschubfach eines gewerblichen Kühlschranks zu lagern. Der geringste Kontakt anderer Nahrungsmittel mit der Flüssigkeit, die von den Hühnern abtropft, gilt als Kontamination. Was damit in Kontakt kommt, kann schwere Erkrankungen verursachen oder sogar zum Tod führen.

Da die Wasservorräte der Erde so verschmutzt sind, gelangen ständig gefährliche Schadstoffe, darunter chemische Verbindungen, Pestizide und Schwermetalle, in Fisch und Krustentiere. Fast der gesamte Bestand enthält Spuren von Quecksilber. Viele Menschen wissen, dass schwangere Frauen quecksilberbelasteten Fisch meiden sollten, weil er das Nervensystem ihrer ungeborenen Kinder schädigen kann. Menschen mit einem geschwächten Immunsystem sollten ebenfalls ganz besonders darauf achten, dass sie keine Quecksilbervergiftung bekommen. Letztlich ist Quecksilber für jeden ein gefährliches Gift, denn es schädigt das kardiovaskuläre System

---

* Bücher zum Thema finden Sie unter „Literaturempfehlungen", Seite 232 ff.; bedeutende Filme sind unter anderem *We Feed The World* von Erwin Wagenhofer, *Food Inc. – Was essen wir wirklich?* von Robert Kenner, *Ware Tier* von Christian Rohde.

und das zentrale Nervensystem. Außerdem ist es bekanntermaßen krebserregend für den Menschen.

Nach Ihrer Reinigung möchten Sie vielleicht wieder tierische Produkte zu sich nehmen. Sie werden aber wahrscheinlich, wie viele meiner Klienten, gewissenhafter darauf achten, welche Art von tierischen
Produkten das sind. Beispielsweise könnten Sie auf Bioprodukte umsteigen. Beachten Sie jedoch, dass selbst biologische Aufzucht oder
Freilandhaltung nicht unbedingt „sicher" sind. Zunächst sollten Sie
sich überlegen, ob Sie in der eingeschlagenen Richtung weitermachen
wollen – ob Sie besser aussehen und es Ihnen besser geht, wenn Sie
lebendige Lebensmittel zu sich nehmen, anstatt das Fleisch von toten
Tieren. Sie werden erstaunt sein, was sich alles bei Ihnen verändert.

Die Informationen, die Sie bisher von mir bekommen haben,
motivieren Sie vielleicht dazu, Milchprodukten, Eiern, Fleisch,
Huhn und Fisch für immer aus dem Weg zu gehen. Im Augenblick
sollten Sie sich jedoch nicht endgültig festlegen oder planen, was
nach den vier Wochen Reinigung sein soll oder wird. Legen Sie nur
für jeweils eine Woche fest, wenn nicht sogar immer nur für einen
Tag, dass Sie sich auf diesen Weg einlassen. Am schnellsten schei-
tert man, wenn man zu viele Verpflichtungen auf einmal eingeht.
Ich sage immer: Man muss es praktisch umsetzen können.

1. Woche: Das können Sie essen

Da ich Sie nun über alles informiert habe, was ich Sie in dieser Woche
weglassen werden, wollen wir uns nun die wunderbaren heilenden
Lebens- und Nahrungsmittel anschauen, die Sie zu sich nehmen
können. Die größte Sorge vieler Menschen, die Reinigung zum ersten
Mal machen, ist: „Was werde ich nun in den nächsten 28 Tagen essen?" Denn viele der im Alltag äußerst „praktischen" Nahrungsmittel
sind genau die, die schlecht für Sie sind, die Ihnen nicht guttun. (Und
ja, es gefällt mir ganz und gar nicht, dass Menschen behaupten, es
gäbe keine schlechten Nahrungsmittel – natürlich gibt es sie!) Gleich

in der ersten Stunde meines Detox-Seminars verkünde ich meinen Teilnehmerinnen und Teilnehmern, dass die meisten Nahrungsmittel, zu denen sie automatisch greifen – Käse, Roastbeef-Sandwich, Eiscreme, extra-knusprige Brathühner –, jetzt tabu sind. Diese Aussage kann für Verwirrung über die Alternativen sorgen.

Ein Teilnehmer hat es zum Beispiel folgendermaßen ausgedrückt: „Was habe ich am ersten Tag in Karyns Detox-Seminar gedacht? Ich habe nicht an meine Gesundheit gedacht. Ich habe nicht einmal daran gedacht, was ich verändern wollte. Um ehrlich zu sein, alles, was ich dachte, war: ‚Was um alles in der Welt werde ich essen?'"

In Wirklichkeit können Sie vom 1. bis zum 7. Tag unter einer großen Vielfalt von köstlichen veganen Spezialitäten wählen. Dazu gehören viele Gerichte, die Sie sich vielleicht schon jetzt gönnen. *Hummus* (eine orientalische Spezialität aus pürierten Kichererbsen und Sesampaste mit verschiedenen Gewürzen), *Taboulé* (aus Bulgur), kurz gebratenes Gemüse, vegetarisches Chili – praktisch alles, was Sie nach einem guten veganen Kochbuch zubereiten können, ist hervorragend geeignet, um in die Entgiftungsphase überzuleiten. Suchen Sie in Ihrem Wohnort nach veganen oder vegetarischen Restaurants; es gibt heutzutage immer mehr davon. Und in jedem konventionellen Restaurant gibt es vegetarische Gerichte oder der Chefkoch ist gern bereit, auf Nachfrage etwas für Sie zuzubereiten. Zum Glück ist die vegane Lebensweise heute beliebter als noch vor ein paar Jahren.

Wofür Sie sich zunächst auch entscheiden mögen, denken Sie bitte daran, dass sie in der 1. Woche der Entschlackung die Wahl haben. Ich glaube, Sie werden in der Lage sein, unter den Lebensmitteln und Nahrungsergänzungen, die ich Ihnen für den 1. bis 7. Tag empfehle, die für Sie passenden auszuwählen – für die Reinigung, für Ihre Gesundheit und für ein langes Leben.

Es gibt eine Vielzahl köstlicher veganer Speisen, Sie werden staunen! Aus der orientalischen Küche können Sie beispielsweise Hummus genießen.

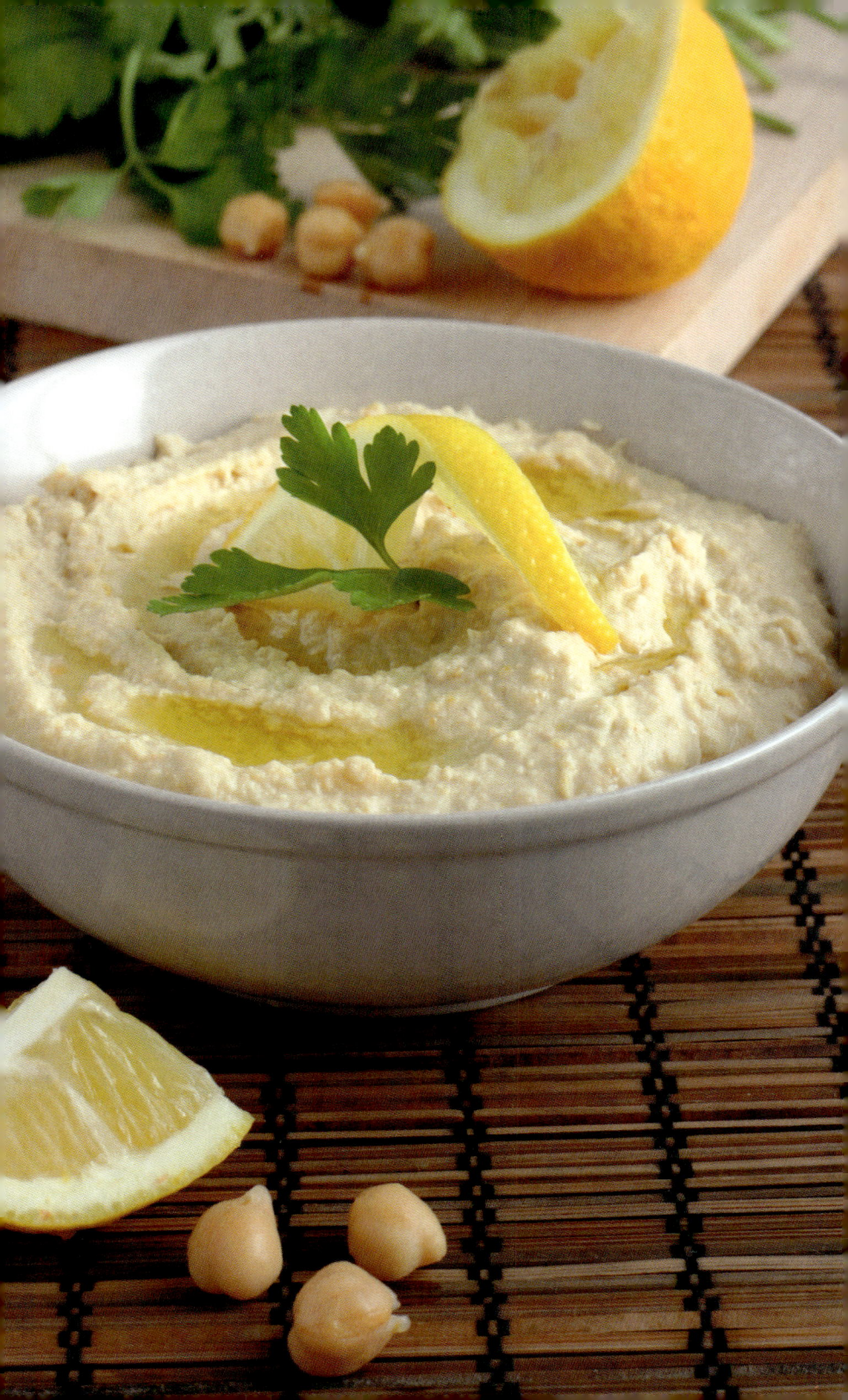

Grüner Shake – eine leckere Mahlzeit

Obwohl sie farblich aussieht wie der Rasen im Vorgarten, ist diese köstliche Mahlzeit im Glas die gefragteste Rohkost, die meine „Detoxer" – die Menschen, die die Entgiftung machen – auch nach der Reinigung als Teil ihres Speiseplans beibehalten. Dieser kraftstrotzende, entgiftende Smoothie (Rezept siehe Seite 216) enthält wirklich alles: die natürliche Süße von Apfelsaft und Banane, die schützenden Omega-3-Fettsäuren des Leinöls und die B-Vitamine und Probiotika von Rejuvelac (siehe nächster Abschnitt und Rezept auf Seite 214). Der grüne Shake enthält zudem Lecithin, ein natürliches Verdickungsmittel, durch das er so cremig und köstlich wird und das großartig für das Gehirn und die Arterien ist.

Der Hauptbestandteil dieses Mixgetränks ist *Karyn's Kare Green Meal Powder**. Vor vielen Jahren habe ich diese Mischung aus gekeimten Körnern, Gräsern und Meeresalgen gezielt zur gesunden Versorgung mit Kalzium, Mineralien, Proteinen, Vitaminen und noch viel mehr entwickelt. Den Tag mit einem Smoothie aus diesem grünen *Superfood*-Pulver zu beginnen, ist eine großartige Möglichkeit, eine vollständige, sättigende und basisch wirkende rohköstliche Mahlzeit zu sich zu nehmen. Der grüne Shake nährt Ihren Körper und befriedigt Ihr Bedürfnis nach Fetten und einem süßen Geschmack. Die meisten Menschen brauchen in den nächsten drei bis fünf Stunden nach dem Shake nichts weiter zu sich zu nehmen.

Kaufen Sie Bio-Obst dafür, wenn Ihr Budget es zulässt. Ansonsten nehmen Sie die besten Zutaten, die Sie sich leisten können. Sie können mein Smoothiepulver natürlich durch ein garantiert veganes Produkt auf pflanzlicher Basis, ohne Füllstoffe und Protein-Isolate ersetzen.

---

* Im deutschsprachigen Raum erhältliche Alternativen und Bezugsquellen für die angegebenen Produkte finden Sie im Anhang dieses Buches unter „Bezugsquellen für Nahrungsergänzungsmittel" (Seite 228 ff.)

Diejenigen unter Ihnen, die sich von der Farbe dieses wunderbaren Getränks abschrecken lassen, sollten folgende Überlegung anstellen: Wir sind auf künstliche Farben und Aromen aus dem Labor programmiert – und nicht aus der Natur. Wenn Sie die Gelegenheit dazu haben, werden Sie vielleicht feststellen, dass die Farben der Natur Sie ebenso stark anziehen. Viele Klienten haben mir erzählt, dass dieser Shake sie in Stress- und Krisenzeiten davon abhält, in die Keksdose zu greifen. Bereiten Sie gleich genug grünen Shake für ein paar Tage zu (und lagern Sie ihn in Gläsern im Kühlschrank), sodass Sie dieses ultimative Fertiggericht immer in greifbarer Nähe haben, wenn der Hunger zuschlägt. Versuchen Sie es drei Tage damit und Sie werden begeistert sein.

> **1. Woche:** Beginnen Sie jeden Tag mit einem grünen Shake. Sie können ihn jederzeit trinken, doch meine Klienten wählten ihn meist als erste Mahlzeit am Tag.

Rejuvelac*

In der 1. Woche gibt es zwei Möglichkeiten: Entweder die Leute lieben dieses zutiefst heilende fermentierte Getränk oder sie mögen es ganz und gar nicht. Dennoch, Rejuvelac ist so nahrhaft, so heilkräftig und so unglaublich überzeugend, dass in der 2. Woche fast jeder danach zu lechzen beginnt. Rejuvelac ist leicht herzustellen, wie das Rezept auf Seite 214 zeigt.

Rejuvelac wurde von Dr. Wigmore entwickelt und ist ein vitaminreiches Kraftnahrungspaket. Es verjüngt den Körper (daher „rejuve", von lateinisch *re*, „zurück", und *iuvenis*, „jung") und ist reich an Laktobazillen (Milchsäurebakterien, „lac", von lateinisch *lac*, Milch).

---

* Sie können auch *Kanne Bio Brottrunk®* oder Brottrunk-Pulver (*Kanne Bio Enzym-Fermentgetreide®*) verwenden, die es in den Biomärkten, im Reformhaus und in den Drogeriemärkten zu kaufen gibt.

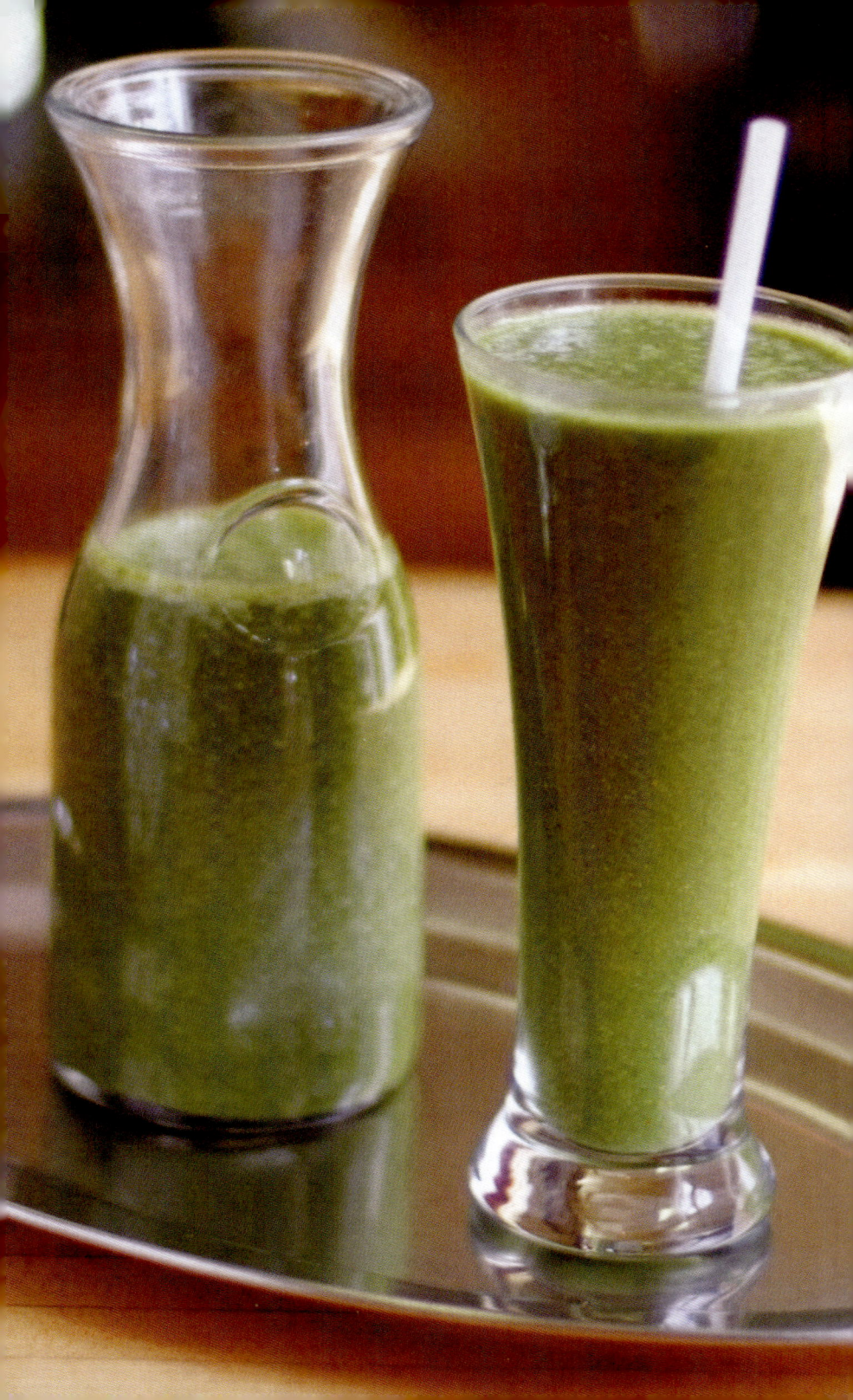

Denken Sie aber jetzt bitte nicht, dass es aus Milch gemacht ist. Rejuvelac wird aus gekeimten Weizenkörnern hergestellt, die dann in gereinigtem Wasser eingeweicht werden. Lässt man das Ganze mehrere Tage bei Zimmertemperatur fermentieren, wird das Einweichwasser zu einer lebendigen Enzymflüssigkeit, die reich an Laktobazillen ist. Fermentierte Nahrungsmittel sind ein wichtiger Bestandteil eines Lebens mit rohköstlicher Ernährung und lebendiger Nahrung.

Rejuvelac ist in der Tat ein derart Energie spendendes, reinigendes Getränk, dass es nicht allzu lange dauern wird, bis Sie sich fragen, wie Sie jemals ohne es auskommen konnten. Fermentierte Nahrungsmittel und Getränke sind der Schlüssel zum inneren Gleichgewicht. Die milchfreien Laktobazillen vernichten nicht nur schädliche Bakterien im Darm, sondern siedeln dort auch nützliche an, die das Immunsystem stärken, die Verdauung unterstützen, das *Candida*-Wachstum reduzieren und den Darm reinigen. Die gekeimten Weizenkörner

Der grüne Shake ist ein wahres Feuerwerk an rohköstlichen Vitalstoffen, das Sie sättigt und in Ihrem Körper basisch wirkt.

Wo erhalte ich die angegebenen Nahrungsergänzungsmittel?

Zusätzlich zur veganen Ernährungsweise brauchen Sie in der 1. Woche der Reinigung noch eine ganze Reihe von Nahrungsergänzungen. Wenn Sie nicht meine Produkte verwenden, können Sie die meisten Ergänzungsmittel in einem Bioladen, einem Reformhaus oder in der Apotheke bekommen. Bitte kaufen Sie nur vegane Produkte.

✿ **Anmerkung des deutschen Herausgebers:** Die Autorin gibt für Ihr Detox-Programm meist ihre eigenen Nahrungsergänzungen an, die Sie über ihre Website vertreibt. Entsprechende, im deutschsprachigen Raum erhältliche Produkte und die Bezugsquellen finden Sie unter „Bezugsquellen der Nahrungsergänzungsmittel" (Seite 228 ff.). Für *Karyn's Kare Green Meal Powder* und *Karyn's Kare OxyKare* gibt es keinen Ersatz. Hier hilft Ihnen der Verlag gern weiter (Kontakt siehe Seite 228).

sind randvoll mit B-Vitaminen, die nicht nur essenzielle Nährstoffe sind, sondern auch die Auswirkungen von Stress auf den Körper mildern. Darüber hinaus versorgt Sie jeder Schluck Rejuvelac mit bekömmlichem Eiweiß und belebender, sauerstoffreicher Nahrung. Ich nenne dieses ausgesprochen nährstoffreiche Lebensmittel gern „das Feuerwerk an Nährstoffen für Gesundheitsbewusste".

Verdauungsenzyme

Die Ergänzung unserer Nahrung mit Verdauungsenzymen gehört zu den wirksamsten Möglichkeiten, das Verdauungssystem zu unterstützen. Es leistet die schwerste Arbeit in unserem Körper, und die meisten von uns fordern es wirklich sehr. In ihrem Buch *The Healing Power of Enzymes* (Die heilende Kraft der Enzyme), schreibt DicQie Fuller, dass 80 Prozent der Energie unseres Körpers für den Verdauungsprozess aufgewendet werden. Wenn man fix und fertig sei, unter Stress stehe, in einem sehr heißen oder sehr kalten Klima wohne, schwanger sei oder viel reise, benötige der Körper zusätzlich riesige Mengen an Enzymen. Und mit zunehmendem Alter könnten wir die notwendigen Enzyme nicht mehr bilden, so Fuller.

Ein Mangel an Verdauungsenzymen kann zu Allergien, Verstopfung, Blähungen, Sodbrennen und vielen anderen Problemen führen. Wenn Sie älter werden, stellen Sie vielleicht fest, dass Sie bestimmte Nahrungsmittel nicht mehr vertragen. Haben Sie sich jemals gefragt, warum Menschen in fortgeschrittenerem Alter Allergien und eine Glutenintoleranz entwickeln? Durch die zusätzlichen Enzyme bleiben Sie vital, denn diese unterstützen die frühen Phasen der Verdauung und verringern so die Belastung der Bauchspeicheldrüse im späteren Verdauungsprozess.

Zusammen mit meinem Lehrer Viktoras Kulvinskas, einem wirklichen Experten auf diesem Gebiet, entwickelte ich meine eigenen Verdauungsenzyme, *Karyn's Kare Digestive Enzymes*. Wenn Sie andere nehmen möchten, sollten Sie sich vergewissern, dass diese auf pflanzlicher Basis hergestellt werden. Sie sind dann nicht nur frei von tierischen Produkten, sondern können auch in einem höheren pH-Bereich besser überleben. Dadurch sind sie in einem sauren Milieu (wie Ihrem Magen) wirksamer.

Ich ernähre mich zu 99,9 Prozent von Rohkost und nehme trotzdem zusätzlich etwa zwanzig verschiedene Verdauungsenzyme täglich ein. Auch wenn Ihnen das reichlich viel erscheint, können Sie beruhigt sein, denn von einer Enzymüberdosierung ist noch nichts berichtet worden. Sollten Sie jedoch Magenkrämpfe oder Durchfall bekommen, setzen Sie die Dosis herab.

> **1. Woche:** Nehmen Sie zu jeder Mahlzeit Verdauungsenzyme, mindestens 3 Kapseln vor jedem Essen oder Imbiss. Es können natürlich auch mehr sein.

Grünes Kamutpulver

Kamut ist ein Urgetreide, eine samenfeste Sorte, die die Zeiten unverändert überstanden hat. Archäologen fanden sogar Kamut im Grab des Pharao Tutanchamun. *Karyn's Green Kamut Powder*, das grüne Kamutpulver, das ich während der Entschlackung verwende, ist ein Mischung aus getrocknetem Weizengrassaft und heilender *Aloe vera*. Wie beim grünen Shake mag Sie die Farbe von Kamutwasser vielleicht zunächst abschrecken. Dieses chlorophyllreiche Getränk löscht jedoch nicht nur Ihren Durst, es entgiftet Sie auch, wirkt blutbildend und erneuert die weißen Blutkörperchen.

> **1. Woche:** Trinken Sie täglich Kamutwasser. Geben Sie 1 bis 2 Esslöffel grünes Kamutpulver in ½ Liter Wasser und trinken Sie es schluckweise über den Tag verteilt. Da dieses ein sehr leichtes Pulver ist, lässt es sich im Mixer leichter mischen als mit dem Löffel. Sie können Kamutwasser auch im Voraus zubereiten; in Gläsern hält es sich 5 Tage lang im Kühlschrank.

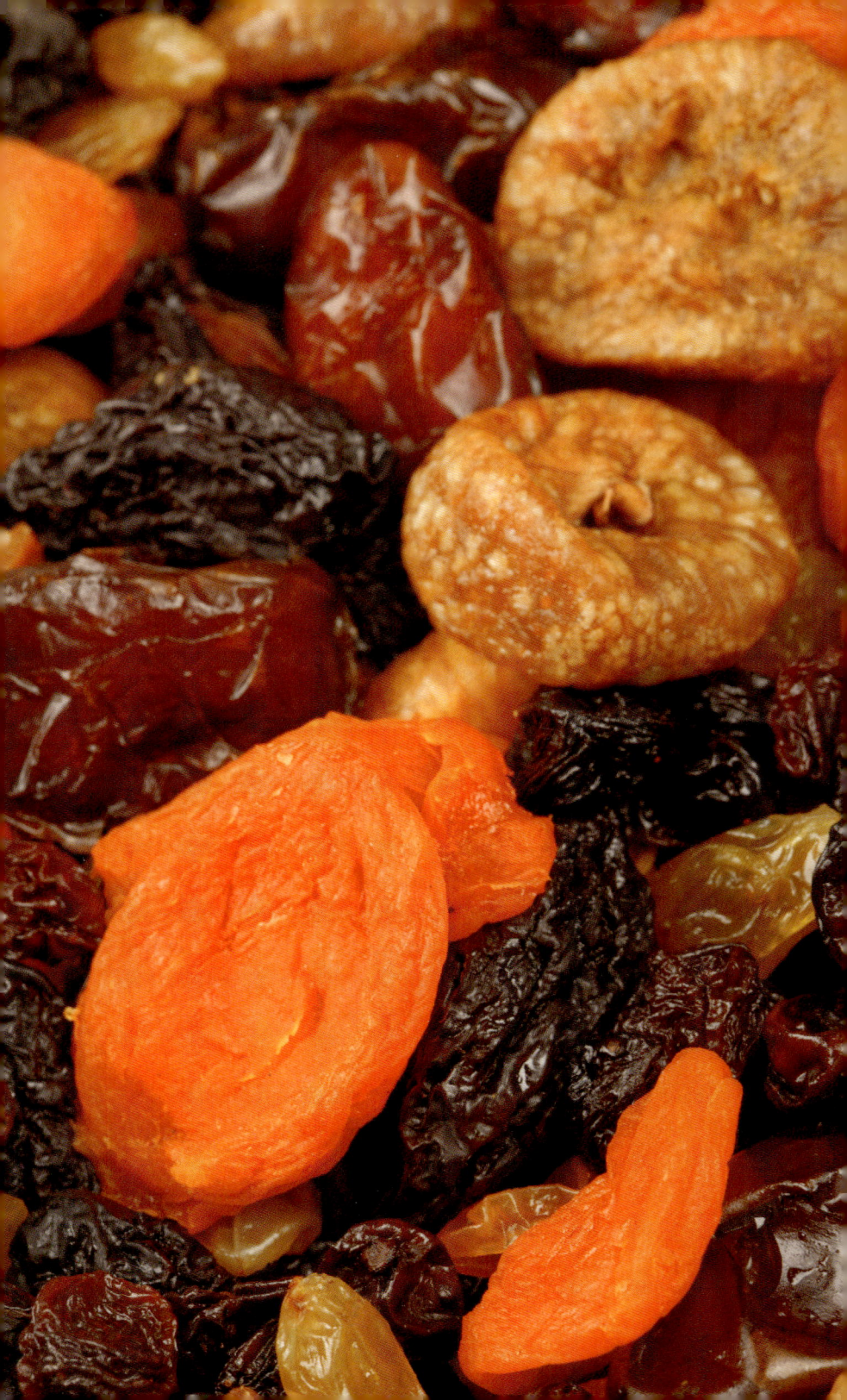

Chlorellatabletten

Chlorella ist eine Alge u̱̱̱e̱̱̱hr reich an Chlorophyll. Sie reinigt den Verdauungstrakt und kräftigt die Darmmuskeln, die für die Peristaltik, den Transport des Darminhalts, verantwortlich sind. Sie ist ein hochwirksames Mittel bei Verdauungsproblemen.

1. Woche: Kauen Sie 2-mal täglich 6 Chlorellatabletten. Sie können sie jederzeit nehmen, zu einer Mahlzeit oder auf leeren Magen. Ich muss Sie aber warnen, Ihre Zähne werden vorübergehend grün, und es können auch Stückchen dazwischen stecken bleiben. Doch es lohnt sich. Schauen Sie nur vorsichtshalber in den Spiegel, bevor Sie sich mit jemandem unterhalten.

Bockshornkleesamen-Kapseln

Vermutlich ist Ihnen aufgefallen, dass ich Ihnen nicht vorgeschlagen habe, den Zucker aus Ihrer Ernährung zu streichen. Wenn jemand schlagartig auf tierische Produkte verzichtet, könnte es zu einem gesteigerten Verlangen nach Zucker kommen, das habe ich beobachtet. Nun, ein wenig „natürlicher" Zucker ist nicht schlecht: Mit Agavendicksaft, Datteln, Stevia oder jedem anderen natürlichen Süßungsmittel Ihrer Wahl lassen sich viele einfache und leckere rohköstliche Desserts zubereiten. Trotzdem ist eines Ihrer Ziele während der Reinigung, dass Ihr Körper wieder ins Gleichgewicht kommt. Um das zu erreichen, sollten Sie Ihren Zuckerkonsum reduzieren. Bockshornkleesamen-Kapseln können dabei helfen.

Bockshornklee ist ein Heil- und Küchenkraut, das die Menschen im asiatischen Raum und im Mittelmeerraum seit dem Altertum zu medizinischen Zwecken und in der Küche verwenden. Er ist ein kraftvolles pflanzliches Heilmittel und hat sich als entgiftende

Trockenfrüchte schenken Ihren Speisen natürliche Süße und sind auch als Snacks geeignet. Genießen Sie sie in Maßen.

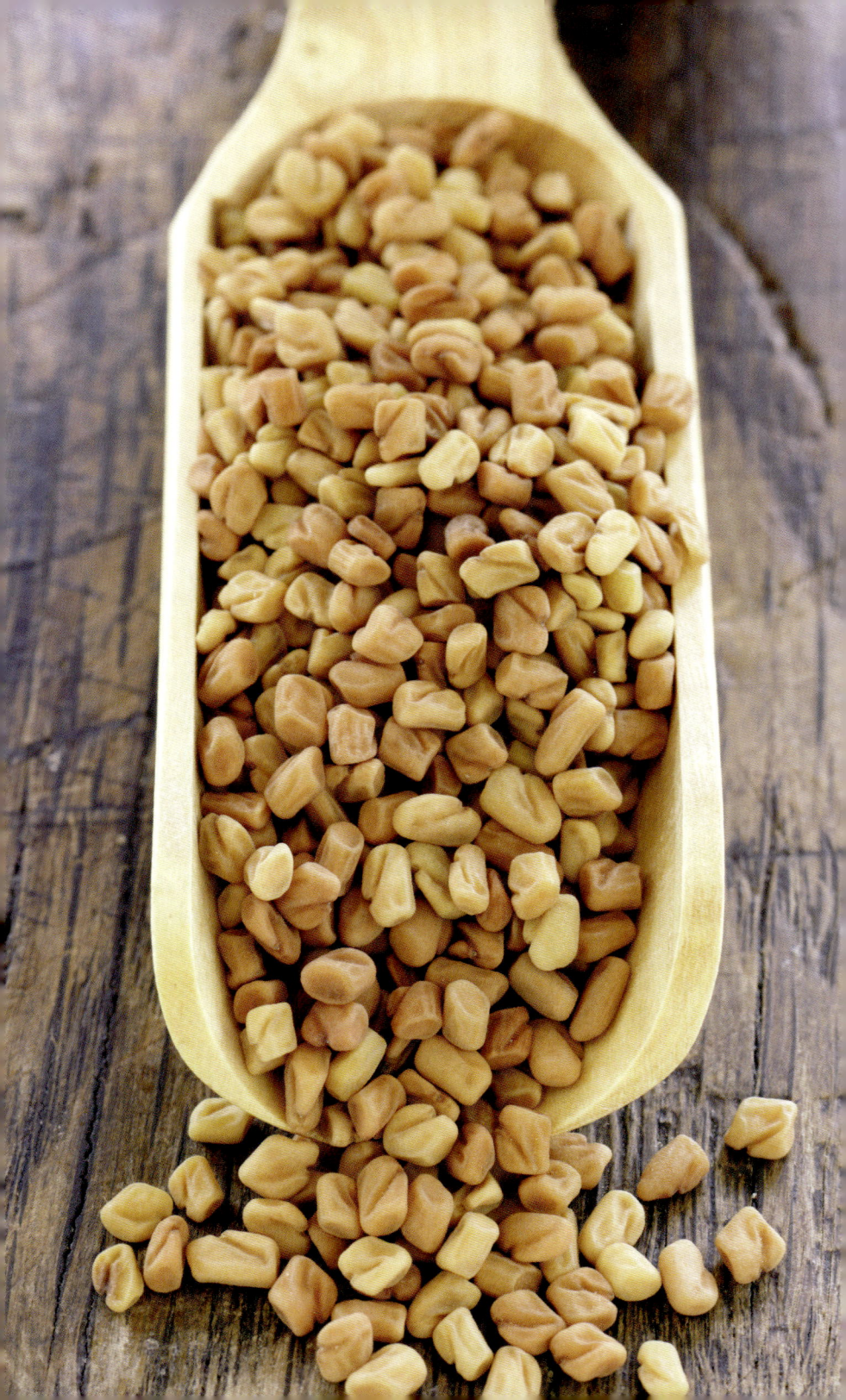

und blutbildende Arznei einen Namen gemacht. Bockshornklee ist außerdem sehr hilfreich bei der Bekämpfung einer der maßlosesten Süchte, die durch die Nahrungsmittelindustrie in die Welt gesetzt wurde: der nicht endenden wollenden Gier nach Zucker. Zum Glück aller Detoxer vertreibt Bockshornkleesamen das Verlangen nach Zucker. Bereits ein paar Tage nach Beginn der Reinigung werden Ihnen Ihre geliebten Desserts vielleicht sogar schon zu süß sein – so gut wirkt er. Viele Menschen, die an meinen Detox-Seminaren teilgenommen haben, behaupten, dass dieses einfache Kraut den Heißhunger auf Süßes für immer bannen kann.

1. Woche: Nehmen Sie 2-mal täglich 3 Bockshornkleesamen-Kapseln. Wundern Sie sich nicht, wenn Sie den ausgeprägten Duft dieses Krautes nach ein paar Tagen unter den Achseln wahrnehmen. Bockshornklee unterstützt die Auflösung verhärteter Schleimansammlungen sowie die Ausleitung von Schadstoffen aus dem Körper über das Lymphsystem. Da sich viele Lymphknoten im Bereich der Achselhöhlen befinden, erinnert Sie der eindeutige Geruch daran, dass Ihr Körper auf die Entschlackung anspricht und damit beginnt, sich wieder ins Gleichgewicht zu bringen.

Flohsamen-Heilerde-Cocktail zum Entgiften

Ohne Entfernung des Schleims, der Ablagerungen und Fremdstoffe aus dem Darm gibt es keine vollständige Reinigung. Ballaststoffe fördern die Aktivität des Darms und Flohsamen sind dafür ausgezeichnet geeignet. Wenn Sie Flohsamen und Heilerde zu sich nehmen, stellen Sie sicher, dass die giftigen Rückstände, die Krankheiten, Unwohlsein und vorzeitiges Altern verursachen, tagtäglich während Ihres 28-Tage-Programms entfernt werden.

Bockshornkleesamen wirken entgiftend und blutbildend und unterstützen Sie dabei, von raffiniertem Zucken und Speisen mit hellem Mehl loszukommen.

Symptome sind Botschaften

Wie Sie bereits wissen, bin ich keine Anhängerin unnötiger medikamentöser Behandlungen. Die Medien – und unsere Ärzte – wollen uns einreden, dass wir nur zu so einem erstaunlichen neuen „Chemie-Bonbon" zu greifen brauchen, wenn uns etwas wehtut, und schon sind alle unsere Probleme gelöst. Natürlich will ich damit nicht sagen, dass man überhaupt keine Medikamente einnehmen soll. Ich erinnere nur daran, dass Symptome Botschaften unseres Körpers sind. Wenn zum Beispiel bei Ihrem Auto das Ölstandlämpchen aufleuchtet, dann würden Sie doch auch nicht einfach das Verbindungskabel kappen. Bei Medikamenten kann es ähnlich sein: Sie beseitigen meist nur die Fehlermeldung. Wenn Sie Kopfschmerzen haben und Aspirin nehmen, hören die Schmerzen wahrscheinlich auf; das heißt aber nicht, dass Sie Kopfschmerzen hatten, weil Ihrem Körper Aspirin fehlte. Es gab vielmehr ein Problem, das Sie übergangen haben.

Die Forschungsergebnisse sind eindeutig: Wenn wir den täglichen Anteil an Ballaststoffen in unserer Ernährung erhöhen, können wir das Risiko von Diabetes, Verdauungsstörungen, Herzinfarkten, Fettleibigkeit, Schlaganfällen und einer Menge degenerativer Krankheiten senken. Flohsamenpulver, das aus den getrockneten Schalen des Flohsamens hergestellt wird, ist ein sanftes Naturprodukt, das die Schleimausscheidung aus dem Körper beschleunigt und gleichzeitig genügend Ballaststoffe für die Darmperistaltik liefert.

Heilerde entfernt die Fremdstoffe aus den Tiefen Ihres Darms.

Ich gebe zu, Flohsamen und Heilerde schmecken vielleicht nicht so angenehm wie alles andere, das Sie im Laufe dieser Entschlackung zu sich nehmen. An Wasser mit Flohsamen muss man sich erst gewöhnen, denn es ist gallertartig, und die Heilerde schmeckt nach dem, was sie ist: nach Erde. Trotzdem beschleunigen diese beiden wichtigen Produkte gemeinsam die Ausscheidung von Giften und Schlacken aus dem Körper wie nichts anderes. Ihr Stuhlgang wird sich verbessern, sodass Sie vielleicht sogar mit Ihrem Reinigungsbegleiter oder jedem, der es hören will, darüber sprechen werden.

Dazu ein amüsantes Beispiel: Ein Mann, der an einem meiner Detox-Seminare teilnahm, war mit seiner Freundin auf dem Weg zu einer Hochzeit. Im Smoking schaute er in meinem Restaurant vorbei und fand mich an der Saftbar. Er sagte: „Ich wollte dir nur sagen, dass du recht hattest. Mein Stuhlgang ist absolut unglaublich!" Ich fragte ihn, ob er je gedacht hätte, dass er eines Tages im Smoking in ein Restaurant gehen würde, um mit seinem Stuhlgang anzugeben. Die Geschichte erscheint unglaublich, aber wundern Sie sich nicht, wenn Sie nach ein paar Tagen mit Flohsamen und Heilerde feststellen, dass Sie Ähnliches tun.

1. Woche: Sie trinken täglich eine Mischung aus Flohsamen und Heilerde, in Wasser aufgelöst. Wenn Ihr Stuhlgang normal ist und Sie sich einmal oder mehrmals täglich entleeren, empfehle ich, am Abend je 1 Esslöffel Flohsamen und Heilerde einzunehmen. Wenn Sie unter Verstopfung leiden und nur jeden 2. Tag oder, wie es bei mir war, einmal in der Woche Stuhlgang haben (Es ist nicht zu fassen, dass die Ärzte zu meiner Mutter sagten, das sei bei mir einfach so!), nehmen Sie abends 1 Teelöffel Flohsamen und 1 Esslöffel Heilerde. Man könnte zwar meinen, dass Menschen mit Darmträgheit eine größere Dosis brauchen, aber ganz im Gegenteil. In einem trägen Darm kann die Flohsamen-Heilerde-Mischung verklumpen.

Ich habe festgestellt, dass man diese Mischung am besten herunterbekommt, wenn man zuerst 1 Esslöffel Heilerde mit etwa 180 Millilitern Wasser in einen Mixbecher gibt und schüttelt, bis sich die beiden Bestandteile miteinander verbunden haben. Dann gibt man 1 Esslöffel Flohsamen dazu, schüttelt noch dreimal und trinkt das Ganze sofort in einem Zug aus. Je länger Sie damit warten, desto mehr dickt die Mischung ein und desto schwerer rutscht sie. Trinken Sie sofort 300 Milliliter Wasser nach. Nehmen Sie die Mischung aus Flohsamen und Heilerde mindestens 40 Minuten, bevor oder nachdem Sie gegessen oder Nahrungsergänzungsmittel eingenommen haben. Ideal ist es, sie vor dem Schlafengehen zu nehmen. Die Kräfte von Flohsamen und Heilerde muss man ernst nehmen. Zu kurz vor einer Mahlzeit eingenommen, entzieht diese Mischung den Lebensmitteln die Nährstoffe und befördert sie zu schnell durch den Darm. Zügeln Sie also Ihren Hunger, bis diese beiden ihre Arbeit erledigt haben.

Sie haben die Kraft!

Gleichgültig wie weit wir den Prozess voranbringen, ganz gleich wie weit der Prozess uns voranbringt: Die Reinigung ist ein Weg, der Sie innerlich und äußerlich verändert. Die Entscheidungen, die Sie den ersten sieben Tagen treffen, ziehen Ihre Aufmerksamkeit vom Außen ab – was zum Beispiel Ihre Verantwortung bei der Arbeit, Ihre Haushaltspflichten, Ihre To-do-Liste oder die Meinung anderer betrifft – und konzentrieren sie auf innere Belange, die Sie körperlich, geistig und spirituell formen.

Sie werden die 1. Woche der Entschlackung wahrscheinlich als bewusstseinserweiternde Erfahrung empfinden. Vielleicht zum ersten Mal nach vielen Jahren werden Sie spüren, wie Ihr Körper auf Ihre Nahrung reagiert und sich selbst heilt. Sie werden wahrnehmen, dass alle Ihre Körpersysteme ihre Arbeit tun und sich die Energie dafür aus der Nahrung holen. Allmählich werden Sie sich zunehmend bewusst werden, dass Sie Ihr Essverhalten und Ihre Gesundheit selbst in der Hand haben. Vielleicht beginnen Sie sogar, ein ganz tiefes Gefühl der Wertschätzung für Ihren Körper zu entwickeln und zuversichtlicher zu werden, dass es an Ihnen liegt, Ihre Zukunft zu verändern, in welchem Zustand Sie auch sein mögen und welche körperlichen Herausforderungen Sie auch immer zu bewältigen haben.

Mäßige Bewegung und Körperarbeit

Konzentrieren Sie sich in der 1. Woche durch mäßige Bewegung stärker auf die Veränderungen in Ihrem Körper. Meditatives Gehen oder sanfte Yoga-Übungen verhelfen Ihnen zu einem tieferen Verständnis der Verbindung zwischen Körper und Geist, durch die Ihr Verhalten und Ihre Gesundheit gesteuert werden. Beachten Sie, dass es beim echten Yoga um die Verbindung zwischen Körper und Geist geht und nicht darum, ins Schwitzen zu kommen oder eine herausfordernde Übungsstunde zu absolvieren.

Auf einem Mini-Trampolin zu springen unterstützt Ihr Lymphsystem beim Abtransport der angesammelten Gifte. Zusätzlich können Sie sich chiropraktische Anwendungen gönnen, um die Reinigungswirkung zu erhöhen. Eine Behandlung der Wirbelsäule kann die Beziehung zwischen Ihrem Nervensystem und Ihrer Gesundheit insgesamt festigen, wenn eingeklemmte Nerven gelöst werden. Qigong oder eine Massage können die natürliche Selbstheilungsfähigkeit des Körpers ebenfalls verbessern.

Tagebuch führen

Jetzt ist es an der Zeit, mit einem Reinigungs-Tagebuch zu beginnen. Versuchen Sie, Ihre Gefühle und Ergebnisse mindestens einmal am Tag aufzuschreiben, um zu dokumentieren, was Sie beim Entgiften und Reinigen erfahren. Sie können zum Beispiel aufschreiben, was Sie an einem bestimmten Tag gegessen haben und welche Reinigungs-

Ein Imbiss für die 1. Woche

Mit diesem Imbiss kann der Übergang für diejenigen, die von gekochtem Essen zu rohköstlichen Speisen wechseln, sehr gut überbrückt werden. Mischen Sie „Karyns Zitronen-Kräuter-Dressing" (Rezept siehe Seite 225) mit der Rotalge Dulse (zu gleichen Teilen) und verteilen Sie die Mischung auf einer Scheibe Essener Brot. Dieses Brot ist gegart, aber es wird aus gekeimten Körnern hergestellt, weswegen es optimal geeignet ist. Während der Reinigung empfehle ich die Hirsevariante des Essener Brotes.

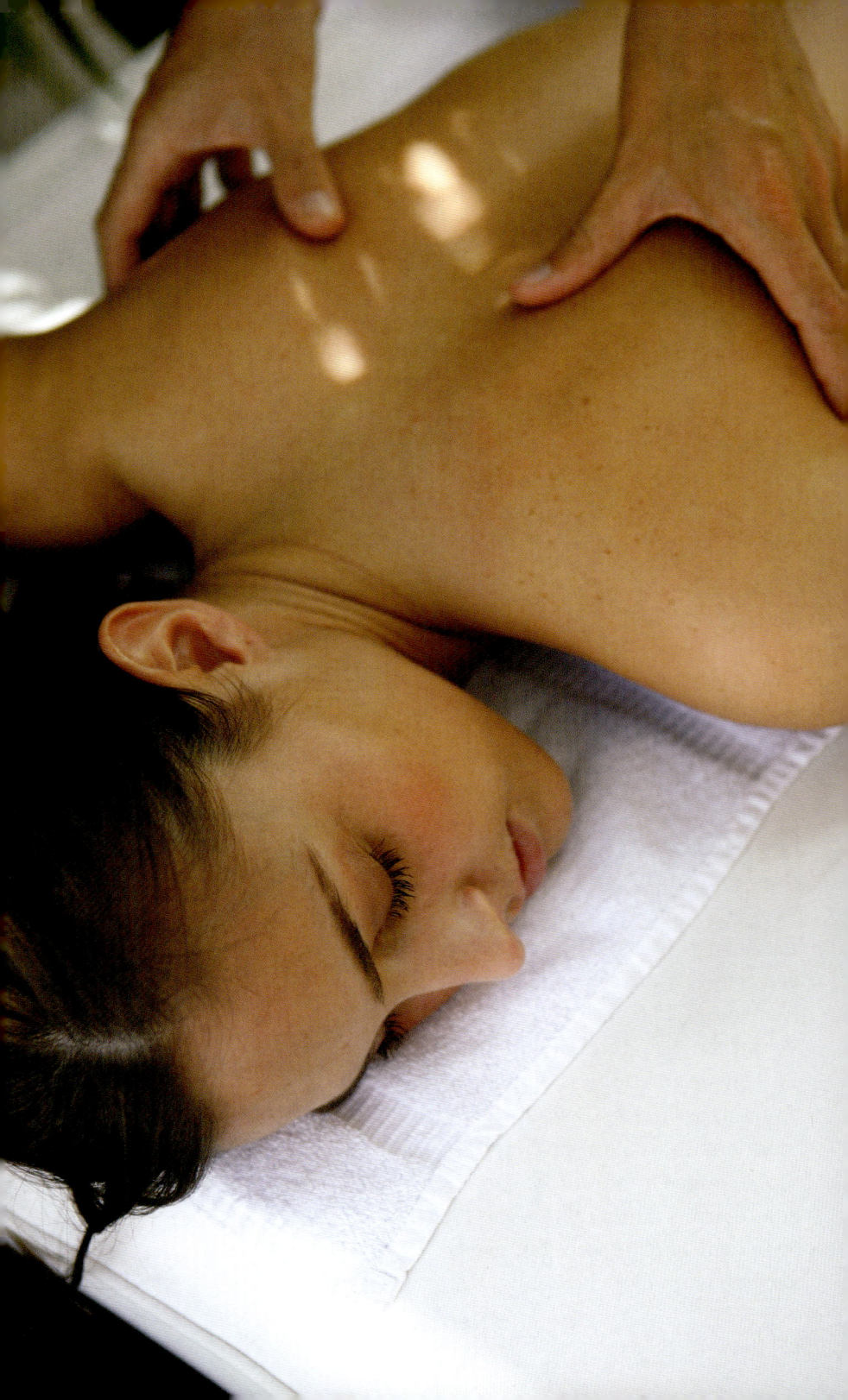

reaktionen das nach sich zog. Und – ganz besonders wichtig – in Ihrem Tagebuch halten Sie kontinuierlich Ihre Fortschritte fest. Eine Reinigung kann so vor sich gehen, als würden Sie dem Gras beim Wachsen zusehen: Die Wirkungen von einem Tag zum anderen können sehr subtil sein. Selbst die Veränderungen, die zum Zeitpunkt des Auftretens auffällig sind, wie das Einsetzen der Reinigungsreaktionen oder das plötzliche Verschwinden eines leichten chronischen Zustands, können wie die Nachrichten von gestern übersehen werden, wenn man sich einmal an die Veränderung gewöhnt hat.

Ihr Tagebuch wird Ihnen jedes Stadium der Veränderung wieder in Erinnerung rufen. Ein früherer Eintrag, den Sie noch einmal lesen, kann Sie dazu inspirieren, am Ball zu bleiben, wenn Ihre ungesunden Süchte sich wieder durchsetzen wollen. Vor allem können aber die Aufzeichnungen der Tipps, Techniken und kleinen Geheimnisse, die Ihren persönlichen Prozess erleichtern, dazu beitragen, den Weg für die nächste Entgiftung zu ebnen oder den Entschlackungsprozess sogar beschleunigen. Nehmen Sie sich die Zeit, alle Ihre Beobachtungen aufzuschreiben, und Ihr Tagebuch wird zu dem Buch werden, das Sie schon immer haben wollten: zu dem Handbuch für Ihren Körper.

Wie Sie die Reinigung außerdem unterstützen

Wenn Sie im Laufe der 1. Woche das Gefühl haben, dass Sie mit der Reinigung weitermachen sollten, besonders wenn Sie in puncto Entgiftung schon ein alter Hase sind, können Sie bereits in dieser 1. Woche mit der veganen rohköstlichen Ernährung beginnen. Durch Rohkost wird nicht nur Ihre Verdauung besser und Ihr Darm sauber, Ihr Körper wird auch mit Sauerstoff versorgt und wechselt in den alkalischen pH-Bereich. Wenn Sie jetzt mit

Eine Massage hilft, die Selbstheilungskräfte Ihres Körpers anzukurbeln.

Rohkost beginnen, kann das die Reinigungsreaktionen beschleunigen, also machen Sie sich darauf gefasst. Denken Sie einfach daran, dass die Kopfschmerzen, das Kältegefühl, die laufende Nase, oder welche körperlichen Symptome auch immer Sie heimsuchen, ein Zeichen dafür sind, dass sich die Schadstoffe verabschieden. Wie man so schön sagt: Besser raus, als rein.

Wenn Sie das Gefühl haben, dass Sie in der 1. Woche auf Rohkost umsteigen möchten, bereiten Sie vor Beginn der Reinigung einen Vorrat an rohköstlichen Snacks zu. Versuchen Sie es mit dem Ziehen von Sprossen oder experimentieren sie mit einfachen Rohkost-Rezepten. Eine kleine Auswahl finden Sie in Kapitel 6 (Seite 212 ff.) und eine Liste mit Rohkost-Büchern unter „Literaturempfehlungen" im Anhang des Buches (Seite 232 ff.). Vielleicht möchten Sie ja sogar etwas ausprobieren, was zwei von meinen fleißigen Detoxerinnen gemacht haben: Sie taten sich zusammen, um gemeinsam Sprossen zu ziehen und Essen zuzubereiten. Sie einigten sich darauf, dass jede von ihnen andere Samen keimte, damit sie eine Auswahl zur Verfügung hatten. Außerdem bereiteten sie alle Rezepte, die sie ausprobieren wollten, in doppelter Menge zu. Damit hatten sie immer eine leckere rohköstliche Mahlzeit da. Sie waren nie hungrig und fühlten sich nie benachteiligt. Das Beste war, wenn sich ihre Familien zum Essen und Plaudern zusammensetzten, dann setzten sie sich dazu.

Lesen Sie in der 1. Woche schon das folgende Kapitel des Buches. Es wird Ihnen in jeder Hinsicht den Weg zur Rohkost ebnen. Achten Sie dabei auf die Signale Ihres Körpers und machen Sie sich keine Gedanken darüber, wie viel Sie essen. Mit jedem Bissen nehmen Sie buchstäblich Lebenskraft auf, die Ihnen neue Vitalität gibt. Da Sie nun wieder mit Ihrem Körper in Kontakt kommen, werden Sie zu erkennen lernen, wann Sie etwas essen müssen und wann Sie genug gegessen haben.

... und noch ein paar Worte zum Abschluss

Eine Klientin, die gerade mitten im Reinigungsprozess war, berichtete über die Reaktion einer Freundin, die Sie eines Tages auf dem Markt traf. Als diese sie auf einen schnellen Happen einlud, beschrieb sie kurz ihr Reinigungsprogramm.

„Also, damit ich das richtig verstehe", schnaubte die Freundin, „du kannst keine Milchprodukte, kein Fleisch oder Huhn essen. Du kannst nicht einmal Fisch essen! Was, um alles in der Welt, kannst du denn überhaupt essen?"

Praktisch jeder, der mein Programm ausprobiert, denkt viel darüber nach, was er in den 28 Tagen alles weglassen muss. Käse, Eier sowie Hamburger oder andere Fast Food- oder Fertiggerichte gehören für die meisten zum Leben. Nahrhaft oder nicht, die meisten Menschen essen so und sind damit zufrieden. Aber werden wir durch diese Nahrungsmittel wirklich zufriedengestellt? Sind zufriedene Menschen esssüchtig? Sucht jemand, dessen Essverhalten den Bedürfnissen seines Körpers entspricht, im Kühlschrank ständig nach dem nächsten Imbiss oder der nächsten Mahlzeit? Ich glaube nicht.

Anstatt sich damit zu beschäftigen, was in der 1. Woche alles nicht auf Ihrem Speiseplan steht, sollten Sie sich ansehen, welche köstliche, aufregende Vielfalt an Lebensmitteln Sie zur Verfügung haben. Ihr Körper weiß, was ihm guttut. Ihr Körper möchte am Leben bleiben. Wenn Sie ihm geben, was ihm zusteht – den „Treibstoff", mit dem er aufblühen kann –, dann garantiere ich Ihnen, dass Ihre Süchte genauso verschwinden wie meine.

Fürs Erste schlage ich Ihnen vor, sich von Menschen fernzuhalten, deren negative Kommentare und spontane Kritik Ihren Erfolg untergraben könnte. Die meisten von uns haben schon zu viel geopfert, um das Wohlwollen der Menschen zu erlangen, die nicht unbedingt unser Bestes im Sinn haben.

Wenn Sie ein schlechtes Gewissen haben, weil Sie einigen der Ihnen am nächsten stehenden und liebsten Menschen eine Zeit lang bewusst aus dem Weg gehen, dann garantiere ich Ihnen, dass sie

Ihnen in ein paar Wochen die Tür einrennen werden, um zu erfahren, wie Sie abgenommen haben, warum Sie so erholt wirken oder woher Sie dieses gesunde Aussehen haben. Laden Sie sie dann einfach auf ein grünes Getränk (oder ein rohköstliches Dessert) ein. Wenn sie sehen, dass Sie ein ganz neuer Mensch sind, werden sie vielleicht eher bereit sein, es auch mit einer Entschlackung zu versuchen.

1. Woche: Häufig gestellte Fragen

Frage: Welches Wasser empfehlen Sie?

Antwort: Ich selbst wechsle zwischen destilliertem und alkalischem oder ionisiertem Wasser ab. Es hängt ganz davon ab, wie viel Sie ausgeben wollen. Es gibt eine Menge aufwendiger Wassersysteme.* Ich möchte Sie nur dazu ermutigen, nicht direkt Wasser aus der Leitung zu verwenden.

Frage: Ich habe festgestellt, dass Sie bei jedem Produkt andere als die angegebenen Dosierungen empfehlen. Warum?

Antwort: Denken Sie daran, dass wir während der Entgiftung in einem Trainingslager sind. Wir nehmen so viel heilsames Chlorophyll auf wie möglich und sind auf alle Symptome vorbereitet, die auftreten können. Nach der Entgiftung können Sie sich nach den Dosierungsangaben für die Produkte richten, die Sie weiterhin nehmen wollen. Wahrscheinlich werden Sie aber wie die meisten meiner Klienten feststellen, dass Ihnen die Dosierungen während der Reinigung eher entsprechen.

Frage: Sind Weizenprodukte in der ersten Reinigungswoche erlaubt?

Antwort: Weizenprodukte sind in der 1. Woche erlaubt, sie sind jedoch nicht optimal. Wenn Sie nicht auf Brot verzichten können,

---

*Siehe auch unter „Bezugsquellen für Nahrungsergänzungsmittel" im Anhang dieses Buches (Seite 228 ff.)

empfehle ich Essener Brot, das Sie frisch oder vakuumverpackt im Bioladen bekommen. Obwohl dieses Brot gegart wird, werden die Weizenkörner zuerst eingeweicht und gekeimt und dann bei wesentlich geringerer Temperatur erhitzt als die meisten Brote. Daher bleiben mehr Nährstoffe enthalten und es ist leichter verdaulich. Nach der 1. Woche bitte ich Sie, sich auf getrocknete rohe Cracker oder entsprechendes Brot zu beschränken, das es in Naturkostläden gibt. Vergewissern Sie sich, dass die Ware auf der Verpackung als roh gekennzeichnet ist. Kaufen Sie am besten in Geschäften mit Fachpersonal, in denen Sie eine gute Beratung bekommen.

Frage: Ich habe eine Glutenintoleranz. Kann ich da Rejuvelac, Kamut und Weizengras nehmen?

Antwort: Das Klebereiweiß Gluten wird in Weizen, Roggen und Gerste während des Garprozesses voll aktiviert. Wird ein glutenhaltiges Getreide eingeweicht und gekeimt, kann es sein, dass das Eiweiß gar nicht aktiviert wird, sodass Rejuvelac, Kamut und Weizengras selbst von Menschen mit Glutenintoleranz sehr gut vertragen werden. Ich schlage vor, dass Sie Ihre Unverträglichkeit sehr sorgfältig testen, vielleicht sogar unter ärztlicher Aufsicht. Regelmäßiges inneres Reinigen kann Sie von diesen Unverträglichkeiten befreien, sodass Sie in den Genuss der Heilkraft von Rejuvelac, Kamut, Weizengras und vielen anderen rohen Nahrungsmitteln kommen können, die Weizen, Hafer, Roggen und Gerste enthalten.

Frage: Sie haben nichts zu Kaffee oder Alkohol gesagt. Sind sie erlaubt?

Antwort: Ich habe Ihnen in der 1. Woche eine Menge weggenommen. Wenn ich etwas nicht eigens erwähnt habe, fragen Sie am besten erst gar nicht danach! In der 1. Woche habe ich Kaffee und Alkohol nicht offiziell gestrichen. Wenn Sie aber darauf verzichten können – umso besser. Besser als Kaffee oder Alkohol sind

Getränke, die alkalisch wirken wie Kamutwasser oder der grüne Shake, die Ihnen helfen, die Säure auszugleichen. Da Sie Ihren Körper ja mit chlorophyllreicher Nahrung ins Gleichgewicht bringen, stellen Sie vielleicht fest, dass Ihr Bedürfnis nach Kaffee und die Verträglichkeit einfach von selbst nachlassen.

Frage: Kann ich dieses Detox-Programm auch durchführen, wenn ich unterwegs bin?
Antwort: Ich bin die ganze Zeit beruflich oder privat unterwegs und viele meiner Klienten auch. Eine Detoxerin, eine viel beschäftigte Anwältin, nimmt Ihre Vorräte in verschließbaren Plastikbeuteln mit und mischt Ihre Getränke im Hotelzimmer. Die Minibar des Hotels eignet sich hervorragend, um Rejuvelac, Kamutwasser und im Voraus gemixte Shakes zu lagern. Ich bereite auch immer so viel wie möglich zu Hause zu und nehme es gefroren mit.

Frage: Die Aussicht auf Rohkosternährung erschreckt mich ein bisschen. Kann man langsam damit anfangen?
Antwort: Ja, das geht. Dafür gibt es keinen besseren Zeitpunkt als die 1. Woche. Sie essen dann ja vegan, nehmen Sie währenddessen bestimmte rohe Nahrungsmittel dazu. Da Annehmlichkeit bei allen Ernährungsprogrammen der Schlüssel zum Erfolg ist, bereiten Sie ein paar Snacks zu, nach denen Sie schnell greifen können, wenn Sie nach Hause kommen – freunden Sie sich mit trockenen Nahrungsmitteln an. Keimen Sie Linsen oder Bohnen für Salate oder Hauptgerichte. Probieren Sie jeden Tag ein neues Gericht aus, dann haben Sie am Ende der Woche eine ganze Reihe von Rezepten zur Verfügung. Eine kleine Auswahl finden Sie in Kapitel 6 (Seite 212 ff.) und eine Liste mit Rohkost-Büchern unter „Literaturempfehlungen" im Anhang (Seite 232 ff.). Ich denke, wenn Sie erst einmal begonnen haben, werden Sie feststellen, dass Ihnen die Rohkost gar nicht so fremd ist. Sie ist die Ernährungsweise, die uns eigentlich zugedacht ist.

Frage: Ich hab mal die Kalorien im grünen Shake berechnet und war überrascht, dass er wesentlich mehr hat als mein reguläres Frühstück. Kann es sein, dass ich beim Entgiften sogar zunehme?
Antwort: Kalorien sind weniger wichtig als die Qualität der Lebensmittel, die Sie zu sich nehmen. Ihr Körper nimmt die Vitamine und Mineralien aus den rohen natürlichen Nahrungsmitteln sehr viel effektiver auf als aus industriell verarbeiteter Nahrung. Die gesunden, in der Natur vorkommenden Fette unterstützen Ihren Körper sogar bei der Fettverbrennung. Ich möchte Sie dazu ermutigen, keine Kalorien mehr zu zählen und sich auch keine Sorgen mehr zu machen wegen der staatlichen Richtlinien oder der empfohlenen täglichen Nährstoffe. Hören Sie stattdessen ab jetzt auf die Hungersignale Ihres Körpers und nehmen Sie die nährstoffreichen Lebensmittel zu sich, die ihn versorgen und regenerieren.

Frage: Ich habe ein Problem mit der Konsistenz des Flohsamen-Heilerde-Cocktails. Sie ist so dickflüssig. Ich kriege das kaum herunter. Können Sie mir einen Rat geben?
Antwort: Wenn Sie den Flohsamen mit der Heilerde in sehr kaltem Wasser mischen, wird das Ganze nicht so schnell fest. Sie können es zügig hinunterkippen und gleich 1 Glas Wasser nachtrinken. Notfalls können Sie beides auch in Apfelmus rühren und mit dem Löffel essen. Halten Sie sich aber vor Augen, dass wir dabei sind, Ihren Blutzuckerspiegel zu stabilisieren; da ist die Idee, aus einer Behandlung einen Nachtisch zu machen, keine optimale Lösung.

Tabelle 1
Das Programm für die 1. Woche – Zusammenfassung

Nahrungsmittel/ Produkt	Anleitung	Zeitplanung
vegane Kost	Meiden Sie alle tierischen Produkte, auch Milchprodukte, Eier, Fleisch, Huhn und Fisch	Achten Sie auf die Signale Ihres Körpers und essen Sie Snacks oder vollständige Mahlzeiten nur, wenn Sie wirklich Hunger haben.
grüner Shake	Trinken Sie jeden Tag 1 grünen Shake. Das Rezept auf Seite 216 ergibt eine Portion.	Trinken Sie ihn als 1. Mahlzeit oder zu einem anderen Zeitpunkt im Laufe des Tages.
Rejuvelac	Trinken Sie täglich 2 oder 3 Gläser Rejuvelac (je ¼ Liter) oder so viel Sie wollen.	Trinken Sie es schluckweise über den Tag verteilt. Es ist auch Bestandteil Ihres grünen Shakes.
Verdauungsenzyme	Zu den Mahlzeiten einnehmen. Zur Gewichtsabnahme 4 bis 5 Kapseln vor dem Essen, 3 bis 4 Kapseln zum Essen und 2 Kapseln danach.	Nehmen Sie sie vor, während und nach jeder Mahlzeit.
Kamutwasser	2 Esslöffel grünes Kamutpulver mit ½ Liter gereinigtem Wasser, wenn möglich in einem Mixer, gut mischen.	Trinken Sie es schluckweise über den Tag verteilt.
Chlorellatabletten	Nehmen Sie 2-mal 6 Tabletten täglich. Kauen Sie sie gründlich.	keine festen Einnahmezeiten
Bockshornkleesamen-Kapseln	Nehmen Sie 2-mal täglich 3 Kapseln.	Nehmen Sie sie morgens und am frühen Abend.
Flohsamen-Heilerde-Cocktail	1 Esslöffel oder 1 Teelöffel (die geringere Menge bei Darmträgheit oder Verstopfung) Flohsamenpulver und 2 Esslöffel Heilerde in 120 bis 180 Millilitern gereinigtes Wasser geben. Zudecken, dreimal schütteln, trinken. 300 Milliliter Wasser nachtrinken.	Nehmen Sie ihn vor dem Schlafengehen. Warten Sie mit der Einnahme mindestens 40 Minuten, wenn Sie etwas anderes gegessen oder getrunken haben.

Machen Sie mithilfe dieser Übersichtstabellen einen Plan, bevor Sie die jeweils anstehende Reinigungswoche beginnen. Alles, was Sie vorab für Ihr Entgiftungsprogramm organisieren können, macht Sie ein Stück sicherer, sodass Sie während dieses wunderbaren Heilungsprozesses nicht überfordert werden.

Nutzen

Eine gekochte vegane Ernährung in der 1. Woche beginnt, Ihr System zu reinigen, und bereitet Sie auf die Rohkost vor, die in der 2., 3. und 4. Woche auf Ihrem Speiseplan steht. Wenn Sie das Gefühl haben, Sie können bereits in der 1. Woche Rohkost essen, umso besser.

Der grüne Shake ist ein rohes, leicht verdauliches *Superfood* von hoher Nährstoffdichte. Er verbessert den Stoffwechsel und die Kalziumresorption.

Rejuvelac ist gut bei Stress und hilft, den Verdauungstrakt zu reinigen, indem es Schleimschichten löst. Es enthält B-Vitamine, Enzyme und Protein. Die nützlichen Laktobazillen stammen nicht von Milchprodukten.

Verdauungsenzyme spalten die Nahrung auf, sodass die Nährstoffe schnell durch die Darmwand aufgenommen werden, in den Blutkreislauf gelangen und die Körperzellen versorgen.

Kamut leitet Schadstoffe aus und fördert die Blutbildung, indem es die weißen Blutkörperchen repariert. Es schenkt uns zudem Energie.

Chlorella stärkt die peristaltischen Muskeln im Darm und verbessert die Verdauung und die Ausscheidung. Es wirkt insbesondere bei Problemen im unteren Verdauungstrakt und unterstützt die Ausleitung von Schwermetallen und Umweltgiften aus dem Körper.

Bockshornklee löst und entfernt Schleim, Abfall- und Giftstoffe über das lymphatische System. Er gleicht außerdem den Blutzuckerspiegel aus.

Der Flohsamen-Heilerde-Cocktail entfernt die Schleim bildenden toxischen Abfallstoffe aus dem Darm. Heilerde kann auch äußerlich als Gesichtsmaske angewendet werden, um Giftstoffe über die Haut auszuleiten.

Symptome während der Entschlackung

Ich habe die verschiedenen Reinigungsreaktionen bereits erwähnt, die Sie während der Entgiftung bekommen könnten, doch ich möchte Sie noch einmal daran erinnern, dass diese Heilkrisen völlig normal sind und begrüßt werden dürfen. Es gibt keinen Grund, sich über jedes kleine Symptom Sorgen zu machen. Denken Sie daran, dass jede Krankheit, mit der Sie bereits zu kämpfen haben, sich erst einmal verschlechtern kann, bevor sie besser wird. Natürlich müssen Sie auf Ihr Gefühl hören: Wenn Sie glauben, dass Sie ein Symptom nicht mehr durchhalten können, treffen Sie eine für sich richtige Entscheidung, selbst wenn das bedeutet, dass Sie die Anforderungen des Programms ein wenig zurückschrauben oder die Entgiftung sogar abbrechen. Die folgende Liste enthält einige der häufigsten Symptome, die während der Entschlackung auftreten. Zücken Sie sie, wenn ein Symptom auftritt, und schauen Sie immer wieder neu hin, ob Sie durch das Unwohlsein hindurchgehen können.

- Akne
- Ausschlag
- Durchfall
- Erbrechen
- Fieber
- Grippeähnliche Symptome
- Halsschmerzen
- Kältegefühl
- Kopfschmerzen
- Körpergeruch
- Müdigkeit
- Mundgeruch
- laufende Nase/ Schleimabgang
- Schmerzblockade
- trockene Augen
- trockener Mund
- Übelkeit

Erfahrungsberichte

Ich führe ein Unternehmen, habe zwei kleine Kinder und einen Ehemann und bin eine aktive Frau. Ich wollte entgiften, um meine Lebensqualität zu verbessern, eine alternative Ernährungsweise kennenzulernen, meine Migräne loszuwerden und abzunehmen. In wenigen Wochen habe ich all meine Ziele erreicht. Die Migräne ist weg. Ich habe eine Fülle von Informationen bekommen. Ich habe 7 Kilo abgenommen. Und meine Haut ist zart und glatt. L. Y.

Ich habe mich vor Beginn des Programms absichtlich nicht gewogen. Es hat mich nicht interessiert, was die Waage anzeigt. Ich hatte den aufrichtigen Wunsch, mich wirklich um meine Gesundheit zu bemühen. Ich glaube, dass ich nun alle Informationen habe, die ich brauche, um meine Gesundheit selbst in die Hand zu nehmen. Rejuvelac fand ich am besten – und am glücklichsten bin ich darüber, dass ich meine Süßigkeitensucht überwunden habe. D. H.

Ich war früher immer müde und fühlte mich matt. Als Mutter mit kleinen Kindern dachte ich, ich bin es mir und meinen Kindern schuldig, gesünder zu leben. Ich habe jetzt mehr Energie, die Schwellungen und Schmerzen in meinen Füßen sind weg, meine Haut ist reiner und ich habe sogar abgenommen. Ich erzähle meine Geschichte Freunden und der Familie und hoffe, dass sie diesen Weg auch gehen werden. D. C.

Die Entgiftung war eine großartige Erfahrung. Am besten gefiel mir, dass ich mehr Energie hatte und mich glücklicher fühlte (was immer noch so ist). Ich bin dankbar für die Klarheit, die ich gewonnen habe und dass ich in Bezug auf meine Nahrung bewusster geworden bin. Ich habe mein Leben für immer verändert. C. O.

Ich habe jetzt einen flachen Bauch, meine PMS-Symptome gibt es nicht mehr und meine Haut hat genügend Feuchtigkeit. Mein Ziel war es, die

Beschwerden, mit denen ich angetreten bin, loszuwerden – und das ist mir gelungen. T. B.

Dieser wunderbare Prozess eröffnete mir einige sehr wichtige neue Lebensbereiche. Er hat nicht nur offensichtlich auf der körperlichen Ebene gewirkt, meine Gedanken sind auch klarer und meine spirituelle Verbindung ist intensiver geworden. Ich war angenehm überrascht, zu erleben, wie viel Stärke ich habe, die mich dieses Programm durchhalten ließ. B. C.

Dies ist das dritte Mal in den letzten zwölf Monaten, dass ich so etwas mache. Jedes Mal hat mir das Fasten in anderer Weise geholfen und mehr Heilung geschenkt. Das Vertrauen, dass ich meine Gesundheit und Heilung selbst in die Hand nehmen kann, ist gestiegen. M. K.

Vor etwa zwei Jahren eröffnete mir mein Arzt, dass ich Diabetes habe. Mein Blutzuckerspiegel war nie unter 120; es war schon eine Sensation, wenn er mal unter 130 war. Seit ich jedoch mit der Entgiftung begonnen habe, ist er unter 100. Heute war er sogar bei 91. ... Ich bin besonders stolz auf meinen Erfolg und darauf, dass ich mein Leben sehr zum Positiven geändert habe. P. H.

Die Avocado-Frucht ist eigentlich eine – äußerst nähstoffreiche – Beere und lässt sich auf vielfältige Weise zubereiten oder einfach pur genießen.

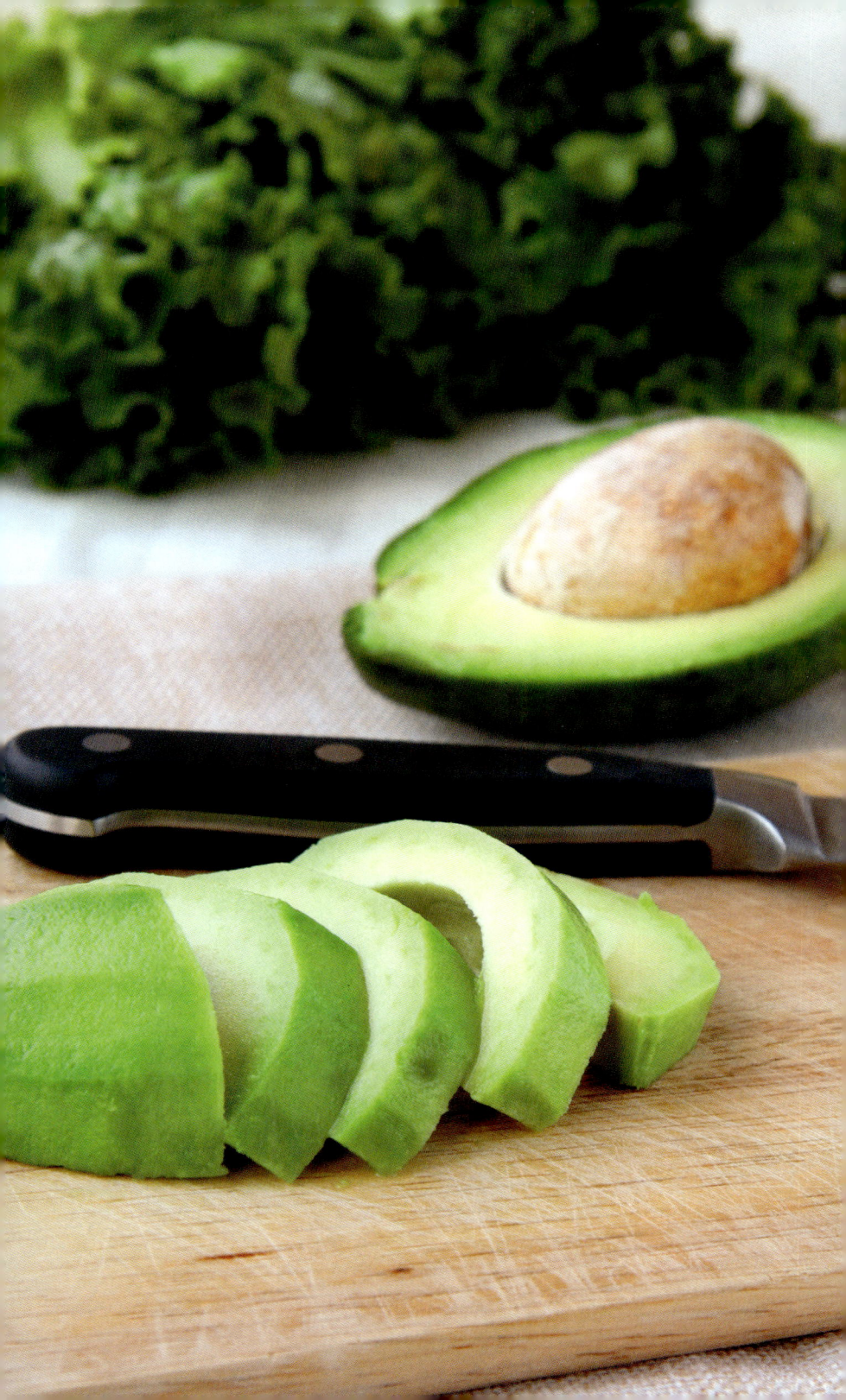

Kapitel 3

Veränderungen
8. bis 14. Tag

Praktisch jeder Erwachsene, den ich kenne, hat schon einmal eine Diät gemacht. Und praktisch jeder, der schon einmal eine Diät gemacht hat, kann von einer ähnlichen Erfahrung wie der folgenden berichten: „Dritter Tag des Programms. Der Magen fühlt sich so leer an, dass man glaubt, von dort ein Echo zu hören, wenn man spricht. Trotzdem wird jedes Häppchen bei jeder Mahlzeit weiterhin sorgfältig abgewogen und zubereitet. Tag für Tag wird exakt nach Plan gegessen – kein Bissen mehr oder weniger. Und dann, eines Morgens, nach einer Woche oder so, trifft einen beim Aufwachen mit einem Mal eine Erkenntnis: Obwohl man mit diesem Reinigungsprogramm nur der Gesundheit zuliebe angefangen hat, fühlt man sich noch genauso schlapp und angeschlagen wie vorher. Und was noch schlimmer ist, die Klamotten sitzen noch genauso eng um die Hüften. Sollte man nach einer Woche nicht schon einen kleinen Fortschritt sehen? Sollte sich nicht schon etwas geändert haben?"

Das wird es auch, wenn Sie Ihrem Körper den „Treibstoff" geben, den er braucht, um seine Systeme zu ernähren, sich von Giften zu befreien und den Stoffwechsel anzukurbeln.

Während Sie die 2. Woche Ihrer Reinigung beginnen, können Sie sich entspannen, denn Sie wissen, dass Ihr Körper rund um die Uhr arbeitet, um sein natürliches Gleichgewicht wiederherzustellen. Sie sollten bereits deutliche körperliche und gesundheitliche Veränderungen feststellen, wenn Sie sich genau an die Vorgaben der Reinigung gehalten haben und vor allem, wenn Sie bereits auf Rohkost umgestiegen sind. Sie haben ohne Frage mehr Energie. Durch die größeren Mengen Rohkost und die Verdauungsenzyme auf Ihrem Speiseplan nehmen Sie pure Lebenskraft zu sich. Endlich beginnt Ihr Körper, auf Hochtouren zu laufen, weil er das bekommt, was er braucht, damit seine Systeme gut funktionieren.

Wenn es Ihnen wie den meisten Teilnehmern und Teilnehmerinnen meines Detox-Programms geht, fühlen Sie sich nun gesünder: Stauungsgefühle, Verdauungsprobleme, Sodbrennen, Schmerzen im Zusammenhang mit chronischen Krankheiten und selbst die Hautprobleme, mit denen Sie sich seit der Pubertät herumschlagen, sind vielleicht besser geworden oder völlig verschwunden. Und das Beste ist, Ihre Haut ist jetzt wahrscheinlich rein und sieht so jugendlich aus, wie seit Jahren nicht mehr. Dieses Leuchten – ein unmittelbar sichtbares Strahlen, als wäre innerlich ein Licht eingeschaltet worden – hat schon so viele Menschen angezogen, es wurde zur besten Werbung für meine Detox-Seminare. Jemand bemerkt, dass eine Freundin strahlend gesund aussieht, und fragt, wodurch sie sich so verändert hat. Und so machen sich beide Freundinnen über Rejuvelac her und sitzen schließlich beide in meinem Seminar.

Am Ende der ersten Reinigungswoche werden Sie vielleicht sogar schon in einer anderen Form belohnt: Ihre Kleidung sitzt lockerer ... Da Sie die Schleim bildenden Milchprodukte weglassen und zusätzlich Bockshornkleesamen-Kapseln, Kamutwasser, Rejuvelac und andere natürliche Mittel zur Entschlackung zu sich nehmen, ist die Ausscheidung der Giftstoffe und Stoffwechselschlacken in Gang gekommen, die sich am Bauch, an den Hüften und an den Oberschenkeln angesammelt haben. Ganz gleich was die Waage anzeigt, Sie werden sich mit jedem Tag dieses Verjüngungsprozesses leichter fühlen, obwohl Sie essen, soviel Sie wollen und wann Sie wollen.

Das ist der richtige Zeitpunkt, einmal wirklich in sich zu gehen und sich die Wunder anzusehen, die bereits geschehen sind. In meinen Seminaren in Chicago beginnen wir die 2. Woche mit „Fragen, Klagen, kleinen und großen Wundern". Bevor die Teilnehmer über ein Reinigungssymptom klagen, bitte ich sie, mir etwas Positives zu berichten, das sich in der 1. Woche ereignet hat – damit sie sich angewöhnen, die angenehmen Seiten zu sehen. Ob während eines Detox-Programms oder im alltäglichen Leben: Wir sollten uns abgewöhnen, uns immer zuerst einmal zu beklagen; wir sollten uns vielmehr angewöhnen, über all das Gute zu berichten, das sich in unserem Leben ereignet. Wir sind darauf programmiert, zu jammern und uns zu bemitleiden, und so übersehen viele meiner Teilnehmerinnen und Teilnehmer einfach ihre großen Erfolge, bis ich sie dazu dränge, ihre guten Neuigkeiten zuerst mitzuteilen. Ich frage, ob sie besser Luft bekommen, besser schlafen, weniger essen, weniger Verlangen nach Zucker haben. Ist der Durchfall weg? Hat sich die Akne erledigt? Die Liste ist noch länger. Jeder Einzelne – selbst diejenigen, die auf ihren negativen Aussagen bestehen – kann nicht umhin, über eine merkliche gesundheitliche Verbesserung zu berichten. Das sind die kleinen und großen Wunder, die uns beweisen, dass die Natur das letzte Wort hat, wenn es darum geht, wirklich gesund zu leben.

Wie Sie das Beste aus Ihren Lebensmitteln machen

In jedem meiner Seminare wundern sich einige Klientinnen und Klienten, dass ich keine Essenspläne austeile. Sie haben sich so daran gewöhnt, Kalorien, Kohlenhydrate oder Punkte zu zählen, dass sie Programme verdächtig finden, durch die sie nicht eingeschränkt werden. Sollte ein Fachmann ihnen etwa nicht vorschreiben, welche Mengen sie essen oder nicht essen dürfen? Ich bin strikt dagegen! Sie selbst sind der ausgewiesene Fachmann dafür, was am besten für Ihren Körper ist, und Sie werden instinktiv wissen, was Sie essen sollen – und was nicht – wenn Sie darauf vertrauen, dass Ihr Körper ein Gefühl für seine Bedürfnisse hat.

Wie viele ehemalige Diäterfahrene rechnen Sie vielleicht damit, dass Sie während der Reinigung ständig Hunger haben. Gelüste nach Nahrungsmitteln, unter denen Sie entweder leiden oder denen Sie nicht widerstehen können, sind möglicherweise schon zu einem sehr vertrauten Gefühl geworden. Vielleicht haben Ihnen Ernährungsberater auch gesagt, dass Ihr Hungergefühl mit Ihrer kalorienleeren, nährstoffarmen Diät zu tun hat. Doch das ist nur die halbe Wahrheit. Ein Darm, der über Jahrzehnte durch angesammelte Schlacken belastet ist, kann Nährstoffe nur noch schlecht aufnehmen. Also ist Ihr Hunger wahrscheinlich überhaupt nicht zu stillen, weder durch die Pizza mit dreierlei Käse noch durch den Salat mit Spinatblättern. Der Körper verlangt immer mehr. Und ehe Sie sich versehen, stecken Sie sich den ganzen Tag über etwas in den Mund und fühlen sich schlechter als je zuvor. – Kein Wunder, dass wir dann nach einem Fachmann suchen, der uns Grenzen setzt, der uns davon abhält, dass wir uns in die nächste Kleidergröße hinein oder uns die nächste Krankheit anfuttern.

Wenn Sie *Innere Reinigung* als Vorbereitung auf die Entschlackung lesen, mag es Sie überraschen, dass die meisten Detoxer am Ende der 1. Woche sehr gesättigt und zufrieden sind. Dieses zutiefst zufriedene Gefühl ist in der Tat eine der größten Veränderungen, über die Sie sich am Anfang des Reinigungsprozesses freuen können. Oh, ich kann Sie jetzt schon hören: „Gesättigt und zufrieden? Ich? Bestimmt nicht, solange ich Kaninchenfutter esse!"

Wenn Sie schon im Reinigungsprozess sind, während Sie das lesen, werden Sie spüren, dass Sie sich allmählich von den Ablagerungen im Darm zu befreien beginnen, die Sie an der Verwertung Ihrer Nahrung gehindert haben. Ihre Nahrung liefert Ihnen letztlich alles, was Sie brauchen. Während Sie in Nahrungsmitteln schwelgen, die Sie nie im Leben für sättigend gehalten hätten, werden Sie zu Ihrem eigenen Ernährungsexperten und beziehen Ihre Weisheit aus dem Ihnen angeborenen Wissen und nicht aus den neuesten Diätratgebern.

Ich hoffe, dass Sie in dieser Zeit den Unterschied zwischen „satt" und „voll" herausfinden. Ihr Magen ist kein riesiger Behälter, der dreimal am Tag bis zum Rand gefüllt werden muss. Er ist vielmehr nur ein winziger Sack und ungefähr so groß wie Ihre Faust. Wenn Sie so lange essen, bis Sie sich nicht mehr wohlfühlen, setzen Sie Ihr Verdauungssystem unter Stress, und es kommt zu übermäßiger Schleimbildung in Ihrem Körper. Eine rohköstliche Ernährung liefert Ihnen mehr Nährstoffe, und es genügen kleinere Mengen, um satt zu werden.

Kannte ich jemals eine Detoxerin, die während der Entschlackung Hunger hatte? Nur eine. Jede Woche kam sie mit knurrendem Magen ins Seminar. Schließlich fand ich heraus, dass sie nur Salate aß und die für eine vollständige Ernährung so wichtigen gesunden Fette wegließ. Als sie das änderte, stellte sich der Erfolg ein.

Ging es in der 1. Woche dieses intensiven Programms darum, Entscheidungen zu treffen und optimale Voraussetzungen für Ihre Erneuerung zu schaffen, so stehen in der 2. Woche die Zeichen auf „Veränderung". Veränderung weist uns unseren Weg – manchmal unvermittelt. Am Ende dieser Woche wissen Sie, dass Ihr Körper ein zur Selbsterneuerung fähiges „Gefährt" ist, mit dem Sie auf dem Weg zu Ihrer eigenen Transformation sind.

Reinigungsreaktionen – die kleinen Wohltaten

Wenn Sie sich nach dem Plan der 1. Woche gerichtet haben, aber ganz sicher, wenn Sie damit begonnen haben, Rohkost in Ihren Speiseplan aufzunehmen, löst sich der an Ihren Darmwänden haftende Schleim bereits und wird ausgeschieden. Den Beweis haben Sie vielleicht schon im Stuhl gesehen. Gut für Sie, wenn es so ist! Wenn nicht, wird es sicher in dieser Woche zusammen mit einigen anderen häufigen Reinigungsreaktionen geschehen. So können unter anderem Mundgeruch, Hautunreinheiten, Schmerzen im ganzen Körper, Körpergeruch, Kältegefühl, eine verstopfte oder ständig laufende Nase, Müdigkeit, grippeartige Symptome, Kopfschmerzen, Übelkeit, Ausschläge und – ganz häufig – Blähungen auftreten.

Ich witzle oft, dass ich eine ganze Menge „Wind" in der „Windigen Stadt", wie Chicago gern genannt wird, gemacht habe! Ich betreue mehrere Hundert Menschen im Jahr bei Ihrer Entgiftung, und mir ist vollkommen klar, dass Blähungen und andere Symptome nicht gerade jedermanns Vorstellung von „Wohltat" entsprechen. Reinigungssymptome können, obwohl man mit ihnen rechnen und sie sogar begrüßen muss, unangenehm sein. Sie können sogar so zermürbend sein, dass die Reinigungsbemühungen daran scheitern. Wichtig ist, dass Sie die Signale Ihres Körpers auf dem Weg zur Regeneration verstehen.

Blähungen

Ich weise gerne darauf hin, dass Blähungen ein Zeichen dafür sind, dass der Hefepilz *Candida albicans* abstirbt. Hefen ernähren sich von Zucker und mein Reinigungsprogramm bringt den Blutzuckerspiegel im Körper ins Gleichgewicht. Wenn es bei Ihnen zu Blähungen und Winden kommt, dann blasen Sie den *Candida* buchstäblich hinaus. Das ist die gute Nachricht.

Die schlechte Nachricht ist, dass es nicht so einfach ist, diese Veränderung im Körper begeistert zu akzeptieren und gleichzeitig ein geselliges Leben zu führen. Aber mit Reinigungsreaktionen ist es wie mit Emotionen: Am besten lässt man sie heraus und unterdrückt sie nicht. Versuchen Sie, sich, so gut es geht, an den Grundsatz: „Besser raus, als rein", zu halten, und gehen Sie einfach Ihrem normalen Tagesgeschäft nach. Wenn ein Geschäftsgespräch geplant ist oder eine besondere Veranstaltung ins Haus steht, werden Sie Ihr Detox-Programm eventuell anpassen müssen, um dieses Reinigungssymptom vorübergehend abzublocken.

Wenn Ihnen kalt wird …

Warum verbinden wir das Essen im Sommer mit Gemüse direkt aus dem Garten, erfrischenden Salaten und saftigem, erntefrischem Obst? Ein Grund dafür ist, dass rohe Nahrungsmittel bekanntermaßen die Körpertemperatur senken.

Bis ich mich an Rohkost gewöhnt hatte, betrug meine Körpertemperatur etwa 35,5 bis 36 °C. Mir war ständig kalt. Wenn Sie während der Entschlackung frieren, geben Sie ein Stückchen Ingwer zu Ihrem Gemüsesaft. Frieren Sie immer noch, streuen Sie etwas Cayennepfeffer in Ihre Socken. (Nur 1 Prise – zu viel macht Blasen!) Wenn Ihnen dann immer noch nicht warm wird, versuchen Sie es mit Cayenne-Kapseln als Nahrungsergänzung. Sie unterstützen die Ausscheidung von Schleim aus dem System und die Verdauung; außerdem sind sie gut für das Herz.

Sie können das Kältegefühl natürlich auch mit einem schönen, langen warmen Bad vertreiben.

Auch Ihre Haut reagiert

Die Haut, das größte Organ des Körpers, setzt Giftstoffe über den Schweiß frei. Ihre Haut spiegelt Ihren emotionalen und körperlichen

Zustand sehr genau wider. Man braucht nicht eigens zu erwähnen, dass sich jede Umstellung der Ernährung, die zur Ausleitung von mehr als den üblichen Mengen an Fremdstoffen führt, ganz sicher auf die Haut auswirken wird.

Jeder hat seinen charakteristischen Hauttyp. Was bei dem einen fettige Haut verursacht, kann bei einem anderen zu Schuppen oder Flecken führen. Obwohl die Reinigung Ihren Teint letztlich glätten und klären wird, können durchaus kleinere Hautprobleme auftreten, während die angesammelten Schadstoffe ausgeleitet werden. Sorgen Sie dafür, dass Ihre Haut immer sauber ist und ausreichend Feuchtigkeit bekommt, und haben Sie vor allem Geduld. Die sauerstoffreiche, reinigende Ernährung erneuert Ihre Haut von innen. Es wird nicht lange dauern, und Ihre neu entdeckte Gesundheit und Vitalität zeigen sich auch an Ihrer Haut.

Andere Zeichen dieser besonderen Zeit

Eine weitere Nebenwirkung der Entgiftung ist das Austrocknen. Obwohl Sie während der Entschlackung viel Flüssigkeit aufnehmen, kann es sein, dass Sie sich ausgetrocknet fühlen. Sie können Mundgeruch bekommen, gegen den Sie aber Petersilie oder etwas anderes Chlorophyllreiches kauen können. Es kann zu Kopfschmerzen oder einem Hautausschlag kommen. Bei Frauen kann sich sogar der Menstruationszyklus verändern. Welche vorübergehenden Unannehmlichkeiten der Himmel Ihnen auch schickt, um Sie daran zu erinnern, dass es mit der Reinigung klappt – betrachten Sie sie als Motivationshilfe, als Grund weiterzumachen.

Reinigungssymptome sind oft schwer zu akzeptieren. Wenn man sich abmüht, um das Richtige zu tun, dann erwartet man, dass diese Anstrengungen auch belohnt werden. Auch wenn die vorübergehenden Kopfschmerzen, Hautprobleme oder Blähungen genau genommen eine Belohnung darstellen, kann man sie nicht ohne Weiteres als solche betrachten. Sprechen Sie mit Ihrem Reinigungsbegleiter über Ihre Erfahrungen, damit Sie sich weiterhin auf die positiven Veränderungen konzentrieren können. Gemeinsam kann man leichter über jedes auftauchende Ärgernis lachen. Immerhin ist die Entschlackung ein echter Knüller!

2. Woche: Steigen Sie auf Rohkost um

Stellen Sie sich vor, Sie machen einen kleinen Ausflug und beschließen plötzlich, woanders hinzufahren. Sie haben zwar nur einen Augenblick gebraucht, um sich für ein neues Ziel zu entscheiden, doch der Zug, in dem Sie sitzen, kann seine Route nicht ändern. Sie müssen sich neu orientieren, informieren und dann ein- oder mehrmals umsteigen, damit Sie an Ihr neues Ziel gelangen, und das braucht seine Zeit und kostet Energie.

Diese Zugreise ist eine Metapher für Ihren Reinigungsweg. Obwohl Sie sich entschlossen haben, Ihr Befinden zu verändern, kann es einige Zeit dauern, bis Ihr System „umdenkt". Mit jedem Bissen kommen Sie Ihrem Ziel näher. Auf dem Weg kann es zu unerwarteten Herausforderungen kommen, zum Beispiel durch Verdauungsstörungen, Kopfschmerzen oder andere Unebenheiten (wie „Berufsskeptiker" – denn auch sie sind nichts anderes als Bremsklötze am Zug, der auf dem Weg ist in Richtung „Veränderung"?)

Vom 8. bis zum 14. Tag ist das Programm so konzipiert, dass Sie bei Ihrer Reinigung einen Gang höher schalten. Dadurch können Ihre Reinigungssymptome für kurze Zeit intensiver werden, aber sie werden Ihnen auch den Weg zu einer einfacheren, effektiveren 3. Woche und einem insgesamt sanfteren Weg ebnen.

Wenn Sie noch gekochtes veganes Essen zu sich nehmen, ist es jetzt an der Zeit, ganz auf Rohkost umzusteigen. Was heißt das genau? Wenn Menschen zum ersten Mal von „Rohkost" hören, glauben sie, dass damit grüner Salat und Karotten gemeint sind. Nichts könnte weiter von der Wahrheit entfernt sein. Ich wäre niemals über dreißig Jahre Rohköstlerin geblieben, wenn mein Leben nur von solch nichtssagender, langweiliger Nahrung abhinge. Ich brauche Spannung, Aroma, Würze und Vielfalt. Wenn Sie Rohkost essen, können Sie wählen aus einer Fülle von verschiedenen Gemüse- und Obstsorten Nüssen, Samen und Körnern. Zusammen mit Kräutern, Gewürzen, ausgewählten reinen Ölen und mineralreichem Himalaja- und Meersalz beschert Ihnen die rohköstliche Ernährung eine sättigende Erfahrung voller Abwechslung und aufregendem Genuss.

Nichts reinigt Ihren Körper von der Zelle bis zu den komplexen Systemen so gut wie basisch wirkende, sehr sauerstoffreiche Nahrung. Wenn Sie Ihren Vorrat an leicht verdaulichen, energiereichen Sprossen von Samen und Hülsenfrüchten noch nicht selbst keimen, dann versuchen Sie es jetzt. Sprossen lassen sich leicht ziehen und sind so köstlich, dass viele Detoxer sie noch lange nach Abschluss der Reinigung weiter auf ihrem Speiseplan behalten. Wenn Sie sich auf eingefahrenen Gleisen bewegen und nur Altbewährtes wie Salat roh zu sich nehmen, dann ist es jetzt an der Zeit, sich einmal selbst an die Zubereitung von Rohkost zu wagen oder, wenn das möglich ist, auf einen Sprung bei mir vorbeizuschauen und herauszufinden, warum köstliche Rohkostgerichte mein Restaurant zu einem wichtigen Ort in Chicago gemacht haben. Gut zubereitete Rohkost ist gewürzt und nachhaltig sättigend. Damit haben Sie nie das Gefühl, dass Ihnen etwas fehlt. Rohkost-Rezeptbücher sind unter „Literaturempfehlungen" im Anhang (Seite 232 ff.) aufgelistet.

In dieser Woche bitte ich Sie nicht nur, alles Gekochte aus Ihrem Speiseplan zu streichen, ich bitte Sie auch, sich von dem Gedanken zu verabschieden, dass Sie zu bestimmten Tageszeiten essen müssten. Wenn Sie Ihre Mahlzeiten jeden Tag zur selben Zeit einnehmen, essen Sie vielleicht nicht, weil Sie Hunger haben, sondern weil Ihnen Ihr Verstand sagt, dass es nun Zeit sei, zu frühstücken, zu Mittag oder zu Abend zu essen. Ganz tief innen wissen Sie vielleicht schon, dass diese Art zu denken zu Ihren gegenwärtigen gesundheitlichen Problemen beigetragen hat. Was Ihnen wahrscheinlich nicht so klar sein dürfte, ist, dass das Essen nach einem Zeitplan die Hungersignale Ihres Körpers überdeckt. Eines der Ziele dieser Entschlackung ist, dass Sie mit Ihrem Körper und seinen subtilen Botschaften wieder in Kontakt kommen und genau das wird durch das „Essen nach Plan" verhindert.

Während der Reinigung werde ich Ihnen nicht sagen, wann und wie viel Sie essen sollen. Folglich ist es unbedingt erforderlich, dass Sie selbst herausfinden, wann Sie „nachtanken" müssen. Trinken Sie ein Glas Kamutwasser und warten Sie ein paar Minuten, bevor Sie Ihren Teller füllen. Gönnen Sie sich die Ruhe, die Sie brauchen, um in sich hineinzuhorchen. Fragen Sie sich, ob Sie wirklich Hunger haben. Wenn Sie sich dann darüber im Klaren sind, was Sie essen werden, schlemmen Sie ohne Schuldgefühle so viel, wie Ihr Körper möchte. Wenn Sie zum Beispiel Fett haben möchten, verwöhnen Sie sich mit ein paar Stücken Avocado oder einer pikanten Mandelpaste (Rezept siehe Seite 223) auf rohen Crackern. Wenn Sie etwas zu kauen haben wollen, naschen Sie ein Stück Obst oder „Fruchtleder" (Rezept siehe Seite 224). Mit der Zeit werden Sie lernen, Ihrem Körper genau in der richtigen Menge zu geben, was er braucht.

Wenn es Ihnen wie den meisten meiner Detoxer geht, dann fühlen Sie sich ab dem 8. Tag satter als je zuvor. Und zwar deshalb, weil Sie jede Zelle Ihres Körpers richtig ernähren. Rohkost hat eine höhere Nährstoffdichte und vermittelt Ihnen das Gefühl, dass Sie satt und zufrieden sind, also nehmen Sie unvermeidlich ab. Die Veränderungen, zu denen es in dieser Woche kommt, lassen die Reinigung schneller vorangehen, sodass mehr Nährstoffe resorbiert werden können.

Eine Gazpacho – eine kalte Suppe aus ungekochtem Gemüse – wird aus Tomaten, Paprika, Zwiebeln, Gurken, Knoblauch, Olivenöl, Essig, Salz und Wasser zubereitet und schmeckt einfach köstlich!

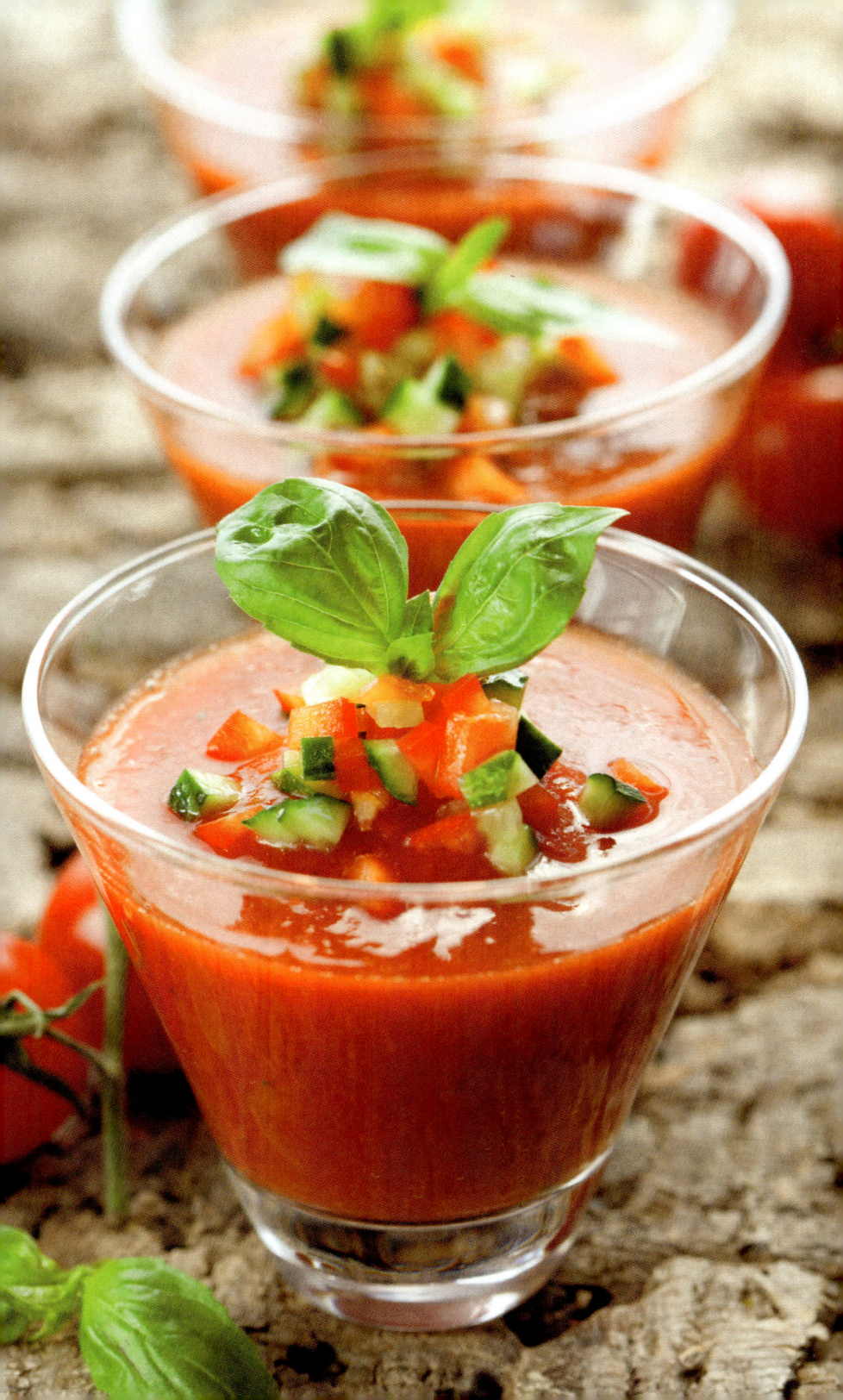

2. Woche: Das ist neu

In der 2. Woche bauen Sie auf den Fortschritten auf, die Sie in der 1. Woche gemacht haben, und erweitern die Palette von Rohkost, Getränken, Nahrungsergänzungsmitteln und Therapiemaßnahmen. Neu sind Kokosöl, Dr. Wigmores Energie-Suppe (Rezept auf Seite 222), frischer Gemüsesaft und Weizengrassaft. Zu den neuen Nahrungsergänzungsmitteln gehören Spirulina, ein Probiotikum und *OxyKare*, stabilisiertes Wasserstoffperoxid.

In der 2. Woche gehört die tägliche innere Reinigung zu den Therapiemaßnahmen. Sie können Darmspülungen, die Colon-Hydrotherapie, machen lassen, wenn Sie eine entsprechende Adresse haben und Geld dafür ausgeben können. Sie können aber auch zu Hause Einläufe machen. Machen Sie nach jeder Darmspülung oder jedem Einlauf eine Einpflanzung mit Weizengrassaft oder unverdünntem flüssigen Chlorophyll. Ich weiß, dass ich Ihnen in dieser Woche viel Neues abverlange. Lesen dieses Kapitel also bitte sorgfältig durch, bevor Sie mit der 2. Woche der Entschlackung beginnen. Bringen Sie dann alles – so gut es geht – unter, machen Sie sich aber keinen Stress: Es muss nicht alles perfekt sein. Stress macht all die wunderbaren Vorteile Ihrer Entgiftung zunichte. Wenn Sie nicht jeden Tag alle meine Empfehlungen umsetzen können, beruhigen Sie sich damit, dass Sie das Bestmögliche getan haben, und machen Sie das Programm weiter. In jedem meiner Detox-Seminare sind „Wiederholer". Sie stellen ausnahmslos fest, dass die Reinigung jedes Mal intensiver wird.

Dr. Wigmores Energie-Suppe

Folgende Frage wird mir in meinen Seminaren in der 1. Woche oft gestellt: „Morgens trinke ich einen grünen Shake und den ganzen Tag über Kamutwasser. Ich muss zugeben, dass ich mich satt fühle, aber kann ich die Reinigung nicht mit etwas machen, das wie Essen aussieht?"

Während der 2. Woche wird der Rohkost-Speisezettel Ihrem Bedürfnis entgegenkommen, sich mit den Menschen, die Sie am meisten lieben, an den Tisch zu setzen und gemeinsam mit ihnen die Gaben von Mutter Erde zu genießen. Außerdem werden Sie einen Vorrat der am stärksten entgiftend wirkenden, am meisten heilenden und nahrhaftesten Mahlzeiten in Ihrem Kühlschrank haben, die Sie je gegessen haben: Dr. Ann Wigmores Energie-Suppe.

Die Menschen, die sich an Dr. Wigmore wandten, kämpften oft um ihr Leben. Ob ihre Patienten an Krebs litten oder an einer degenerativen chronischen Krankheit, Dr. Wigmore griff immer nach dem, wie sie es nannte, „segensreichen Vierergespann" der Ernährung, um den ausgezehrten Körper wieder aufzubauen. Zu diesem Quartett gehören die unglaublich stärkende Energie-Suppe, frischer Gemüsesaft, Rejuvelac und Weizengrassaft.

* Bei einer Einpflanzung wird die Flüssigkeit über einen Colon- oder Einlaufschlauch in den Darm eingeführt, etwa 30 Minuten dort belassen und dann ausgeschieden. Genauere Beschreibung, siehe Seite 156 f. (Anm. d. Übers.)

2. Woche – auf einen Blick

Beginnen Sie mit veganer rohköstlicher Ernährung.

Fahren Sie fort mit:
- Chlorellatabletten
- Verdauungsenzymen
- Bockshornkleesamen-Kapseln
- mäßiger Bewegung
- grünen Shakes
- Tagebuch führen
- Kamutwasser
- Flohsamen-Heilerde-Cocktail
- Rejuvelac

Nehmen Sie zusätzlich:
- 2 weitere Esslöffel Kamutpulver auf 500 Milliliter Kamutwasser
- Kokosöl
- Darmspülungen oder Einläufe, gefolgt von „Einpflanzungen"*
- Spirulinawasser
- Dr. Wigmores Energie-Suppe
- frischen grünen Gemüsesaft
- OxyKare
- Probiotika
- Weizengrassaft

Einen ausführlichen Überblick über den Reinigungsplan der 2. Woche finden Sie in Tabelle 2, Seite 134 ff.

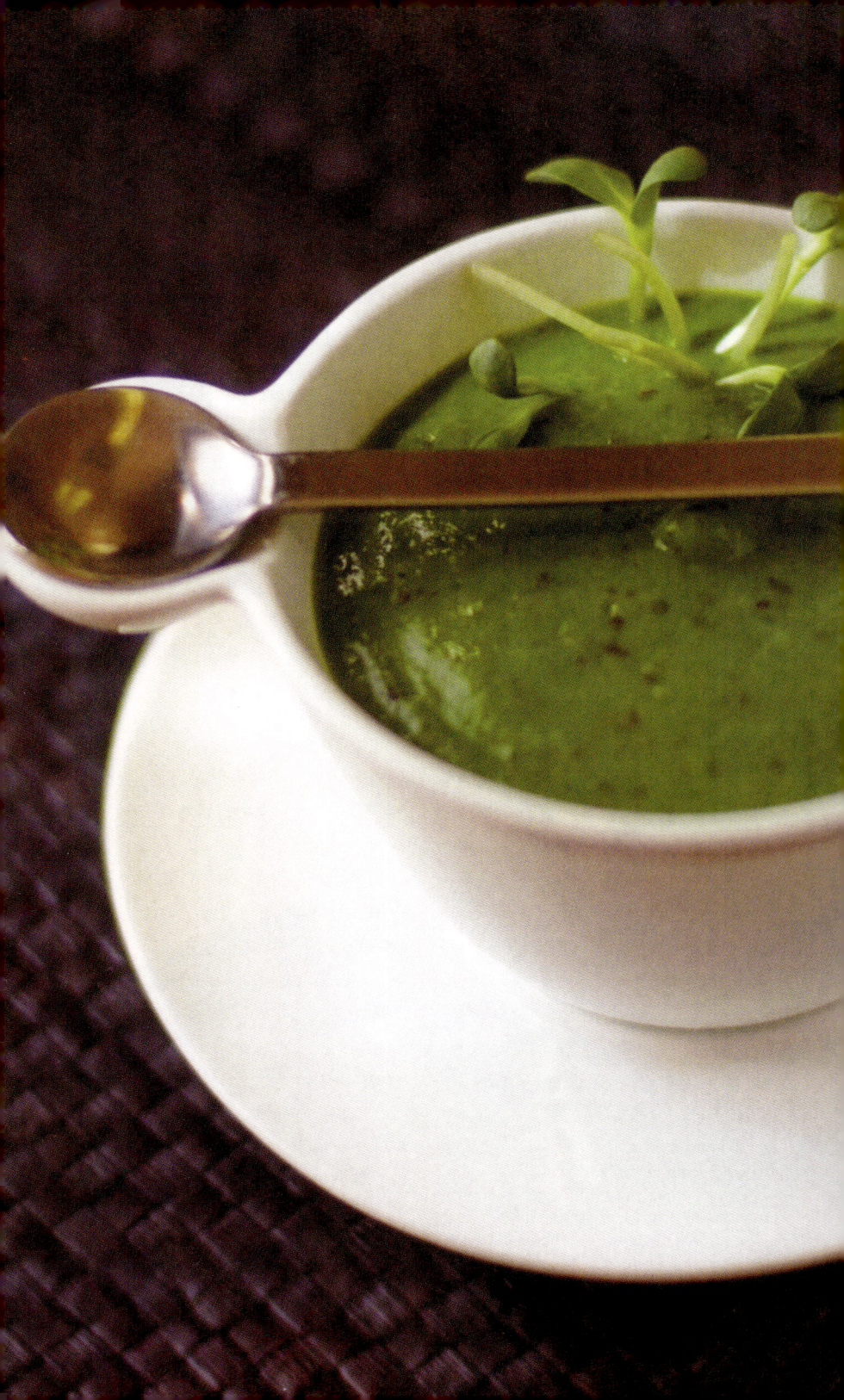

Die Energie-Suppe, die immer kalt genossen wird, kann in einem leistungsstarken Mixer in nur 5 Minuten zubereitet werden; das Rezept finden Sie auf Seite 222. Ich schlage vor, dass Sie die Mengen der Zutaten ganz nach Ihrem Geschmack und Ihren Bedürfnissen variieren. Da das Essen immer am besten gelingt, wenn ein wenig Inspiration mit dabei ist, sollten Sie bei der Auswahl der folgenden Zutaten für die Energie-Suppe ruhig auf Ihren Körper hören:

- **Rotalge Dulse:** Dieses Meeresgemüse ist eine großartige Quelle für Spurenelemente in ausgewogener Form. Dulse gibt der Suppe einen würzig salzigen Geschmack.
- **Rejuvelac:** Dieses fermentierte Getränk enthält die geballte Nährkraft von gekeimtem Weizen, nützlichen Bakterien und mehr Vitamin C als Orangensaft.
- **Sprossen:** Betrachten Sie sie als konzentrierte Energiekugeln. Schmackhafte Mungbohnen- und Linsensprossen sind reich an Ballaststoffen, Eisen, Eiweiß und Vitaminen. Sie sind lebendige Nahrung und dadurch als enzymreiche Beigaben zu dieser wunderbaren Suppe geeignet. Welche Sie auch immer wählen, Sie können nichts falsch machen.
- **Junge grüne Triebe:** Sie sind bis zum Bersten gefüllt mit reinigendem Chlorophyll sowie Leben spendenden Vitaminen und Mineralien und erden uns sofort. Isst man junge, frische grüne, leicht zu ziehende Triebe, so ist es, als würde man die Luft, die Erde, den Regen und die Sonne, die sie nähren, in sich aufnehmen. Es gibt tatsächlich nichts, was von größerer natürlicher Reinigungskraft sein und mehr Energie spenden könnte.

Dr. Wigmores Energie-Suppe ist ein wahrer Jungbrunnen für Körper, Geist und Seele.

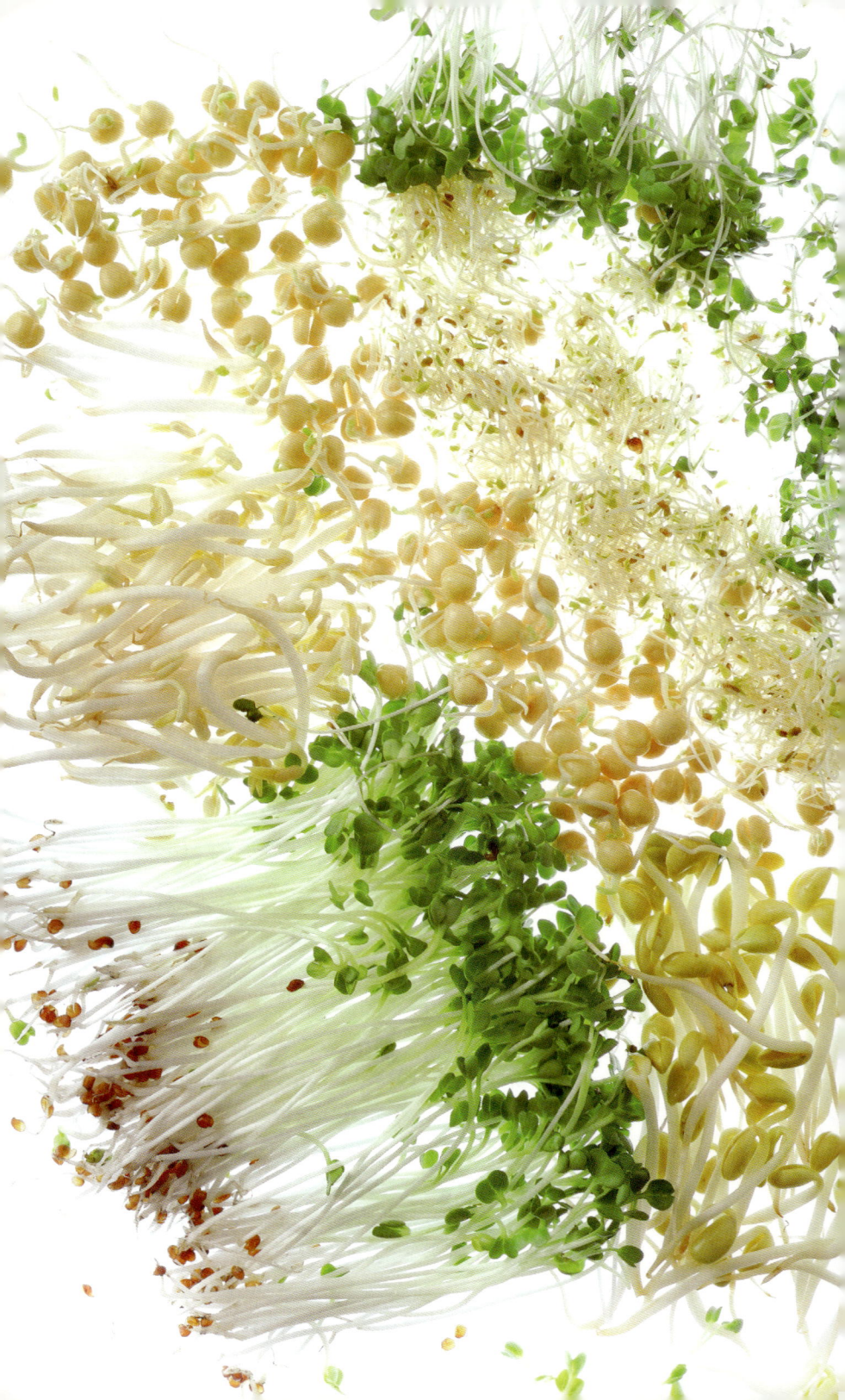

Alles Grüne ist gesund. Ich empfehle jedoch das mit Nährstoffen angefüllte junge Grün des Grünkohls, zusammen mit Buchweizenblättern und Sonnenblumentrieben (ich meine wirklich die Schösslinge der Pflanzen, die einmal zu meterhohen Blumen werden). Dr. Wigmore sammelte immer alle Triebe, die sie wild wachsend im Wald fand, zum Beispiel vom Weißen Gänsefuß, Portulak und anderen sogenannten Unkräutern. Wenn es in Ihrer Gegend keine Buchweizenblätter und Sonnenblumenschösslinge gibt, experimentieren Sie einfach mit dem jungen Grün, das Sie finden können, zum Beispiel Löwenzahn, Endivie, Grünkohl, Spinat, Steckrüben oder Brunnenkresse. Sie alle verleihen Ihrer Suppe eine wunderbare farbliche und aromatische Intensität und kurbeln zugleich die Selbstreinigungskräfte Ihres Körpers an.

Achten Sie bei der Zubereitung der Suppe bitte darauf, dass Sie die Zutaten nicht so lange mixen, dass sie sich erhitzen. Richten Sie diese außergewöhnliche Mahlzeit so an, dass es ihrer Besonderheit gerecht wird. Diese Suppe ist wahrhaftig ein Destillat aus der Essenz der Natur. Sie verdient es, in Ihrem besten Geschirr serviert zu werden.

2. Woche: Essen Sie die Energie-Suppe mindestens 1-mal am Tag. Da sie eine vollständige Mahlzeit ist, esse ich sie vorzugsweise zu Salat, der meistens nicht aus solch vitalen Lebensmitteln zubereitet ist und schwer verdaulich sein kann. Wenn Sie sich so satt fühlen, dass Sie die Suppe nicht täglich essen können, streichen Sie einfach alles, was nicht zu diesem Programm gehört. Schaffen Sie Platz für das, was für Sie am besten ist und Ihrem Körper die Möglichkeit zur Heilung gibt.

Sprossen sind ein pures Lebens-Mittel: reich an Ballaststoffen, Eisen, Eiweiß, Mineralstoffen, Spurenelementen und Vitaminen.

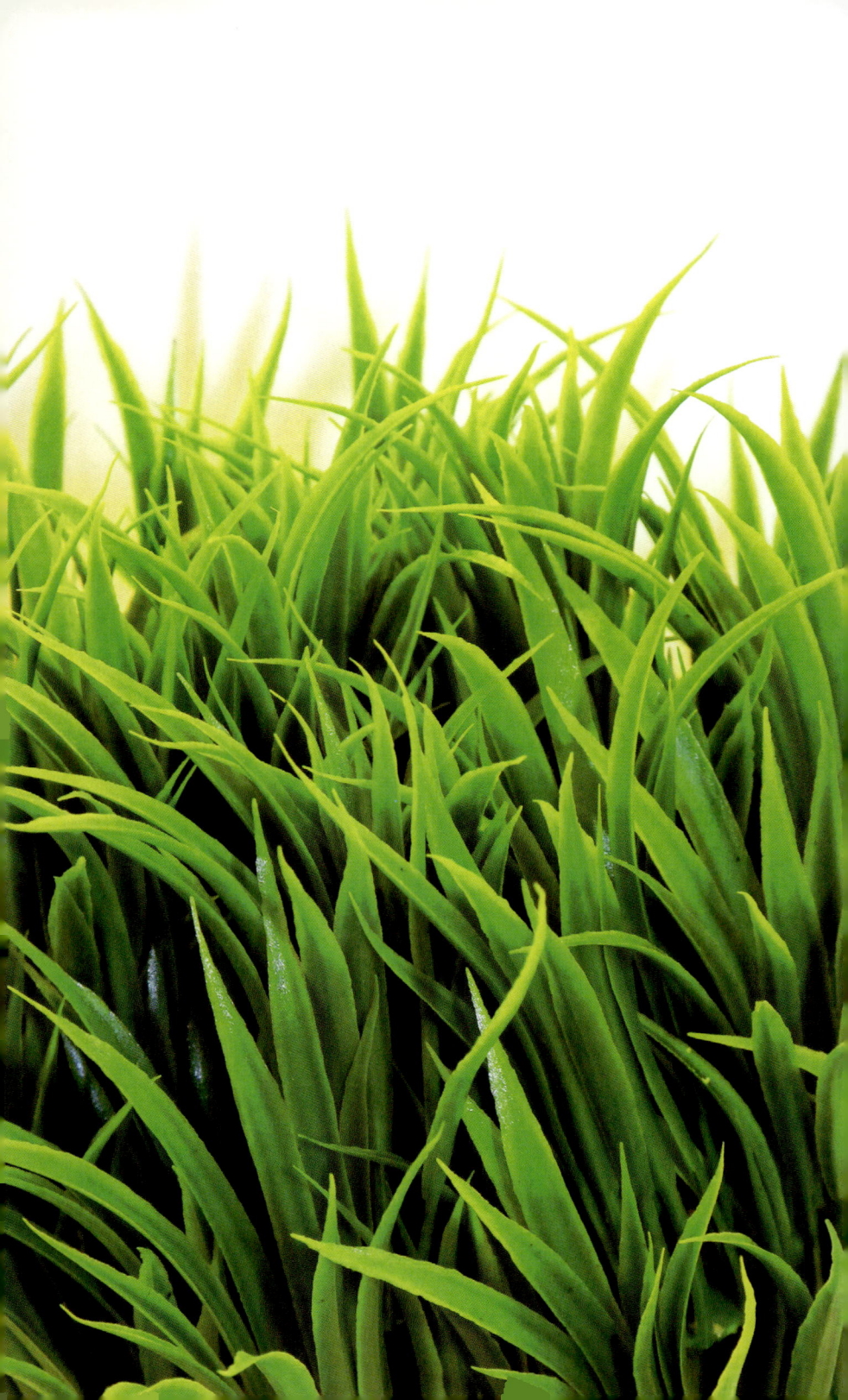

Weizengrassaft

Weizengrassaft wirkt sehr stark entgiftend. Das aus Weizenkörnern gezogene Weizengras sieht dem Gras auf Ihrem Rasen sehr ähnlich, doch diese einfache Pflanze hat wirklich erstaunliche heilende Eigenschaften. Wie andere chlorophyllreiche Nahrungsmittel, gilt Weizengras als Reinigungsmittel für das Blut und den Magen-Darm-Trakt. Nach Ausleitung der Giftstoffe aus dem Blut wirkt es blutbildend. Zudem stimuliert und normalisiert es die Schilddrüse und kann Übergewicht sowie Verdauungsprobleme regulieren. Da Weizengras so chlorophyllreich ist, wurde es als wichtiges Antikrebsmittel bekannt, und bei Mäusen konnte eine Verringerung der Anzahl und Größe kanzeröser Hautveränderungen sogar nachgewiesen werden.

* Siehe auch im Anhang unter „Bezugsquellen für Nahrungsergänzungsmittel" und „Literaturempfehlungen" (Seite 228 ff.).

Weizengrassaft entgiftet Blut und Verdauungstrakt, wirkt blutbildend und hat eine Reihe von heilenden Wirkungen.

Weizengras selbst anbauen und entsaften

Biologische Winterweizenkörner 7 bis 10 Tage keimen und in Töpfen oder Schalen wachsen lassen. Das Gras schneiden, wenn es 25 bis 35 Zentimeter hoch ist, und in einen Entsafter gegeben, der den Trester von der Flüssigkeit trennt: Sie erhalten einen dunkelgrünen Saft. Wenn Sie das Gras zu Hause selbst ziehen, kostet Ihr Weizengrassaft nur ein paar Cent pro Tag. Es gibt gute Bücher zu diesem Thema und Zubehör, das das Verfahren vereinfacht. Entsafter und Pressen für Weizengras können Sie mittlerweile in vielen Naturkostläden und natürlich im Internet kaufen.* Die Maschine sollte hochwertig und speziell für die Entsaftung von Weizengras geeignet sein. Ein guter Entsafter ist gut angelegtes Geld, denn man kann damit viele köstliche rohe Säfte zubereiten. Wenn Sie Weizengras nicht zu Hause ziehen wollen, können Sie den Saft fertig in Flaschen oder Weizengras-Pulver (das nicht mehr alle Eigenschaften des frischen Safts hat) in Reformhäusern und Bioläden kaufen.

Natürlich ruft ein solch starkes Entgiftungsmittel auch starke Reaktionen hervor. Es gibt Menschen, die überhaupt keine negativen Reaktionen haben, wenn sie Weizengrassaft trinken, während andere sich sogar übergeben müssen. Manche bekommen schon durch den Geruch einen Würgereiz. Eines ist sicher: Weizengrassaft leitet Giftstoffe aus – in die eine oder die andere Richtung. Bei dieser Reinigung ist das in Ordnung. Ganz bestimmt hat Sie schon Ihre Mutter davor gewarnt, etwas zu trinken, wovon Ihnen übel wird, doch in diesem speziellen Fall machen Sie am besten einmal eine Ausnahme. Betrachten Sie das Erbrechen als reinigende Maßnahme, und lassen Sie einfach zu, dass Ihnen übel wird. Bei meiner ersten Entschlackung konnte ich die Uhr nach meinem Unwohlsein stellen. Zwanzig Minuten, nachdem ich den Weizengrassaft getrunken hatte, musste ich mich übergeben. Gibt es etwas, das noch besser ist? Weizengras half mir, nach zwanzig Jahren schlechter Ernährung und Medikamenteneinnahme meinen Körper innen richtig auszuputzen. Wenn Sie die Gewöhnung an den Weizengrassaft als Herausforderung empfinden, fragen Sie sich, was problematischer ist: die tägliche Schwächung durch eine chronische Krankheit oder das vorübergehende Missbehagen, das während der Reinigung auftreten könnte. Und dann versuchen Sie es noch einmal. Bitte akzeptieren Sie alle wie immer gearteten Reinigungsreaktionen, die Sie erleben dürfen. Seien Sie froh darüber, dass das Weizengras es auf etwas in Ihrem Körper abgesehen hat, das dort nicht hingehört.

2. Woche: Trinken Sie morgens 30 bis 60 Milliliter Weizengrassaft oder so viel, wie Sie vertragen. Wenn Sie diesen erstaunlichen Saft noch nicht kennen, fangen Sie mit 30 Millilitern am Tag an. Wenn Sie ihn früher schon getrunken haben, nehmen Sie 60 Milliliter. Ich trinke täglich mindestens 60 Milliliter. Sobald ich meine morgendliche Ration intus habe, fühle ich mich wunderbar klar. Ich bin sicher, Ihnen wird es genauso gehen.

Wenn Ihnen die empfohlene Menge zu viel ist, nehmen Sie weniger. Sie sollten aber auf jeden Fall täglich etwas Weizengrassaft trinken. Dieses Programm dauert nur 28 Tage. Machen Sie etwas aus jedem einzelnen Tag. Auch wenn Sie sich vorübergehend nicht so wohlfühlen, mit der Zeit werden Sie sich an den Saft gewöhnen.

Frischer grüner Gemüsesaft

Selbst gemachte Säfte aus frischem Öko-Gemüse liefern Ihnen Nährstoffe auf äußerst wirksame Weise. Sie bekommen eine geballte Ladung Vitamine und Mineralien, ohne dass Ihr Verdauungssystem belastet wird. Ich empfehle Ihnen Säfte aus ausschließlich grünem Gemüse. Fruchtsäfte oder selbst süße Gemüsesorten wie Rote Bete überfluten Ihr System meiner Meinung nach mit viel zu viel Zucker. Wenn Sie den Geschmack von reinem grünen Saft einfach nicht mögen, nehmen Sie halb Karotte und halb grünes Gemüse. Im Idealfall trinken Sie den Gemüsesaft innerhalb einer Stunde nach der Zubereitung, denn viele Nährstoffe und Enzyme bleiben nicht wesentlich länger erhalten. Bei dieser Reinigung geht es jedoch nicht um Perfektion, sondern um positive Veränderungen und darum, dass Sie alles so gut machen, wie Sie können. Ich freue mich, dass Sie überhaupt Gemüsesaft trinken.

2. Woche: Trinken Sie in dieser Woche täglich ¼ bis 1 Liter frischen Gemüsesaft, vorzugsweise aus grünem Gemüse.

Kokosöl

Kokosöl ist ein wunderbares, gesundes Fett, das sich unter 24° C verfestigt. Es ist in der Tat ein hochwirksamer „Treibstoff", der Ihren Körper bei der Fettverbrennung unterstützt und sofort Energie liefert. Anfang der 1990er-Jahre war Kokosöl aufgrund einer irre-

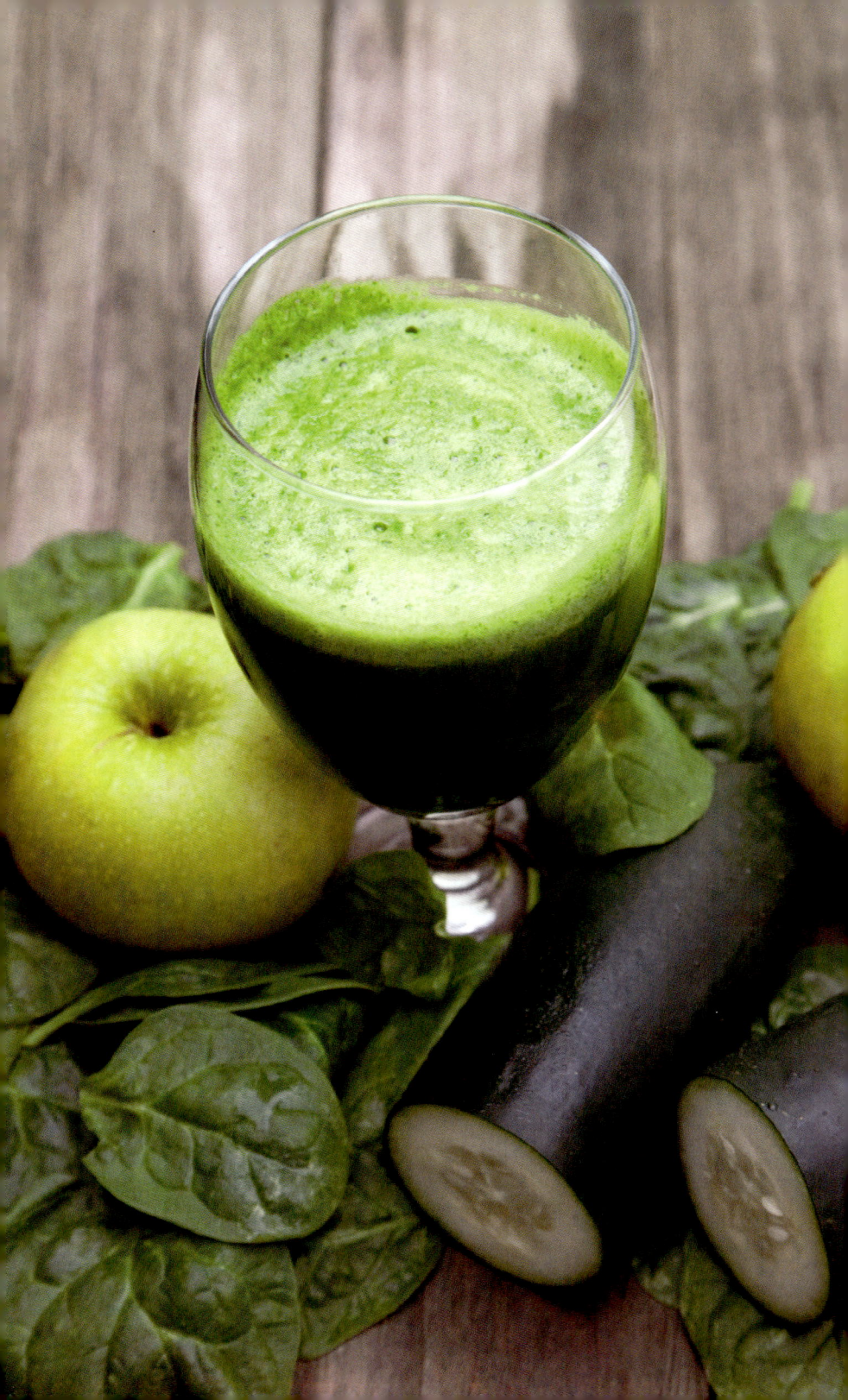

führenden Werbekampagne gegen gesättigte Fette ungerechtfertigt in die Kritik geraten. Nicht alle gesättigten Fette sind jedoch schlecht. Das gesättigte Fett im Kokosöl, das sich sehr vom gesättigten Fett in tierischen Produkten unterscheidet, kann Ihr HDL-Cholesterin (das „gute") erhöhen und Sie vor Herzkrankheiten schützen. Kokosöl kurbelt das Immunsystem an, wirkt gegen Bakterien, Pilze und Entzündungen, gegen Hefepilze und Parasiten.

2. Woche: Nehmen Sie täglich 2 Esslöffel biologisches, nicht raffiniertes Kokosöl zu sich. Geben Sie 1 davon in Ihren grünen Shake; den anderen können Sie nach Belieben verwenden. Sie können ihn auch wie Butter auf Rohkost-Cracker oder Rohkost-Brot träufeln oder streichen, für eine Speise verwenden oder einfach so aus dem Glas essen.

Spirulinawasser

Spirulina ist eine blaugrüne Algenart, eine der besten Proteinquellen und randvoll mit reinigendem Chlorophyll, Mineralien und Vitaminen. Spirulina kann Ausdauer und Konzentration erhöhen, für gesündere Haut, Haare und Nägel sorgen und den Blutzuckerspiegel ausgleichen. Stellen Sie aus Spirulinapulver ein konzentriertes Algenwasser her, einen Spirulina-Cocktail: Nehmen Sie ¼ Tasse Spirulinapulver auf 500 Milliliter Wasser. Füllen Sie das Gemisch in eine Glasflasche und stellen Sie es in den Kühlschrank. Sie sollten täglich 60 bis 120 Milliliter dieses Spirulinawassers trinken. Vor Gebrauch gründlich schütteln, weil sich das Pulver immer wieder absetzt. Machen Sie sich den Spaß und trinken Sie den Cocktail aus einem Schnapsglas. Erinnern Sie sich, als Sie zum ersten Mal Alkohol getrunken haben, mochten Sie den Geschmack vielleicht gar nicht,

Äpfel, Gurken und Babyspinat, in einem Hochleistungsmixer püriert, ergeben eine leckere und gesunde Rohkostmahlzeit.

aber wie Sie sich danach fühlten, das hat Ihnen schon gefallen. Halten Sie es genauso mit Spirulina und allem anderen heilenden Grün, das Sie im Laufe dieses Detox-Programms zu sich nehmen werden.

2. Woche: Trinken Sie täglich 60 bis 120 Milliliter Spirulinawasser.

OxyKare

Nach Meinung von Experten betrug der Sauerstoffanteil der Erdatmosphäre schätzungsweise 38 Prozent, als der Mensch auf den Plan trat. Nach der industriellen Revolution war er auf 22 Prozent gesunken. Wir leben heute in einer Umwelt, in der Schadstoffe omnipräsent sind und der Sauerstoffgehalt zwischen 10 und 19 Prozent liegt. Unser optimaler Lebensbereich wäre eine Umgebung mit etwa 20 Prozent *mehr* Leben spendendem Sauerstoff.

Über die Tatsache hinaus, dass wir beim Atmen weniger Sauerstoff aufnehmen, bekommen wir nun auch weniger Sauerstoff aus unserer Nahrung als je zuvor. In unseren Anfängen als Jäger und Sammler ernährten wir uns nur von Früchten und Gemüse. Wer sich heute mit einer Grapefruit zum Frühstück, einem Apfel zwischendurch und einem Salat zum Mittagessen nur zu 50 Prozent von Rohkost ernähren würde, würde wahrscheinlich schon als Gesundheitsapostel gelten. Da Sauerstoff der Grundpfeiler des effektiven Reinigungsprogramms ist, sollten Sie Ihre Sauerstoffversorgung im Laufe dieser 28 Tage unbedingt erhöhen. Die tägliche Zufuhr von stabilisiertem Wasserstoffperoxid hilft Ihnen, dieses Ziel zu erreichen.

Über die Rolle von Wasserstoffperoxid bei der Behandlung bestimmter Krankheiten, auch Krebs, wurden bereits viele Bücher geschrieben. Menschen berichten von erstaunlichen Ergebnissen. Wasserstoffperoxid in Lebensmittelqualität (nicht das, was Sie zur Desinfektion in der Ersten Hilfe verwenden) liefert den Sauerstoff, den die Zellen für ihr Wachstum brauchen und der für die Oxidation von Giftstoffen und Krankheitserregern benötigt wird. Diese doppelte Schlagkraft als Mittel zur Vorbeugung und Behandlung hat ihm in den USA den Spitznamen „Vitamin O" (vom englischen *oxygen*, „Sauerstoff") eingebracht.

Leider ist das Wasserstoffperoxid in den meisten Wasserstoffperoxid-Produkten, die es in Naturkostläden in den USA zu kaufen gibt, nicht stabilisiert und das bedeutet, dass man nicht genau weiß, wie viel des aktiven Bestandteils man pro Dosis aufnimmt. Um zu gewährleisten, dass Sie die richtige Menge nehmen, empfehle ich Ihnen *Karyn's Kare OxyKare*, das ich speziell für meine Detox-Seminare entwickelt habe. Während der 2. Woche nehmen Sie 1 Verschlusskappe *OxyKare* auf 1 Liter gereinigtes oder gefiltertes Wasser.

Wenn Sie sich, wie die meisten Menschen in der westlichen Welt, jahrelang von Fleisch, Weizen und Zucker ernährt haben, könnte es sich fast wie ein Schockerlebnis anfühlen, wenn Ihre Zellen plötzlich mit Sauerstoff versorgt werden. Da wir zudem Stress, Traumata und emotionale Probleme auf der Zellebene speichern, könnten starke Emotionen freigesetzt werden, sobald Sie mit *OxyKare* angefangen haben. Viele meiner Detoxer berichten, dass sie während der 2. Woche äußerst emotional reagieren. Sie können möglicherweise aufgewühlt, ärgerlich und gereizt sein oder sehr empfindlich mit Tränen reagieren. Auch hier gilt: „Besser raus, als rein." Seele und Körper kommen erneut miteinander in Kontakt. Um nicht zu sehr aus dem Gleichgewicht zu geraten, vertrauen Sie Ihre Gefühle dem Tagebuch an, machen Sie Yoga und – ganz besonders wichtig – halten Sie die empfohlene Dosis *OxyKare* unbedingt ein.

2. Woche: Geben Sie 1 – und bitte *wirklich nur 1!* – Flaschenkappe *OxyKare* auf 1 Liter gereinigtes Wasser und trinken Sie es zwischen den Mahlzeiten. Diese Menge regeneriert Ihre Zellen und Sie riskieren keine Überreaktion. Dadurch lassen auch die Blähungen und Winde nach und Ihre Stimmung wird wieder besser.

Probiotika

In der heutigen Gesellschaft haben viele Menschen irrationale Ängste vor Krankheitserregern. Viele verwenden antibakterielle Seife und reiben ihre Hände mit Desinfektionsmittel ein. Paradoxerweise führen diese Produkte lediglich dazu, dass die schädlichen Bakterien überhandnehmen und unsere Abwehrkräfte dagegen schwinden. Sie werden es nicht glauben – unser Körper *braucht* Bakterien, sonst geht gar nichts. Die nützlichen Bakterien, die natürlicherweise im Verdauungstrakt vorkommen, sind für die Verdauung, die Aufnahme von Nährstoffen und die Immunreaktion unerlässlich. Doch die Flora dieser Bakterien kann durch „Übeltäter" wie Alkohol, Antibiotika, künstliche Süßstoffe, Krankheiten, frei verkäufliche Arzneimittel, schlechte Ernährung, Stress und Reisen beeinträchtigt werden. Passiert das, dann ist die Verdauung in Gefahr und es kann zu Allergien und Krankheiten kommen.

Da wir die 1. Woche damit verbracht haben, unsere Ernährung in Ordnung zu bringen und damit begonnen haben, den Verdauungstrakt zu reinigen, ist der Darm auf die neue Besiedelung mit nützlichen Bakterien bestens vorbereitet. Zusätzlich zu fermentierten Nahrungsmitteln wie Rejuvelac und Sauerkraut sind dazu auch bestimmte Nahrungsergänzungsmittel angesagt. *Karyn's Kare Ultra Flora* ist meine eigene vegane, gluten- und sojafreie probiotische Nahrungsergänzung mit vierzehn verschiedenen Bakterienstämmen. Wenn Sie ein anderes Produkt verwenden, dann besorgen Sie sich ein qualitativ hochwertiges veganes Probiotikum mit zahlreichen Bakterienstämmen.

2. Woche: Nehmen Sie 2-mal am Tag 3 *Ultra Flora*-Kapseln auf leeren Magen.

Innere Reinigung

Stellen Sie sich vor, Sie balancierten über einen dünnen Baumstamm in etwa eineinhalb Metern Höhe. Was würden Sie tun, um wohlbehalten auf der anderen Seite anzukommen? Wenn Sie es wie die meisten Menschen machen, dann konzentrieren Sie sich voll auf diese Aufgabe. Zum Beispiel könnten Sie sich gut zureden und fest daran glauben, dass Sie Gleichgewicht und Konzentration halten können und es schaffen werden. Oder Sie können Ihre Gedanken auf das Ziel ausrichten und nicht mehr so viel darüber nachdenken, wie dünn der Stamm ist oder wie hoch über dem Boden Sie sich befinden. Jetzt können Sie noch körperliche Korrekturen vornehmen, um Körper und Gedanken aufeinander auszurichten. Sie könnten Ihre Arme seitlich ausstrecken, um das Gleichgewicht zu halten, oder die Position der Füße verändern. Welche Technik Sie auch anwenden, Sie wissen instinktiv, dass Sie nicht an Ihr Ziel kommen, wenn Körper und Geist nicht zusammenarbeiten.

Im übertragenen Sinne gehen Sie in jedem Augenblick während der Reinigung „über den Baumstamm". Ganz gleich ob Sie in einem bestimmten Augenblick positiv oder negativ gestimmt oder sich über die Möglichkeiten und Grenzen Ihres Körpers mehr als jemals zuvor bewusst sind: Sie können Ihr Ziel nicht erreichen und kein gesünderes, bewussteres Leben führen, solange Geist und Körper nicht am gleichen Strang ziehen. Meiner Ansicht nach besteht das Wirkprinzip der Entschlackung in der Wiederherstellung des Gleichgewichts: Sie bringt Geist und Körper wieder in Einklang. Und so werden Sie vom 8. bis zum 14. Tag Einläufe oder Darmspülungen in Ihren täglichen Reinigungsplan aufnehmen und auf diese Weise Ihren Körper reinigen und die Entgiftung vorantreiben.

Vielleicht denken Sie jetzt: „Ich habe doch regelmäßig Stuhlgang, ich brauche keine Colon-Hydro-Therapie!" Doch wie wir wissen, ist der menschliche Darm sehr lang und sein Inhalt bewegt sich unglaublich langsam vorwärts. Wenn Sie Ihr Leben lang Milchprodukte, Fleisch und andere Schleim bildende Nahrungsmittel zu sich genommen haben, haben sich an Ihren Darmwänden wahrscheinlich viele klebstoffartige Schichten abgelagert. Obwohl eine tägliche Entleerung immer noch möglich ist, wodurch Sie zu der Ansicht verleitet werden, dass Ihr Körper die aufgenommene Nahrung ordnungsgemäß verdaut, verhärten sich die Darmwände immer weiter, und der Durchmesser des Darms wird geringer. Solange Sie diese giftigen Ablagerungen nicht entfernen, wird Ihr Darm zu einem Giftmüll-Endlager tief in Ihrem Körperinneren, und es kommt zu einer Selbstvergiftung – das heißt, die Vergiftung geht von Ihrem eigenen Körper aus.

In einer Welt, in der selbst die Ärzte ihre Patienten nicht mehr anfassen, wenn sie die Diagnose mithilfe eines Tests stellen können, kann es schwierig sein, Menschen – selbst diejenigen, die mitten in einem aktiven Entgiftungsprozess sind – davon zu überzeugen, dass es ihnen etwas bringen könnte, „dort" etwas zu unternehmen. Wenn Sie immer noch skeptisch sind, sehen Sie an sich hinunter. Die Wölbung in der Körpermitte, die Sie einfach als weitere Alterserscheinung abtun, kann ein sicheres Zeichen dafür sein, dass sich im quer verlaufenden und aufsteigenden Dickdarm Abfall angesammelt hat. Und solange dieser nicht entfernt ist, ist eine ordnungsgemäße Verdauung von Nährstoffen einfach nicht möglich.

Einläufe und Darmspülungen werden schon seit Tausenden von Jahren angewendet. Im „Papyrus Ebers", einem Dokument, das auf eine Zeit 1500 v.Chr. zurückgeht, ist verzeichnet, wie die alten Ägypter den Darm mithilfe von Schilf ausspülten. Hippokrates bekämpfte Fieber mit Einläufen. Für die alten Römer, die ganz besessen waren vom Baden, gehörten Einläufe zur Hygiene. Die Essener, die den Körper als Tempel der Seele und des Geistes betrachteten, beschrieben ein innerliches Reinigungssystem, bei dem sie Schilf und Kalebassen zur Hilfe nahmen, das den Körper darauf vorbereiten sollte, die sich entwickelnde Seele aufzunehmen.

Ich habe festgestellt, dass dem innerlichen Durchspülen etwas nahezu magisch Heilendes anhaftet. Meine Klienten wissen zu berichten, dass ihre Ausschläge und andere Hautkrankheiten durch diese Therapie gelindert werden und sich sogar ihr Sehvermögen verbessert. Was Sie auch an Positivem durch die Colon-Hydro-Therapie erfahren mögen, sie beschleunigt jedenfalls die Entfernung der Giftstoffe aus dem Körper und hebt Ihre Reinigung auf eine neue Stufe.

Darmspülungen

Darmspülungen werden heute von entsprechend ausgebildeten Therapeuten mithilfe eines dafür vorgesehenen Geräts vorgenommen und in Deutschland in ganzheitlich orientierten Arzt- sowie in Heilpraktikerpraxen angeboten. Die sogenannte „Colon-Hydro-Therapie", die heutige hochmoderne Form einer Jahrhunderte alten Technik, wirkt sich positiv auf viele Krankheiten aus, unter anderem auf Arthritis, Rückenschmerzen, Krebs, Hautprobleme, Blähungen, Kopfschmerzen, Herzkrankheiten, Bluthochdruck, Darmträgheit und Schilddrüsenunterfunktion.

Einläufe, die man selbst machen kann, verstärken die innere Reinigung ganz sicher, doch man sollte die Vorteile der Colon-Hydro-Therapie bedenken. Mit etwa 80 bis 120 Litern temperiertem Wasser wird der Dickdarm unter kontrolliertem Druck sanft durchgespült. Diese Methode geht also viel tiefer als ein Einlauf und spült wesentlich mehr Schleim und Schlacken aus dem Körper. Der entsprechend ausgebildete Therapeut kann die Reinigungswirkung durch eine besondere Bauchmassage oder Druckpunkt-Stimulierung erhöhen, um den Körper zur Ausscheidung von Ablagerungen anzuregen. Eine Behandlung dauert etwa eine Stunde und ist in der Regel schmerzfrei.

2. Woche: Lassen Sie in dieser Woche täglich eine Darmspülung machen, die von einer Einpflanzung (siehe Seite 128 f.) gefolgt wird.

Einläufe

Wenn die Colon-Hydrotherapie Ihr Budget überstrapaziert, sind Einläufe, die Sie zu Hause selbst machen können, eine wunderbare Alternative. Bereiten Sie den Einlauf ein paar Tage vorher vor. Weichen Sie dazu 1 bis 2 Tassen Bockshornkleesamen in einem Glasbehälter mit 1 bis 2 Litern gefiltertem Wasser ein. Wenn es einen intensiven Goldton angenommen hat (nach etwa 12 Stunden), gießen Sie es ab und stellen es in den Kühlschrank. Gießen Sie frisches Wasser zu den Samen und weichen Sie sie erneut ein. Bewahren Sie die goldfarbene Bockshornkleeflüssigkeit im Kühlschrank auf, bis Sie sie brauchen.*

Gestalten Sie Ihr Bad so gemütlich und entspannend wie möglich, bevor Sie Ihren ersten Einlauf machen. Legen Sie ein weiches Handtuch auf den Boden oder auf einen Müllbeutel, wenn Sie Bedenken haben, dass etwas danebengeht. Zünden Sie ein paar Duftkerzen an, richten Sie sich ein bequemes Kissen her und legen Sie ein interessantes Buch in Reichweite. Da festgestellt wurde, dass Einreibungen mit Rizinusöl das Lockern von Kotsteinen unterstützen, sollten Sie ein Fläschchen davon griffbereit haben, um den Bauch damit zu massieren. Sie können außerdem ein Heizkissen oder eine Wärmflasche bereithalten und dann auf diesen Bereich legen.

Bauen Sie den Irrigator laut Bedienungsanleitung zusammen. Gießen Sie 120 bis 180 Milliliter Bockshornkleewasser in den Einlaufbecher und füllen Sie ihn mit warmem Wasser auf. (Das Gefäß sollte etwa 1,5 Liter Flüssigkeit fassen). Hängen oder stellen Sie das Gefäß nicht höher als etwa 1,5 Meter über dem Boden auf.

Wenn Sie so weit sind, legen Sie sich bequem auf die linke Seite und reiben die Spitze des Einlaufrohrs mit einem natürlichen Fett ein. (Nehmen Sie dazu etwas, das nicht auf der Basis von Erdöl hergestellt wurde, also auch keine Vaseline.) Dann führen Sie die

---

* Die frischen Keime geben Sie in Ihre Energie-Suppe. Sie sind essbar und wirken stark reinigend. (Anm. d. Übers.)

Spitze etwa 3 bis 5 Zentimeter tief in den After ein, drehen den Hahn auf und entspannen sich.

Anfangs werden Sie nicht viel bemerken. Wenn das Wassergefäß richtig platziert ist, läuft das Wasser sanft und fast unmerklich hinein. Atmen Sie mehrmals tief durch. Manche Menschen können den gesamten Inhalt des Behälters auf einmal in ihren Darm hineinlaufen lassen, andere müssen es in Etappen machen. Wenn der Behälter leer ist, versuchen Sie, die Flüssigkeit so lange wie möglich im Darm zu halten und entleeren Sie sich dann. Wenn Sie das ganze Wasser nicht auf einmal aufnehmen können, entleeren Sie sich und legen Sie sich wieder auf die linke Seite. Führen Sie das Einlaufrohr nochmals ein und lassen das Wasser weiter einlaufen. Wenn Sie fertig sind, befüllen Sie den Behälter erneut mit 120 bis 180 Millilitern Bockshornkleewasser und dem restlichen warmen Wasser. Beginnen Sie wieder von vorn, legen Sie sich diesmal aber auf die rechte Seite. Wenn das Wasser bei der Entleerung relativ sauber ist, betrachten Sie den Einlauf als beendet. Wenn nicht, füllen Sie den Behälter ein drittes Mal auf und wiederholen Sie das Ganze, diesmal auf dem Rücken liegend.

Wenn Sie glauben, dass es nötig ist, können Sie die ganze Prozedur noch einmal auf jeder Seite liegend wiederholen, Sie sollten aber keinesfalls mehr als sechs Behälter (oder 8,5 Liter Flüssigkeit) am Tag einlaufen lassen. Die meisten Menschen schleppen etwa zwischen 3 und 14 Kilogramm Kotsteine mit sich herum. Es dauert seine Zeit, bis sich all das ansammelt, und es dauert auch seine Zeit, bis man es wieder los ist.

Ein Einlauf spült die Schlacken aus dem Körper, nimmt Gase mit und beschleunigt die Heilung. Unmittelbar nach dem Einlauf fühlen Sie sich vielleicht etwas schwach oder gebläht, aber Sie sind schnell wieder auf den Beinen. Wie die Teilnehmerinnen und Teilnehmer an meinem Detox-Programm werden auch Sie sich nach einer Darmspülung oder einem Einlauf vitaler und energiegeladener fühlen. Ich empfinde die Einläufe als so regenerierend, dass ich sie bei jeder Reinigung 7 bis 14 Tage lang täglich mache.

Außerdem reinige ich mich immer innerlich, wenn ich von einer Auslandsreise zurückkomme. Das ist eine wichtige vorbeugende Maßnahme, die mich vor Organismen schützt, die ich vielleicht mit der Nahrung oder dem Wasser aufgenommen habe. Obwohl wir den Darm nicht sehen und meist auch gar nicht an ihn denken, beeinflusst er unsere Gesundheit unmittelbarer als jeder anderer Körperteil. Die Hydro-Therapie, ob als Darmspülung oder als Einlauf, kann bei Menschen, die dazu neigen, ihre Emotionen und Reaktionen zu unterdrücken, auch Gefühle freisetzen.

2. Woche: Machen Sie täglich Einläufe und danach stets eine Einpflanzung.

Einpflanzungen

Wie Sie nun bereits wissen, wirkt Chlorophyll sehr stark entgiftend. Sie wissen aber möglicherweise noch nicht, dass es in vielerlei Hinsicht sogar wahre Wunder wirkt. Äußerlich angewendet, kann Weizengrassaft Schnittwunden und Hautabschürfungen heilen und zur Hautreinigung verwendet werden. Wenn man ihn ins Badewasser gibt, regt er den Kreislauf an. Und wenn man ihm im Rektum (Mastdarm) anwendet, kann er die Ausleitung von Schleim und Giftstoffen aus dem Darm unterstützen. Diese Art der therapeutischen Anwendung ist als „Einpflanzung" bekannt, sie verstärkt die Tiefenreinigung erheblich.

Wenn Sie Darmspülungen machen lassen, fragen Sie nach solchen Einpflanzungen. Eventuell werden sie extra berechnet und Sie müssen Ihr Heilmittel selbst mitbringen.

Wenn Sie zu Hause Einläufe machen, bereiten Sie einfach Ihre eigene Einpflanzung zu, indem Sie 4 Esslöffel Kamutpulver mit 120 Millilitern Wasser mischen. Füllen Sie diese konzentrierte Kamutlösung unverdünnt in das Irrigationsgefäß. Sie können auch 120 bis 180 Milliliter Weizengrassaft oder unverdünnte Chlorophyllflüssigkeit verwenden. Für die Einpflanzung kann es besser sein, das Gefäß höher als eineinhalb Meter über dem Boden aufzuhängen, vielleicht an einen Ring des Duschvorhangs. Legen Sie sich auf den Rücken und führen Sie die eingefettete Spitze, soweit es geht, in den Darm ein. Lassen sie die Flüssigkeit langsam einlaufen. Da es wichtig ist, dass Sie sie zur Erhöhung des Reinigungseffekts so lange wie möglich – idealerweise etwa 20 Minuten – in sich halten, kippen Sie das Becken nach oben.

Obwohl etwas von der Einpflanzung auslaufen könnte (zusammen mit grünem, schleimigen Material, das definitiv besser draußen sein sollte als in Ihnen drin), können Sie ganz beruhigt sein, dass genügend belebende Flüssigkeit auch vom Gewebe aufgenommen wird, wo sie zellverjüngend wirkt, das Immunität stärkt und Giftstoffe aus dem Körper leitet.

2. Woche: Machen Sie jeden Tag nach dem Einlauf eine Einpflanzung. Wenn Sie das vor dem Zubettgehen tun, kann das Chlorophyll seine Wunder wirken, während Sie schlafen.

... und noch ein paar Worte zum Abschluss

Jahrelang haben Sie gegessen, was Ihre Mutter Ihnen vorgesetzt hat und was in unserer Gesellschaft üblich ist. Sie haben geglaubt, dass diese Nahrungsmittel Ihrem Körper guttun und ihn nähren. Doch erst jetzt stellen Sie fest, dass Sie richtig aufleben. Ab der 2. Woche überprüfen Sie folgende Fragen anhand Ihres Tagebuchs oder lassen Sie sie sich einfach durch den Kopf gehen:

- Welche speziellen Nahrungsmittel hatten die größte Reinigungswirkung und versorgten Sie am meisten mit Energie?
- Und was ganz besonders wichtig ist, wie stellen Sie sich Ihr Leben nach dieser Entschlackung vor?

Ihr Körper beginnt, mit Ihnen zu kommunizieren. Hören Sie ihm zu! Mit jedem Energieschub, mit jedem klaren Gedanken, mit jedem verlorenen Pfund schickt Ihr Körper Ihnen eine Botschaft. ... So fühlt es sich dann an, wenn es einem gut geht. Tauchen Sie zu Beginn der 3. Woche – und für den Rest Ihres Lebens – in diese Vorstellung ein.

2. Woche: Häufig gestellte Fragen

Frage: In der 1. Woche konnte ich nicht alle Ihre Empfehlungen umsetzen; kann ich trotzdem in die 2. Woche gehen?

Antwort: Richten Sie sich nach Ihrer Intuition. Natürlich können Sie das Programm der 1. Woche um ein paar Tage oder sogar um eine weitere Woche verlängern, wenn Sie das Gefühl haben, dass es für die 2. Woche noch zu früh ist. Aber wenn Sie glauben, dass Sie die Produkte und die Therapien der 2. Woche in Ihr Reinigungsprogramm einbauen können, ohne dass Sie sich überfordern, dann sollten Sie das tun.

Frage: Ich trinke normalerweise den ganzen Tag über Wasser. Es sind zwar etliche Liter Flüssigkeit vorgesehen und zusätzlich noch 1 Liter OxyKare. Kann ich trotzdem zusätzlich Wasser trinken?

Antwort: Wasser ist ein Heilmittel, aber es kann Ihre Zellen nicht so reinigen und aufbauen wie die grünen Getränke. Wenn Sie immer noch durstig sind und Wasser haben möchten, auch wenn Sie sich schon nach allen meinen Empfehlungen gerichtet haben, dann sollten Sie es auf alle Fälle trinken.

Frage: Ich nehme so viel Flüssigkeit zu mir, dass ich praktisch keinen Appetit mehr auf Essen habe. Ist das gesund?

Antwort: Das ist sehr gesund. Es ist ein Irrtum, dass wir unbedingt feste Nahrung brauchen. Während der Reinigung leben wir im Grunde genommen von den in den Flüssigkeiten enthaltenen

Nährstoffen. Deshalb ist es so wichtig, dass wir die Nahrung so lange kauen, bis sie flüssig ist. Wenn Sie Nahrung in flüssiger oder vorverdauter Form zu sich nehmen, dann ist das so, als würden Sie reine Energie aufnehmen. Sie versorgen Ihren Körper nicht nur mit dem „Treibstoff", den er braucht, Sie versorgen ihn auch so, dass er die Nährstoffe leichter nutzen kann. Deshalb berichten so viele meiner Klienten, dass sie in der 2. Woche energiegeladener sind.

Es ist ein Märchen, dass man große Mengen essen muss, damit man genug Nährstoffe aufnimmt. Es ist vielmehr so, dass das Verlangen nach großen Essensmengen oft ein Zeichen für einen erheblichen Nährstoffmangel ist oder dafür, dass der Darm die Vitamine und Mineralien, die er bekommt, gar nicht aufnehmen kann, weil er zu belastet ist. Ich nehme normalerweise den Großteil meiner Nahrung in flüssiger Form zu mir. Ich bewege mich jeden Tag, arbeite und regle Familienangelegenheiten. Am Abend habe ich auch mal ein Seminar oder halte einen Vortrag und gehe meist spät schlafen. Trotzdem stehe ich morgens früh auf, bin voller Energie und habe keine dunklen Augenringe. Das ist so, weil ich aus meiner sorgfältig zusammengestellten Ernährung alles bekomme, was ich brauche – und das können Sie auch.

Frage: Kann ich einfach alle Flüssigkeiten und Pulver zu einem einzigen „Supergetränk" zusammenmixen und es hinter mich bringen? *Antwort:* Ich weiß, es sieht so aus, als würde ich Ihnen im Moment eine Menge abverlangen, und das kann schon überfordernd sein. Aus verschiedenen Gründen wäre es mir recht, wenn Sie Ihre Nahrungsergänzungsmittel einzeln zu sich nehmen. Erstens, wenn Sie alles zusammenmixen würden, dann würde das scheußlich schmecken. Je weniger verlockend das Ganze ist, desto weniger wahrscheinlich ist es, dass Sie bei der Stange bleiben. Zweitens, das Ziel ist, alte Gewohnheiten durch neue zu ersetzen. So, wie Sie vielleicht ganz automatisch beim Frühstück zu Kaffee oder Orangensaft, beim Mittagessen zu Limonade, zwischendurch zu Eistee und beim

Abendessen zu Wein gegriffen haben, möchte ich Ihnen zahlreiche Getränke und Nahrungsergänzungen anbieten, die Sie den Tag über zu sich nehmen können. Das hält Ihr Interesse wach und bewahrt Sie vor einem Einbruch, der Sie zu etwas weniger Passendem greifen lässt. Ganz abgesehen davon, können Sie sicher einige Ihrer gesunden Getränke und Nahrungsergänzungsmittel beibehalten.

Frage: Ich habe gehört, dass man von Einläufen abhängig werden kann. Stimmt das?

Antwort: Für Menschen, die Probleme mit dem Stuhlgang haben, die zum Beispiel unter Verstopfung leiden, ist die Reinigung oft eine Erleichterung. Sie glauben dann, dass die Erleichterung hauptsächlich auf die von mir in der 2. Woche empfohlenen Maßnahmen (Einläufe und/oder Colon-Hydro-Therapie) zurückzuführen ist. Es ist aber so, dass das Detox-Programm den Darm auf zweierlei Weise reinigt: erstens, durch ballaststoffreiche, reinigende Lebens- und Nahrungsergänzungsmittel, die Ablagerungen und Schleim aus dem Dickdarm entfernen, und zweitens durch Spülungen, die die klebstoffartigen Toxine aus den Darmwänden ausleiten. Eine bessere Verdauung und Ausleitung beruht immer darauf, dass beide Therapien durchgeführt werden, nicht nur die Spülung allein.

Wie ich schon sagte, mein Reinigungsprogramm beruht darauf, sich auf den Körper einzustimmen und zu beobachten, wie er sich im Laufe dieser 28 Tage verändert. Wie die meisten der Teilnehmer an meinen Detox-Seminaren werden auch Sie feststellen, dass Sie nach der Reinigung weiterhin Lust auf ballaststoffreiche Rohkost haben werden. Die Nahrungsmittel sorgen dafür, dass Sie sich wohlfühlen und dass alle Verstopfungsprobleme, unter denen Sie vielleicht leiden mussten, besser werden.

Zu einer Abhängigkeit kommt es selten, wenn Sie mit Einpflanzungen arbeiten, deshalb sind sie nach jedem Einlauf und jeder Darmspülung obligatorisch. Wenn Sie feststellen, dass Sie diese nach der Entschlackung immer noch brauchen, sollten Sie genau herausfinden, ob es sich dabei um eine körperliche oder eine psychische Abhängigkeit handelt. Das kann ein Zeichen dafür sein, dass Sie sich professionelle Hilfe suchen sollten.

Frage: Schwemmen Einläufe und Darmspülungen nicht auch nützliche Bakterien aus?
Antwort: Ja. Deshalb ist es so wichtig, dass Sie die Einpflanzungen machen und Probiotika und Rejuvelac nehmen. Sie brauchen nur ½ Liter Rejuvelac täglich, um die normale Darmflora wiederherzustellen und die Verdauung zu verbessern. Wir räumen während der Reinigung eine Menge aus, aber wir schaffen auch eine Menge wieder hinein.

Frage: Ich habe von Einläufen und Einpflanzungen mit Kaffee gehört. Was halten Sie davon?
Antwort: Viele Menschen halten sie zwar für wirksam, aber ich empfehle sie nicht. Ganz gleich, auf welche Weise Sie sich Kaffee zuführen, ich denke, er ist kein optimaler „Treibstoff" für den Körper. Ich halte ihn für das falsche Stimulans für den Darm. Wer weiß zudem, welche negativen Nebenwirkungen das vielleicht hat? Bleiben Sie beim nährenden Weizengrassaft oder beim flüssigen Chlorophyll, wie ich es empfohlen habe, und Sie werden großen Erfolg haben.

Tabelle 2
Das Programm für die 2. Woche –
Zusammenfassung

Nahrungsmittel/ Produkt	Anleitung
Rohkost	Essen Sie nur Rohkost, die nicht gekocht oder nicht über 48° C erhitzt wurde.
Dr. Wigmores Energie-Suppe	Rezept, siehe Seite 222.
Spirulina-wasser	Trinken Sie 60 bis 120 Milliliter konzentriertes Spirulinawasser.
Weizengrassaft	Wenn Sie Weizengrassaft nicht gewöhnt sind, trinken Sie 30 bis 60 Milliliter täglich. Wenn Sie ihn schon kennen und gut vertragen, trinken Sie 90 bis 120 Milliliter täglich.
frischer Gemüsesaft	Bereiten Sie frischen Gemüsesaft im Entsafter zu. Nehmen Sie dazu grünes Gemüse oder eine Mischung halb aus Karotten und halb aus grünem Gemüse. Nehmen Sie keine Roten Bete oder Obst. Trinken Sie ¼ bis ¾ Liter täglich.
Kokosöl	Nehmen Sie täglich 2 Esslöffel biologisches, nicht raffiniertes Kokosöl. Geben Sie 1 Esslöffel in Ihren grünen Shake, den anderen auf Rohkost-Cracker als Imbiss. Oder essen Sie das Öl direkt vom Löffel.
Kamutwasser	Erhöhen Sie die Menge des grünen Kamutpulvers auf 4 Esslöffel pro ½ Liter gereinigtem Wasser.
OxyKare	Geben Sie 1 Verschlusskappe auf 1 Liter gereinigtes oder gefiltertes Wasser.

In der 2. Woche werden Sie Ihre vegane Ernährung durch Rohkost ersetzen und mit allem anderen fortfahren wie in der 1. Woche. Zusätzlich beginnen Sie mit den Nahrungsergänzungen und den Therapien, die in der folgenden Tabelle beschrieben werden.

Zeitplanung	Nutzen
Achten Sie auf Hinweise, die Ihnen Ihr Körper gibt, und nehmen Sie einen Imbiss oder eine volle Mahlzeit zu sich, wenn Sie wirklich Hunger haben.	Rohkost ist nährstoffreich und während einer Reinigung hervorragend geeignet. Sie werden auch in der 3. und 4. Woche bei veganer Rohkost bleiben.
Genießen Sie diese perfekte Mahlzeit zu jeder Tageszeit kalt.	Energie-Suppe ist leicht verdaulich und völlig roh; sie reinigt den Darm und baut den Körper wieder auf.
Trinken Sie es täglich, am besten auf leeren Magen. Sie können es aber jederzeit auch zwischen den Mahlzeiten trinken.	Es wirkt basisch, ist proteinreich und eine gute Mineral- und Vitaminquelle (insbesondere für B-Vitamine).
Trinken Sie ihn möglichst auf leeren Magen; Sie können ihn aber auch zu anderen Zeiten trinken.	Weizengras nährt und reinigt den Körper.
Trinken Sie ihn morgens, am besten auf leeren Magen.	Frischer Gemüsesaft ist äußerst leicht verdaulich, nahrhaft und wirkt basisch.
Sie können das Öl zu jeder Tageszeit zu sich nehmen.	Kokosöl ist ein hochwirksamer „Brennstoff", der den Körper bei der Fettverbrennung unterstützt. Es ist ein natürliches Antibiotikum, Fungizid und Antiphlogistikum und bekämpft wirksam Hefepilze und Parasiten.
Trinken Sie es schluckweise über den Tag verteilt.	Es wirkt basisch, ist eine gute Vitamin- und Mineralquelle und unterstützt die gesunde Verdauung.
Trinken Sie es jederzeit zwischen den Mahlzeiten.	*OxyKare* wirkt gegen den *Candida albicans*-Pilz und ist ein Energie- und Sauerstofflieferant.

Fortsetzung nächste Seite >

Fortsetzung von vorheriger Seite

Nahrungsmittel/ Produkt	Anleitung
Probiotika	Nehmen Sie 3-mal täglich 2 Kapseln.
kalt gemahlener biologischer Leinsamen	Nehmen Sie ihn für Leinsamen-Müsli (Rezept siehe Seite 220) oder streuen Sie ihn über eine Hafer-Rohkost (Rezept, siehe Seite 221), über den Salat oder in eine Suppe.
Einläufe	Legen Sie sich auf die linke Seite und führen Sie das eingefettete Einlaufrohr in den After ein. Lassen Sie so viel Flüssigkeit, wie Sie halten können, in den Darm hineinlaufen. Entleeren Sie sich, wenn Sie sie nicht mehr halten können. Verbrauchen Sie den gesamten Inhalt des Bechers. Legen Sie sich auf die rechte Seite und wiederholen Sie das Ganze mit einem neuen vollen Becher. Legen Sie sich auf den Rücken und wiederholen Sie es noch einmal. Nehmen Sie maximal 3 Becher für jeden Einlauf. Machen Sie danach eine Einpflanzung (siehe unten). *Anmerkung:* Während des Einlaufs ist es hilfreich, den Bauchbereich mit Rizinusöl einzureiben und eine Wärmflasche aufzulegen.
Bockshornklee-wasser	Weichen Sie 1 oder 2 Tassen BockshornkleeSamen in 1 bis 2 Liter gereinigtem Wasser ein. Lassen Sie das Ganze 8 bis 12 Stunden bei Zimmertemperatur stehen. Seihen Sie die Samen ab und bewahren Sie die Flüssigkeit im Kühlschrank auf. Verwenden Sie die Samen noch einmal, gießen Sie mehr Wasser dazu und verfahren Sie wie zuvor angegeben.
Einpflanzungen	Füllen Sie nach dem täglichen Einlauf 120 bis 180 Milliliter unverdünntes Kamutwasser, flüssiges Chlorophyll oder Weizengrassaft in den Irrigator-Becher. Legen Sie sich auf den Rücken und führen Sie das eingefettete Einlaufrohr vorsichtig, soweit es geht, in den After ein. Halten Sie die Flüssigkeit 20 Minuten oder länger und entleeren Sie sich anschließend.

Zeitplanung	Nutzen
Nehmen Sie die Kapseln auf leeren Magen, entweder am Morgen oder nach einer Abendmahlzeit. Nehmen Sie sie, wenn Sie Kopfschmerzen bekommen.	Probiotika besiedeln den Dünn- und den Dickdarm und fördern das Wachstum der Darmflora.
Sie können ihn zu jeder Tageszeit zu sich nehmen.	Leinsamen ist reich an Ballaststoffen und an Omega-3-Fettsäuren.
Machen Sie jeden Tag einen Einlauf oder lassen Sie eine Darmspülung machen. Darauf sollte jeweils eine Einpflanzung folgen.	Einläufe entfernen feste und belastende Ablagerungen und Giftstoffe aus dem Darm.
für den täglichen Einlauf	Einläufe mit Bockshornkleewasser lösen Schleim und Ablagerungen.
täglich nach dem Einlauf	Die Wirkung von Einpflanzungen ist tief greifender als die von Einläufen. Sie nähren auch die Leber und andere Organe.

Erfahrungsberichte

Ich esse nur noch, wenn ich Hunger habe, und das Gefühl, dass ich das steuern kann, ist wunderbar. Ich glaube jetzt, dass ich tatsächlich esssüchtig war, bevor ich mit diesem kurzen Programm begann. Bei beruflichen Meetings, Familientreffen und Freizeitaktivitäten drehte sich bei mir immer alles ums Essen. Ich aß oft aus den falschen Gründen. Ich musste Nahrung in mich hineinstopfen, um meine innere Leere zu füllen, nicht um meinen Körper mit Nährstoffen zu versorgen. J. L.

Was ich bei meinem „Frühjahrsputz" gemacht habe: eine ganze Menge Dinge, die ich nie zuvor gemacht habe. Ich habe zum Beispiel Weizengrassaft, Kamutwasser und Rejuvelac getrunken; ich habe die Rotalge Dulse zu mir genommen und Darmspülungen machen lassen. Obwohl ich schon viele Jahre lang Vegetarierin bin, war diese Entschlackung eine wahre Erholung, denn es gibt außer Fleisch genug andere Lebensmittel, die dem Körper nicht guttun. Ich hatte während der Entgiftung grippeähnliche Symptome und musste mich öfters übergeben, aber ich bin eine Menge Giftstoffe losgeworden. Meine Nebenhöhlen sind jetzt freier, mein Rücken ist nicht mehr so steif, ich habe abgenommen und nicht mehr das Gefühl, dass mir ein Stein im Magen liegt. Vor allem aber fühle ich mich nicht mehr so erschöpft. A. P.

Die Entgiftung hat mir geholfen, meinen Körper und das, was er braucht, um sich in optimaler Form zu fühlen, besser zu verstehen. M.

Als ich mit diesem Programm begann, war ich skeptisch. Nur Rohkost? Lasst mich bloß damit Ruhe! Aber nach nicht einmal vier Wochen hat sich so viel verändert: Ich sehe nicht nur anders aus, ich fühle mich auch anders – und das hat mich überzeugt. N. L.

Während des Detox-Programms musste ich vieles loslassen, wovon ich überzeugt war, und mich darauf einlassen, dass eine andere Lebensweise möglich ist. Ich sah, dass ich mich aus den falschen Gründen körperlich und seelisch hinter Ess- und Trinkgewohnheiten versteckt hatte. Ich habe eine völlig neue Art von Lebensgefühl kennengelernt und den ganzen seelischen Ballast abgeworfen, den ich so lange mit mir herumgeschleppt habe. J. L.

Mit der Heilung ist es so eine Sache: Immer wenn ich dachte, ich sei gesund und im Gleichgewicht, wurde mir klar, dass ich eine weitere Ebene der Heilung erreichen könnte. Ich fühle mich nicht nur sehr viel gesünder, ich bin auch viel ruhiger und präsenter und ein freundlicherer Mensch geworden. Ich fühle mich so lebendig, wie seit vielen Jahren nicht mehr. Und das alles in nur vier Wochen! C. P.

Ich habe nicht geglaubt, dass ich das könnte – vier Wochen kein Fleisch, kein Brot, keine Butter –, doch ich habe es geschafft. Und nun stehe ich hier, um mehrere Kilos leichter, mit dichterem Haar, kräftigeren Nägeln und ohne weitere Probleme mit den Nebenhöhlen oder der Haut. I. A. C.

Ich wollte mit diesem Programm meinen Körper und meinen Geist reinigen und so viel wie möglich über Ernährung lernen. ... Mir wurde klar, dass ich mit sehr kleinen Portionen meinen Hunger stillen kann ... Die Entgiftung zeigte mir, wie stark Körper und Geist sein können. Und es machte mir auch noch Spaß! Wenn Sie mir vor dreißig Tagen gesagt hätten, wie gut ich mich jetzt fühle und dass ich das wirklich fertigbringen würde, hätte ich es Ihnen nicht geglaubt. M. M.

Kapitel 4

Transformation
15. bis 21. Tag

Wenn Sie Ihre Gefühle und Erfahrungen während Ihres bisherigen Reinigungsprozesses in einem Tagebuch festgehalten haben, ist der Beginn der 3. Woche eine wunderbare Gelegenheit, diese Aufzeichnungen noch einmal zu lesen. Eine Reinigung ist eine Wachstumserfahrung, und Wachstum kann ein subtiler Prozess sein, selbst wenn Symptome aufgetreten sind, mit denen umzugehen Sie erst einmal lernen mussten. Ihr Tagebuch zeigt Ihnen deutlich, wie Sie zu Beginn dieses Prozesses waren, und erinnert Sie wieder an die großen sowie die kleinen Veränderungen, die in den vergangenen beiden Wochen geschehen sind.

Jetzt beginnen sich die Ergebnisse Ihrer harten Arbeit wirklich innerlich und äußerlich abzuzeichnen. Aus Ihrem tiefsten Inneren strahlen Sie eine Vitalität aus, die es in keinem Kosmetiksalon zu kaufen gibt. Und doch beruhen die außergewöhnlichsten und aufregendsten Veränderungen Ihres körperlichen Wohlbefindens wahrscheinlich auf den innerlichen – denen, die man nicht sehen kann.

Zum ersten Mal seit Jahren – vielleicht seit Sie Ihren ersten Schluck Kuhmilch getrunken haben – bringt sich Ihr Körper vollkommen ins Gleichgewicht. Der *Candida*, den Sie schon für Ihren ständigen Begleiter gehalten haben, ist zurückgegangen. Ihr Blutzuckerspiegel ist im Gleichgewicht und dementsprechend werden Sie nicht mehr von einer schädlichen Sucht nach bestimmten Nahrungsmitteln geplagt. Heilerde, Flohsamen und Einläufe haben bereits einen großen Teil der Giftstoffe ausgeleitet, die Ihre Organtätigkeit behindert haben, und die sauerstoffreichen Nahrungsmittel, die Sie jetzt zu sich nehmen, versorgen Ihre Zellen mit reiner, lebendiger Nahrung. Ihr Körper fühlt sich umsorgt, ernährt und lebendig – es mag Ihnen vielleicht so vorkommen, als hätten Sie Ihr Ziel schon erreicht. In Wirklichkeit ist das aber erst der Anfang. Bisher hat sich Ihr Körper auf die 3. Woche vorbereitet, und am 15. bis 21. Tag werden Sie die am tiefsten gehende Reinigung erleben. Was Sie in dieser Zeit lernen werden, wird Ihr Leben körperlich und geistig vollkommen verändern.

Bereiten Sie sich auf Veränderungen vor

Freunde, Verwandte und selbst zufällige Bekannte haben sich Ihnen gegenüber ganz sicher schon auf recht entmutigende Weise über das Fasten geäußert. Obwohl Sie nie besser ausgesehen haben und plötzlich vor Energie nur so strotzen, bekommen Sie vielleicht immer wieder zu hören, dass das, was Sie da machen, ziemlich schräg ist und Sie das besser bleiben lassen sollten. Wenn man die Wahl hat, sich wohl und fit zu fühlen oder weiterhin mit Menschen zusammen zu sein, die nicht wollen, dass man sich wohl und fit fühlt, sollte man sich gegen diese Menschen entscheiden – das sagt einem jedenfalls der gesunde Menschenverstand. Dennoch ist es manchmal schwierig, negative Botschaften auszublenden. Möglicherweise überlegen Sie sich nun hundert Gründe, warum Sie die Reinigung nicht fortsetzen können: körperliche Beschwerden,

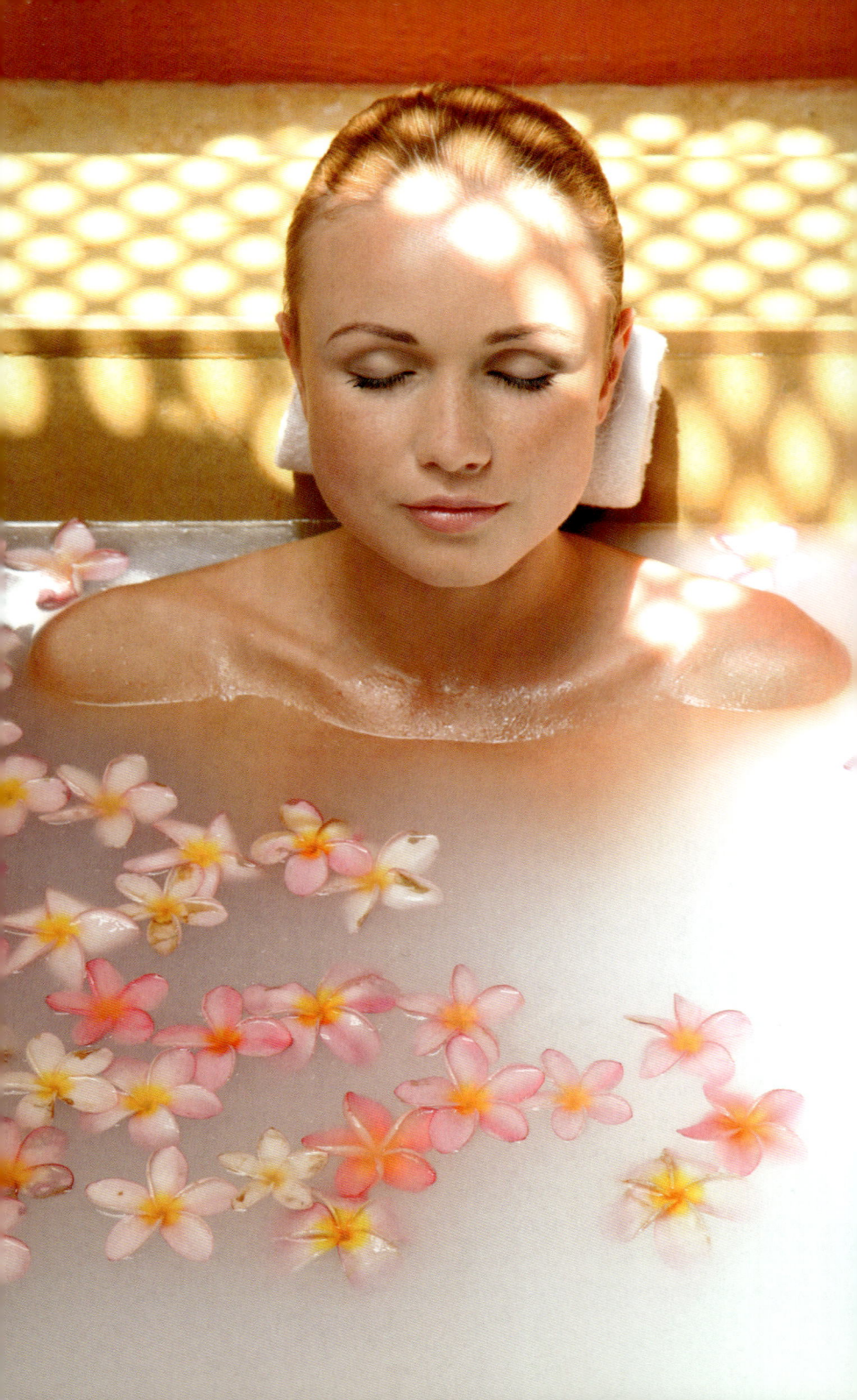

zum Beispiel, oder Gefühlsausbrüche, die den Menschen in Ihrer Umgebung unangenehm sind. Vielleicht machen es Ihnen Ihr Ehepartner, Ihre Kinder oder Ihre Lebensweise unmöglich, die gute Arbeit, die Sie begonnen haben, durchzuhalten.

Seinen eigenen Zustand zu verbessern – ob emotional, psychisch oder körperlich – ist eine harte, wenig angenehme Arbeit. Und sie wird eher noch schwerer als leichter. Jetzt abzubrechen ist keine große Kunst. Ich selbst habe ein paar Reinigungen aus ganz seltsamen Gründen abgebrochen. Aber tatsächlich habe ich die Mauer meiner eigenen Negativität öfter einfach durchbrochen, als dass ich vor ihr kapituliert habe. Und nun ist es meine Aufgabe, Ihnen zu sagen, dass diese „Gründe" keine wirklichen Gründe sind. Es sind Ausreden. Sie haben bereits zwei ganze Wochen in Ihre eigene Gesundheit und ein längeres Leben investiert. Sie müssen also nur noch ein bisschen länger dabeibleiben, um die nächsthöhere Ebene der Reinigung zu erreichen. Was das körperliche Unbehagen betrifft, das Sie dabei vielleicht erleben – herzlichen Glückwunsch: Starke Reinigungsreaktionen bedeuten, dass die Arbeit läuft. Sehen wir uns deshalb ein paar der häufig auftauchenden Symptome an, über die andere Detoxer in der 3. Reinigungswoche berichten.

Wenn der After schmerzt ...

Sitzen Sie im Augenblick? Wenn nicht, dann könnte die Ursache dafür darin liegen, dass Ihnen die Einlauf- und Einpflanzungstechnik Probleme bereitet. Fetten Sie bei der nächsten Behandlung die Spitze des Einlaufrohrs sehr gut ein, bevor Sie sie einführen. Nehmen Sie zwischen den Einläufen ein paar warme Bäder oder Sitzbäder.

Ein Bad kann helfen, wenn Ihnen kalt ist oder Sie sich erschöpft fühlen.

Haut und Gewebe um den After herum sind sehr empfindlich. An ihnen zeigen sich auch gern Reinigungssymptome. Nehmen Sie sich Zeit für Ihren Körper, wenn Sie Einpflanzungen oder Einläufe machen. Kein Grund zur Eile ... machen Sie langsam, lassen Sie Ihren Körper die Geschwindigkeit bestimmen. Gönnen Sie sich die Entspannung, um „mit dem Strom" der heilenden Flüssigkeiten „zu schwimmen", die Sie einleiten. Diese Therapien sind zutiefst heilend, sie werden seit Tausenden von Jahren mit Erfolg angewandt. Jedes damit verbundene Unwohlsein kann gelindert werden, wenn Sie die Position oder die Technik entsprechend anpassen.

Als ich zum ersten Mal mit der Entschlackung begann, tat mir der ganze Bereich um den After herum weh und meine Hämorrhoiden schmerzten sehr. Ich habe das als Teil meiner Heilkrise betrachtet und mich durchgekämpft. Das könnte auch der richtige Weg für Sie sein. Wenn Sie aber Schmerzen haben oder sich extrem unwohl fühlen, tun Sie das, was sich für Sie richtig anfühlt, selbst wenn es bedeutet, dass Sie die Einläufe oder Darmspülungen sein lassen.

Trockene Haut

Jetzt, nachdem die toxischen Ansammlungen im Darm abgenommen haben, passiert Ihre Nahrung den Verdauungstrakt schneller. Infolgedessen kann sich die Haut ein wenig trockener als gewohnt anfühlen. Essen Sie in diesem Fall Avocado, Samen oder Nüsse, um einige Fette zu ersetzen, die durch die Flohsamen und die Heilerde ausgeschwemmt werden. Sie können Ihrem grünen Shake natürlich auch 1 zusätzlichen Esslöffel Leinsamen oder Kokosöl hinzufügen.

Die Haut ist das größte Ausscheidungsorgan des Menschen. Das heißt, dass bei dieser hochwirksamen Reinigung große Mengen Giftstoffe über die Poren ausgeschieden werden. Dadurch

Nüsse sind reich an gesunden Fettsäuren und ersetzen bei der Entschlackung ausgeschwemmte Fette perfekt.

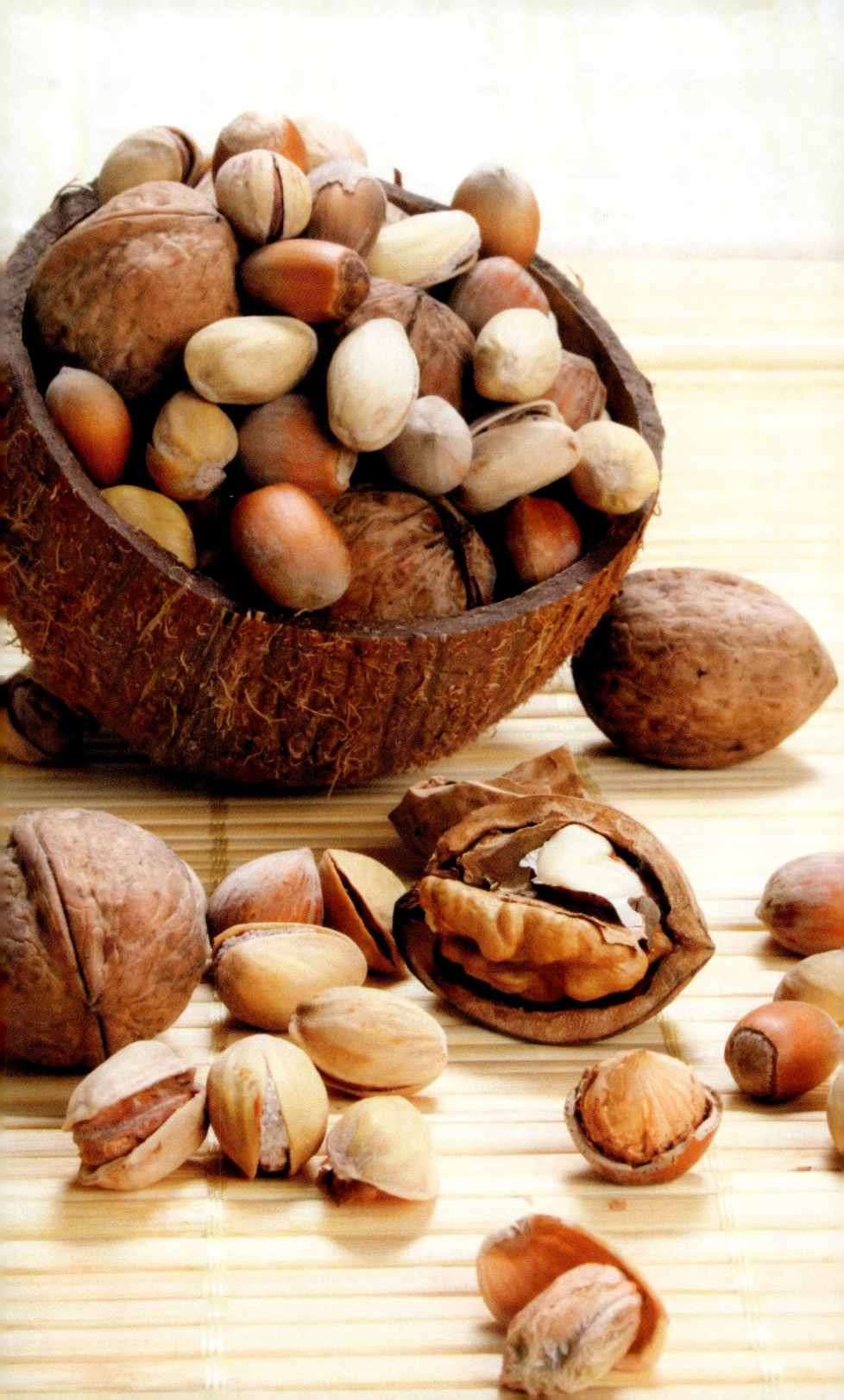

könnte sie ein wenig austrocknen. Da der Entgiftungsprozess in der 3. Woche seinen Höhepunkt erreicht, beginnen wir mit einigen äußerlichen Behandlungen, um die Haut bei der schnellen und effektiven Beseitigung angesammelter Schadstoffe zu unterstützen.

Ihre Waage zeigt mehr Kilos an?

Es ist kaum zu glauben, aber manche Menschen nehmen während der ersten paar Wochen dieses Programms tatsächlich zu. Das sind meist diejenigen, die unter einer ausgeprägten *Candida*-Besiedelung leiden. Zunehmen können Sie, wenn dieses Problem schon zu Beginn des Programms bestand oder Sie viele rohköstliche Desserts oder zuckerhaltige Nahrungsmittel wie Obst oder stärkehaltige Gemüse zu sich genommen haben. Sie können aber ganz beruhigt sein, die Gewichtszunahme ist nur vorübergehend. Das Programm der 3. Woche wird sich dieses Problems annehmen ...

Das Schöne an dieser Entschlackung ist, dass es keine Diät ist, sondern eine wirkliche Transformation. Diätprogramme sind vorübergehende Maßnahmen, mit denen wir am Montag beginnen und wieder aufhören, sobald uns unsere hautengen Hosen wieder passen. Sie verändern unsere Essgewohnheiten nicht wirklich und basieren meist auf Nahrungsmitteln, die eigentlich gar nicht für uns vorgesehen waren, wie Fleisch, Milchprodukte und künstliche Süßstoffe, und können deshalb in biochemischer Hinsicht ganz sicher keine Veränderungen im Körper bewirken.

Da dieses innere Reinigungsprogramm auf der reinen, sauerstoffreichen Ernährung beruht, die von der Natur für uns vorgesehen ist, wirkt es auf der zellulären Ebene, um den Körper wieder in seinen eigenen Idealzustand zu bringen. Sie werden da unterstützt, wo Sie es am meisten brauchen: Wer Fett loswerden muss, kann in 2 Wochen 9 Kilo abnehmen. Wer mit dem Hefepilzproblem zu kämpfen hat, kann den *Candida* loswerden und wird dabei nur wenig Gewicht verlieren.

Vor welchen Herausforderungen Sie auch immer stehen, ich garantiere Ihnen, dass dieses Programm Sie in der 3. Woche schneller voranbringen und Ihr Körper völlig ins Gleichgewicht kommen wird. Der dadurch angestoßene Selbstheilungsprozess wird Ihnen immer bewusster. Ihr Körper weiß ganz genau, wie er am besten funktioniert. Obwohl diese zusätzlichen Kilos jetzt ein schwerwiegendes emotionales Problem für Sie sein können, ist eine Korrektur des Ungleichgewichts nur möglich, wenn Ihr Körper den Reinigungsprozess durchläuft. Vertrauen Sie auf seine Weisheit. Diese Entschlackung schafft optimale Voraussetzungen für eine später anhaltende Gewichtsabnahme – ohne Jo-Jo-Effekt.

Kältegefühl, Krämpfe, Müdigkeit ...

Sie nehmen wahrscheinlich noch einige Heilsymptome aus der vorhergehenden Woche mit in die 3. Woche. Auch wenn Sie es längst wissen, ich wiederhole es noch einmal: Reinigungsreaktionen sind keine bloßen Unannehmlichkeiten. Auf diese Weise sagt Ihnen Ihr Körper, dass er sich gerade wieder ins Gleichgewicht bringt. Es ist zwar verlockend, die Botschaften des Körpers mit einer Tablette vorübergehend zu kaschieren, aber: Haben Sie sich nicht schon lange genug mit den falschen Nahrungsmitteln sowie unnötigen und schädlichen chemischen Präparaten selbst behandelt? Und waren es nicht vor allem genau diese Nahrungsmittel – wie Eiscreme, industriell verarbeitete Nahrungsmittel und Zucker-Snacks –, von denen Sie sich ein besseres Gefühl erhofft hatten und denen Sie Ihren jetzigen Zustand verdanken?

Manche Menschen halten dieses Detox-Programm nicht bis zum Ende durch, weil sie sich ihre Heilkrise nicht wirklich zugestehen. Man kann es sich zum Beispiel dadurch leichter machen, dass man nicht immer sofort eine Besserung erwartet. Ganz gleich ob es um Schwangerschaft, Wachstum oder Heilung geht, jeder biologische Prozess braucht seine Zeit. Ihre Krämpfe oder die Müdigkeit sind nicht einfach Reinigungssymptome, sie sind eine Art „Wachstumsschmerzen". Damit erinnert Sie Gott daran, dass Er dabei ist, in Ihrem Körper Wunder zu wirken. Wenn es zu Schmerzen oder unangenehmen Gerüchen kommt – bleiben Sie sich Ihres Körpers bewusst. Ich meine es so: tauchen Sie wirklich in Ihren Körper ein. Spüren Sie hin, wie Sie sich in Ihrer Haut fühlen ... hier und jetzt. Visualisieren Sie, was Ihr Körper leistet, um die Giftstoffe loszuwerden. Seien Sie dankbar für seine Zeichen, die Ihnen mitteilen, dass Ihre Organe „daran" arbeiten, und nehmen Sie weitere Hinweise dankbar an. Sie sind sozusagen die vorübergehenden „Nebenwirkungen" eines lebenswerten Lebens.

Reinigung ist ein Weg mit vielen Biegungen. Da Sie nun die letzte Hälfte des Abenteuers in Angriff nehmen, möchte ich Sie daran erinnern, dass Sie sich auch von psychischen Entgiftungssymptomen nicht abschrecken lassen sollten. Eine ganze Menge von dem, was uns plagt, schlucken wir im wahrsten Sinne des Wortes (mit dem Frustessen) hinunter. Sich von diesen unangenehmen Emotionen und den Beruhigungsversuchen durch schädliche Nahrungsmittel zu trennen ist eine Herausforderung für Seele und Körper.

Ich selbst habe mich bei einigen meiner Reinigungen mit allen um mich herum angelegt, bei anderen habe ich mich bei meinen Freunden durchgeheult, entweder aus Zorn oder aus tiefem Schmerz. Wenn Sie während dieser 28 Tage feststellen, dass Sie sich krampfhaft um Ihre emotionale Haltung bemühen, tun Sie sich einen Gefallen: Lassen Sie's sein. Führen Sie mit der Fachperson, die Ihre Reinigung begleitet und Sie unterstützt, ein offenes Gespräch. Schreien Sie, dreschen Sie auf ein Kissen ein, schreiben Sie Tagebuch oder bringen Sie Ihre Gefühle in einem Brief zum Ausdruck (den Sie dann vielleicht doch lieber nicht abschicken sollten). Gestehen Sie sich all die Emotionen zu, die jetzt auftauchen. Beim Frustessen geht es um Beruhigung. Wenn Sie die Kraft Ihrer Emotionen nicht spüren wollten und sie buchstäblich in sich hineingefressen haben, ist es wichtig, sie zu spüren, wenn sie sich ihren Weg nach außen bahnen. Wenn Sie sich Ihrer Gefühle – wie Zorn, Neid und Unmut – bewusst werden können, die Sie sonst eher hinunterschlucken, dann ist die Gefahr geringer, dass Sie diese kontraproduktive Angewohnheit auch in Zukunft pflegen werden.

3. Woche: Das ist neu

Wenn wir die Reinigung mit einer Olympiade vergleichen, dann entsprachen die 1. und 2. Woche dem Training und der Vorbereitung. In der 3. Woche findet das Hauptereignis statt – sie ist die Woche, in der Wunder geschehen können.

Wenn Sie mein Reinigungsseminar besucht oder die Erfahrungsberichte in diesem Buch gelesen haben, wissen Sie, dass echte Wunder – Befreiung von lebenslangen chronischen Leiden, das Verschwinden von Symptomen und sogar Heilungen – bei Detoxern durchaus häufig vorkommen. Allein mit den inspirierenden Geschichten meiner Klienten ließe sich ein Buch füllen. Joyce zum Beispiel, die meinem Restaurant gegenüber wohnte, kam vor der Reinigung die Stufen zu mir nicht hoch. Donna litt an gutartigen Geschwüren, die sich völlig aufgelöst haben. John, der HIV hat, erlebte, wie seine T-Zellen in nur 21 Tagen von 250 auf 850 stiegen. Diese Wunder und die vielen anderen in diesem Buch belegen die erstaunliche Fähigkeit unseres Körpers, sich zu erneuern, wenn wir ihn nur halbwegs lassen. In dieser Woche wird Ihr Körper diese Chance bekommen.

Was wird in der Zeit vom 15. bis zum 21. Tag von Ihrem Ernährungsplan gestrichen? An vier von den sieben Tagen nichts. Da machen Sie einfach so weiter wie in der 2. Woche. An den anderen drei Tagen werden Sie sich der höchsten Heilkunst zuwenden: dem Fasten.

Fasten

Fasten ist ein fester Bestandteil aller großen Weltreligionen. Seit Tausenden von Jahren vertrauen Mystiker aller spirituellen Traditionen auf das Fasten zur Reinigung von Körper und Seele, um das Augenmerk von den profanen Bedürfnissen des Körpers abzuziehen und sich auf die Gnade der Erleuchtung vorzubereiten. Mahatma Gandhi glaubte an das Fasten als hochwirksames Mittel zur Erlangung spiritueller Erkenntnis und positiver Veränderungen. Man muss sich in Erinnerung rufen, dass der Verzicht auf Nahrung nicht nur spirituelle, sondern auch geistige und physische Vorteile hat.

Auch Plato und Sokrates fasteten regelmäßig, um ihre geistige und körperliche Leistungsfähigkeit aufzubauen. Die medizinische Literatur aus dem alten China, Ägypten, Griechenland und Rom ist sich bezüglich der Heilwirkungen des Fastens einig. Befürworter des Fastens berichten heute, dass ein kontrollierter Nahrungsentzug über einen angemessenen Zeitraum bei der Behandlung von zahlreichen Leiden – unter anderem Allergien, Arthritis, Asthma, Herzproblemen, Verdauungsstörungen, Schlaflosigkeit, Migräne, Nebenhöhlenproblemen, Hautausschlägen, Magengeschwüren, Schilddrüsenstörungen, Tumoren und Augenerkrankungen wie Katarakten und Glaukomen – wirksam ist. Zudem haben Wissenschaftler im letzten Jahrhundert ganz konkret eine Wechselbeziehung zwischen einer geringeren Nahrungsaufnahme und einer höheren Lebenserwartung hergestellt. Forscher, die diesen Faden heute wieder aufnehmen, scheinen dazu prädestiniert, in die Fußstapfen der kompetenten medizinischen Pioniere früherer Zeiten zu treten.

Lassen Sie mich eines klarstellen: Fasten heißt nicht hungern. Es ist der Verzicht auf Essen (aber nicht auf Flüssigkeit!), damit der Körper die Gelegenheit bekommt, sich der angesammelten Giftstoffe zu entledigen. Nach einer wirksamen, reinigenden Fastenkur ist der Stoffwechsel wieder in Ordnung. Die Menschen fühlen sich dann energiegeladen, geistig konzentriert und voller Leben. Fasten ist eine wirklich transformierende und lebensbejahende Erfahrung, die die meisten Menschen immer wieder machen wollen. Wie Sie wissen, fangen wir nicht von jetzt auf gleich mit dem Fasten an. Wir haben den Körper zwei Wochen lang auf diesen Teil der Reinigung vorbereitet. Wir haben die Menge der Nahrung reduziert, den Blutzuckerspiegel ins Gleichgewicht gebracht, giftige Substanzen ausgeleitet und noch andere Dinge getan. Sie sollten niemals ohne Vorbereitung einfach aufhören zu essen, um zu fasten, das ist sehr wichtig.

Sie wissen ganz sicher, dass es viele verschiedene Möglichkeiten des Fastens gibt. Man kann zum Beispiel Saftfasten, Wasserfasten und sogar eine Fastenart wählen, bei der man sich auf eine einzige Nahrungsmittelart, wie braunen Reis oder Obst, beschränkt. Da sich das Wort „fasten" vom altenglischen *faestan* ableitet, das „ohne Nahrung auskommen" heißt, haben Kuren, bei denen man eine einzelne Nahrungsart zu sich nehmen darf, eigentlich gar nichts mit Fasten zu tun. Wirkliches Reinigungsfasten wirkt auf zweierlei Weise: Erstens stößt es eine tiefe Entgiftung an, indem es den Körper von Toxinen und Schleim reinigt, und zweitens koppelt es den Körper von dem energieintensiven Verdauungsprozess ab und unterstützt so die Heilung.

Unser Fasten beruht auf einer flüssigen Ernährung, die hauptsächlich aus in hohem Maße mit Sauerstoff angereicherten grünen Getränken, nahrhaften Fruchtsäften, stark revitalisierendem Weizengrassaft und Rejuvelac besteht. Wenn Sie zum ersten Mal fasten, schlage ich vor, dass Sie das höchstens 3 Tage lang machen. Ich hatte allerdings auch schon Klienten, die die Entgiftung zum ersten Mal gemacht haben und viel länger als 3 Tage fasteten. Wenn Ihr Körpergefühl Ihnen sagt, dass Sie weiter fasten können, dann sollten Sie das auf jeden Fall tun. Sie sollten es aber nicht übertreiben. Spüren Sie nach, wann Sie das Fasten auf sanfte Weise brechen sollten. Wenn Sie natürlich schon viel Erfahrung mit der

Entgiftung haben und dieses Detox-Programm schon einmal absolviert haben, können Sie sich bezüglich der Fastendauer ganz auf Ihre Intuition verlassen. Sie wissen dann genug über Ihren Körper.

Ist Fasten etwas „Normales"?

Cindy, eine meiner Seminarteilnehmerinnen, war sich da nicht so sicher. Obwohl sie die ersten beiden Reinigungswochen mit Glanz und Gloria hinter sich gebracht hatte, sagte sie im Hinblick auf das bevorstehende Fasten: „Ich habe das Programm zwei Wochen lang peinlich genau eingehalten und mich nie besser gefühlt. Aber ich kriege den Gedanken nicht los, dass es einfach nicht normal ist, auch nur für ein paar Tage nichts zu essen."

Ihr Kommentar löste bei den anderen Schmunzeln aus, doch Cindy hatte ein wichtiges Problem angesprochen. Nach dem Bauchumfang der meisten Geschäftsleute zu urteilen, ist Fasten in den Vereinigten Staaten nicht normal. Und sicher auch nicht in meiner Heimatstadt Chicago, die dafür bekannt ist, dass man dort in puncto Essen richtig zuschlagen kann. Was ist also normal? Für die meisten Amerikaner ist das eine bis zum Überlaufen mit Pommes und Käse (mit einem Nährwert von um die 2000 Kalorien) gefüllte Pappschachtel – und das ist nur ein Imbiss! Für viele von uns ist es auch normal, Essen als Belohnung, als Ersatz für Liebe, als Sucht und als alles mögliche andere zu betrachten, nur nicht einfach als das, was es eigentlich sein sollte: ein Lebens-Mittel. So gesehen ist der totale Verzicht auf Essen sicher nichts, das wir „normal" nennen würden. Stimmt's?

Zum Verständnis normaler Verhaltensweisen beobachten Wissenschaftler oft Tiere, die sich noch ganz auf ihre Instinkte verlassen: Wenn sie krank sind, hören sie auf zu fressen. So sparen sie Kraft und gönnen ihren lebenswichtigen Systemen die dringend benötigte Pause. Durch das Fasten kann das kranke Tier seine ganze Energie zur Heilung einsetzen. Während sich die Menschen mit Haarspaltereien aufhalten, wie, ob das alte Sprichwort nun lautet, dass man ein Fieber aushungern und eine Erkältung füttern soll oder umgekehrt, tun die Tiere, was ihnen ihr Instinkt sagt.

Betrachten Sie Ihren Körper einmal als Maschine. Wenn Sie dreimal täglich kräftig gegessen haben, läuft Ihre Maschine zeitlebens 24 Stunden am Tag, nur um die Nahrung durch Ihr System zu schleusen. Fasten ist Ihre Chance, die Maschine einmal anzuhalten und zu schauen, wo eine Wartung fällig ist, und mit der Reparatur zu beginnen.

Nachdem ich mich schon viele Jahre lang reinige, erlebe ich während des Fastens keine Heilkrisen und keinen Gewichtsverlust mehr. Mein Gewicht, mein Energieniveau und mein Gefühlsleben bleiben im Gleichgewicht. Da das Fasten ein in die Tiefe gehender Abschnitt der Reinigung für Sie sein wird, könnte es sein, dass es zu weiteren Anzeichen der Entgiftung, unter anderem zu Benommenheit, grippeähnlichen Symptomen, emotionalen Turbulenzen oder anderen leichten Schmerzen, kommt, die Sie vielleicht zuvor schon hatten. Zweifeln Sie nicht daran: Sie haben nun die höchste Stufe der Reinigung erreicht. Nachdem Sie Ihren Körper in den letzten beiden Wochen gründlich vorbereitet haben, kommt es jetzt zu den tiefsten Einschnitten. Die Giftstoffe, die nun in Ihrem System freigesetzt werden, waren dort jahrelang eingeschlossen. Tun Sie nicht so, als seien Sie krank, und richten Sie Ihr Augenmerk nicht auf irgendwelche Symptome, überlegen Sie lieber, wie die Schadstoffe sich in Ihrem System einnisten konnten. Was hat Gott sich für Sie vorgestellt: dass Sie ein Endlager für chemische Abfälle sind oder das sich selbst heilende Wunder, das Er geschaffen hat? Sie kommen Gottes Vorstellung mit jedem Fastentag näher.

Oregano-Öl

Die Anwendung dieser heilenden Kräutertinktur während des Fastens führt zu Ergebnissen, die Sie sich nicht hätten träumen lassen. Das Oregano-Öl ist extrem konzentriert und stark, sodass

Geruch und Geschmack Sie zunächst vielleicht eher abschrecken. Wenn Sie diese ersten Eindrücke jedoch überwinden, wird Sie die Heilkraft dieses Öls schier umhauen. Wenn ich sehr viel Stress habe, greife ich wegen der beruhigenden Wirkung immer zuerst zu Oregano-Öl. Seine natürlichen antibiotischen Eigenschaften bekämpfen Erkältungen, Pilze, Parasiten, Viren und Hefepilze. Oregano-Öl wirkt außerdem entzündungshemmend und ist sehr heilsam bei Verdauungsbeschwerden. Wenn es Ihnen zunächst zu stark ist, können Sie mit 1 oder 2 Tropfen ein paar Mal am Tag beginnen und sich allmählich daran gewöhnen; aber denken Sie daran: Sie sind jetzt im „Trainingslager". Je mehr Sie tun können, desto besser werden Ihre Ergebnisse sein.

3. Woche: Nehmen Sie an jedem Fastentag 1 oder 2 Pipetten Oregano-Öl.

Systemische Enzyme

Dies ist eines der Nahrungsergänzungsmittel, die mein Leben wirklich verändert haben. Wie Sie bereits wissen, sind für jeden Stoffwechselvorgang in Ihrem Körper Enzyme zuständig. Verdauungsenzyme wirken ganz spezifisch im Mund, im Magen und im Darm und unterstützen den Körper bei der Aufspaltung der Nahrung, bei der Aufnahme von Nährstoffen im Darm und bei der Beseitigung gastrointestinaler Störungen. Systemische Enzyme stärken den ganzen Körper, denn sie gelangen durch den Verdauungstrakt zu den Organen und zu den Geweben. Sie werden immer auf leeren Magen genommen, sodass sie nicht mit dem Verdauungsprozess in Berührung kommen und dadurch an Wirksamkeit verlieren.

Systemische Enzyme stimulieren das Immunsystem und können häufig auftretende Beschwerden wie verstopfte Nasennebenhöhlen, Kopfschmerzen und Arthritis lindern. Sie können den Kreislauf anregen, Entzündungen zurückgehen lassen und Cholesterin sowie Fibrin – einen Eiweißstoff des Blutes, der während der Blutgerinnung entsteht – in den Blutgefäßen auflösen. Während der Einnahme dieser Enzyme werden Sie feststellen, dass sie beweglicher sind und weniger Schmerzen haben. Einige Ärzte, die an meinen Detox-Seminaren teilgenommen haben, verschreiben ihren Patienten diese Enzyme in hohen Dosen bei Sportverletzungen und erzielen damit fabelhafte Ergebnisse. Jetzt, mit über sechzig, gehe ich zum Ballettunterricht wie Mädchen im Teenageralter. Dank der systemischen Enzyme sind meine Zehen nicht schwielig und mein Körper erholt sich schneller als bei den meisten dieser „Küken".

Es liegt an Ihnen, ob Sie diese Enzyme einnehmen oder nicht. Vielleicht sind sie Ihnen einfach zu teuer. Wenn Sie sie sich doch noch leisten können, dann lege ich sie Ihnen dringend ans Herz. Ich kann inzwischen nicht mehr ohne sie leben und weiß, dass es vielen meiner Detoxer genauso geht. Wenn Sie sie nicht während der Entschlackung nehmen, nehmen Sie sie eben zu einem anderen Zeitpunkt.

3. Woche – auf einen Blick

Beginnen Sie mit:
- Fasten (3 Tage oder länger)
- Oregano-Öl
- systemischen Enzymen (freigestellt)

Verzichten Sie auf:
(während des Fastens):
- feste Nahrung
- Energie-Suppe
- Bockshornkleesamen-Kapseln
- grüne Shakes
- Flohsamenpulver und Heilerde

Fahren Sie fort mit:
- 100 Prozent Rohkost, wenn Sie nicht fasten
- Darmspülungen oder Einläufen
- Spirulinawasser
- frischem Gemüsesaft
- Kamutwasser
- Wasser mit *OxyKare*
- Rejuvelac
- Weizengrassaft

Fortsetzung auf Seite 157

3. Woche: Nehmen Sie 3-mal täglich 2 Kapseln während des Fastens. Sie können sie auch danach noch einnehmen.

3. Woche: Damit hören Sie jetzt auf

Während des Fastens verzichten Sie auf jegliche feste Nahrung, auf alles also, was Sie gründlich kauen müssen. Außerdem nehmen Sie keine Energie-Suppe, keine Bockshornkleesamen-Kapseln und keinen grünen Shake sowie keinen Flohsamen-Heilerde-Cocktails mehr zu sich.

3. Woche: Damit fahren Sie fort

Es ist wichtig, die Darmspülungen oder Einläufe und die Einpflanzungen während des Fastens fortzusetzen. Auch die Säfte und die Nahrungsergänzungen nehmen Sie weiter zu sich. Sie kurbeln die Selbstheilung des Körpers an, ohne den Verdauungstrakt zu belasten.

Darmspülungen, Einläufe und Einpflanzungen

Diese Frage, das wusste ich, war jedem im Seminarraum bereits durch den Kopf gegangen. Aber schließlich war es Mike, ein forscher Geschäftsmann, der sie dann stellte: „Ich weiß: ‚Besser raus, als rein‘, ist dein Spruch. Aber was soll denn da jetzt rauskommen, wo nichts reinkommt? Muss ich denn wirklich während des Fastens auch Einläufe und Einpflanzungen machen?"

Ich wäre die Erste, die Mike recht gäbe, wenn während des Fastens wirklich nichts „rauskäme". Fasten ist jedoch eine Zeit der größtmöglichen Reinigung. Mehr Giftstoffe als je zuvor werden aus dem Körper ausgeleitet. Denken Sie einmal darüber nach. – Zur Ausleitung der Giftstoffe ist es also ganz besonders wichtig, dass Sie täglich einen Einlauf machen oder eine Darmspülung machen lassen, auf die jeweils eine Einpflanzung folgt.

Andersherum gesprochen, wenn Sie keine Einläufe oder Darmspülungen haben wollen, sollten Sie am besten gar nicht fasten. Während des Fastens giftige Substanzen in die Systeme zu entlassen und sie nicht auszuleiten, kann gefährlich sein, insbesondere wenn der Körper gerade sehr empfindlich ist. Wenn Sie jetzt schon so weit gekommen sind, warum sollten Sie dann nicht alles durchziehen? Darmspülungen sind vielleicht ein wenig unangenehm, aber das ist nichts im Vergleich zu den gesundheitlichen Problemen, die auf Sie zukommen könnten, wenn Sie darauf verzichten.

Frischer Gemüsesaft

Trinken Sie weiterhin frische Gemüsesäfte aus grünem Gemüse oder je zur Hälfte mit Karotten gemischt. Während einer Fastenkur leistet Ihr Herz Schwerarbeit, um Sie von den giftigen Stoffen zu befreien. Zeitweise können Sie es sogar heftig schlagen hören.

3. Woche – auf einen Blick
Fortsetzung von Seite 155

Folgendes ist freigestellt:
- Kokoswasser aus der Nuss
- Verdauungsenzyme
- energetische Therapie
- Sauerstoffbäder
- Probiotika (*Ultra Flora*)

Probieren Sie Folgendes aus:
- Meersalzbäder
- die Haut bürsten
- die Wohnung entgiften
- die Zunge reinigen
- das Deodorant weglassen
- Oliven- oder Kokosöl für die Haut
- Atemtherapie
- natürliche Seifen

Einen ausführlichen Überblick über das Reinigungsprogramm der 3. Woche finden Sie in Tabelle 3, Seite 176 f.

Mithilfe des frischen, nährstoffreichen Gemüsesafts behält Ihr Körper bei der Ausleitung seine Kraft und Energie. Es ist wichtig, dass Sie während des Fastens keine anderen süßen Gemüse (wie Rote Bete) und absolut keine Fruchtsäfte oder Süßungsmittel zu sich nehmen. Vor den mittlerweile sehr beliebten Reinigungen, bei denen das Fasten mit Ahornsirup oder Honig empfohlen wird, muss ich Sie entschieden warnen. Große Zuckermengen während des Fastens können die Bauchspeicheldrüse überfordern und den Blutzuckerspiegel aus dem Gleichgewicht bringen. Meiner Erfahrung nach führt das nach dem Fasten zu einem heftigen Verlangen nach Zucker und zu einer unerwünschten Gewichtszunahme.

Grünes Kamutpulver

Trinken Sie Ihr Kamutwasser weiter. Wenn Sie das nicht ohnehin schon getan haben, sollten Sie jetzt die Menge an grünem Kamutpulver verdoppeln und 4 Esslöffel mit ½ bis 1 Liter gereinigtem oder gefiltertem Wasser mischen.

OxyKare

Nehmen Sie *OxyKare* weiter und verändern Sie die Menge nicht. 1 Verschlusskappe auf 1 Liter Wasser reichen. Viel hilft nicht immer viel.

Rejuvelac

Trinken Sie weiterhin so viel Rejuvelac über den Tag, wie Sie möchten. Nichts hält Ihre Energie während des Fastens so gut aufrecht.

Weizengrassaft und Spirulina

Um optimale Ergebnisse zu erzielen, nehmen Sie während des Fastens weiterhin täglich 60 bis 120 Milliliter Spirulinawasser und ebenso viel Weizengrassaft zu sich. Wie ich bereits erwähnt habe: Diese Reinigung ist wie die Olympiade. Nehmen Sie sich ruhig Großes vor ... und geben Sie Ihr Bestes.

Verdauungsenzyme und Probiotika

Viele Menschen schlucken während des Fastens nicht gerne Pillen. Wenn es Ihnen jedoch nichts ausmacht, nehmen Sie weiterhin Ihre Verdauungsenzyme und Probiotika. Die Einnahme der Enzyme zusammen mit dem grünen Saft verbessert die Nährstoffaufnahme. Nach einem Einlauf oder einer Darmspülung hilft Ihnen das Probiotikum, die nützlichen Darmbakterien in Ihrem System schnell wieder anzusiedeln.

Tipps für das erfolgreiche Fasten

Obwohl Fasten Teil des Reinigungsprozesses ist, werden Sie feststellen, dass es auch noch etwas ganz anderes ist und eine Eigendynamik annimmt. Da es sowohl körperlich als auch spirituell erlebt wird, kann es sein, dass Sie das Bedürfnis bekommen, bestimmte Dinge zu praktizieren. Vielleicht möchten Sie Meditation, automatisches Schreiben (das heißt, Sie schreiben, was Ihnen gerade in den Sinn kommt, auch wenn das völlig unzusammenhängend ist) oder etwas anderes Kontemplatives ausprobieren. Ihr Körper wird sich auch in dieser Phase bemerkbar machen und manches davon kann eine Herausforderung für Sie darstellen.

Wie viele Männer und Frauen, die an meinem Detox-Programm teilnehmen, stellen möglicherweise auch Sie vielleicht fest, dass Sie ohne feste Nahrung geradezu

Was Ihnen das Fasten schenkt

Fasten genießt mitunter einen schlechten Ruf – hauptsächlich bei Menschen, die es noch nie erlebt haben. In Wirklichkeit gibt es nichts, was mehr zentriert und körperlich und spirituell besser reinigt, als ein paar Tage auf Nahrung zu verzichten. Fragen Sie jemanden, der es schon ausprobiert hat. Er wird Ihnen sagen, dass es die beste Medizin sein kann. Selbst nur ein paar Tage lang zu fasten klärt Körper und Geist und nützt Ihnen dabei auf folgende Weise:

- Es verbessert den Teint;
- entspannt Sie und
- erhöht Ihre Abwehrkräfte;
- lässt Sie abnehmen;
- schenkt Ihnen ein größeres spirituelles Bewusstsein,
- Inspiration,
- ein längeres Leben,
- mehr Energie,
- einen tieferen Schlaf und
- lässt Ihre Allergien zurückgehen.

durch den 1. Tag schweben. Viele bereiten sich auf das Fasten vor, indem sie Vorräte anlegen, um diese Erfahrung gut zu überstehen. Da stehen Saftflaschen in Reih und Glied im Kühlschrank bereit wie die Soldaten, aufmunternder Lesestoff liegt überall herum und vielleicht werden auch Termine für eine Massage oder eine andere Körperarbeit gemacht, um sich für die Ausdauer zu belohnen. Dann kommt der 2. Tag. Nach 24 Stunden hat die Fastenerfahrung den Reiz des Neuen und der Anfänger etwas von seinem Enthusiasmus verloren. Vielleicht fühlen sie sich müde, gereizt, ausgesprochen „unspirituell" oder extrem hungrig. Unnötig zu erwähnen, dass in einem solchen Fall selbst der härteste, vollkommen vegane, getrocknete und ausschließlich rohe Kekse Essende schwach werden kann – wenn er oder sie keinen Plan hat. Fasten wirkt am besten, wenn Sie die 3 Tage durchhalten. Für diese intensive Zeit der Reinigung entschädigen Sie die nachhaltigen Wirkungen in den kommenden Monaten. In Augenblicken, in denen Sie sich aber so ausgehungert fühlen, dass Sie fürchten, das Fasten gleich aufzugeben, gibt es ein paar Tricks, die Ihnen helfen:

- Trinken Sie etwas Rejuvelac. Das Protein in diesem wunderbaren Getränk könnte genau das Richtige gegen ihren quälenden Hunger sein.
- Trinken Sie Kokoswasser. Das ist besonders hilfreich, wenn Sie Verlangen nach etwas Süßem haben. Wenn möglich, trinken Sie frisches und nicht pasteurisiertes Wasser direkt aus der Kokosnuss. Die abgepackte Variante ist aber auch in Ordnung.
- Verwöhnen Sie sich mit einer Tasse Energie-Suppe. Das ist das Richtige, wenn Rejuvelac und Kokoswasser nicht ausreichen und Sie immer noch kurz vor dem Umkippen sind. Aber lassen Sie sich nicht täuschen: Die Energie-Suppe ist eine vollständige Nahrung. Sie mag wie eine Flüssigkeit aussehen, aber sie enthält trotzdem Ballaststoffe und setzt

Ihr Verdauungssystem wieder in Gang. Wenn Sie eine Portion essen, dann fasten Sie streng genommen nicht mehr. Wenn die Suppe Ihnen aber hilft und Sie dann einen weiteren Tag fasten wollen, ist dieser kleine Ausrutscher es wert gewesen. Im Übrigen ist es immer noch eindeutig besser, das Fasten mit Energie-Suppe zu unterbrechen als mit einer Peperone-Pizza oder etwas anderem, was Ihre Reinigung scheitern lässt.

Schützen und verwöhnen Sie sich!

Während des Fastens leistet Ihr Körper Schwerarbeit. Sie mögen sich zwar lebendiger und energiegeladener fühlen als je zuvor, doch die Gefahr, krank zu werden, ist jetzt größer als sonst. Somit sind ein anstrengendes Bewegungsprogramm oder schwere Arbeit während dieser Zeit nicht angebracht. Es ist eine Zeit, in der Sie das märchenhafte Gefäß, in dem Ihr Geist wohnt, hegen und pflegen sollten.

Geben Sie Ihrem Körper in diesen 3 Tagen die Zeit, die er braucht, um sich auf das Fasten und die Wiederherstellung des Gleichgewichts einzustellen. Machen Sie lange Spaziergänge, bringen Sie den Lymphfluss auf einem Mini-Trampolin in Gang und versuchen Sie, Zeit zu finden, um die wichtige Beziehung zwischen Körper und Geist zu stärken. Gönnen Sie sich 1 Stunde Zeit für Yoga (aber nicht Ashtanga, Bikram oder andere körperlich anstrengende Arten). Meditieren Sie über das Wunder, das sich in Ihnen vollzieht. Trotz allem, was Ihr Körper bereits bewältigen musste, arbeitet er schwer, um sich zu reinigen und Ihnen ein langes Leben und Kraft zu schenken.

Die Fastentage können eine unglaublich aufbauende Zeit sein. Spüren Sie, wie Sie Ihr Leben wieder in den Griff bekommen. Mit jeder Stunde werden Ihre Konzentration, Ihre Kraft und Ihr Potenzial größer. Sie finden zu Ihrer Stärke zurück. Sie können das alles noch zusätzlich durch „Medien-Fasten" verstärken: Meiden Sie Nachrichten im Fernsehen, in Zeitungen und am Computer. Was sind sie anderes, als die täglichen Überbringer und Verteiler schlechter Nachrichten? Tilgen Sie sie aus Ihrem Bewusstsein. Oder, noch besser, ersetzten Sie sie durch wunderbar lehrreichen Lesestoff wie *Goldene Gegenwart* von Swami Satchidananda*, um sich täglich inspirieren zu lassen.

Sie werden feststellen, dass dies eine Zeit tief greifender Heilung ist. Wie könnte es auch anders sein? Sie geben Ihrem Körper genau das, was er braucht, um in Hochform zu sein. Nichts könnte ihn mehr aufbauen. Und Ihr Körper vermittelt Ihnen das zutiefst beruhigende Gefühl körperlichen und seelischen Wohlbefindens. Seien Sie nicht überrascht, wenn sich Ihr Schlafmuster während des Fastens völlig verändert. Vielleicht schlafen Sie mehr als je zuvor, vielleicht brauchen Sie aber auch nur sehr wenig Schlaf. Vielleicht sind Sie um 3 Uhr nachts hellwach und fühlen sich um 15 Uhr schon todmüde. Machen Sie sich keine Sorgen wegen dieser Veränderungen – sie gehen vorüber. Hören Sie so viel wie möglich auf Ihren Körper, und geben Sie ihm, was er braucht. Wahrscheinlich ist es am besten, über ein Wochenende zu fasten, wenn Sie nicht so viele Verpflichtungen haben.

Während des Fastens sind Sie sehr empfindlich gegenüber Chemikalien und Schadstoffen. So, wie Sie Giftstoffe aus Ihrer Nahrung entfernt und sich auf die sauerstoffreichen Nahrungsmittel für Ihre Zellen ausgerichtet haben, sollten Sie auch sehr genau darauf achten, mit welchen Produkten Sie Ihre Haut pflegen. Denken Sie daran, dass alles, was Sie auf Ihre Haut auftragen, in den Blutkreislauf gelangt und Sie genauso beeinflusst wie die Nahrung. Um diese besondere Zeit bestmöglich zu nutzen, sollten Sie die folgenden Veränderungen in Erwägung ziehen, damit Sie keine Giftstoffe über die Haut aufnehmen.

---

* Siehe unter Literaturempfehlungen im Anhang, Seite 232 ff.

Verzichten Sie auf Deo

Die Lymphknoten, von denen sich viele unter den Achseln befinden, nehmen Giftstoffe auf und brauchen eine Pause von den ständigen Angriffen durch chemische Substanzen, denen sie ausgesetzt sind. Der Schweiß spült Giftstoffe aus dem Körper. Wenn Sie das durch Deodorants verhindern, blockieren Sie die natürliche Fähigkeit des Körpers, sich abzukühlen und zu reinigen. Bleiben Sie da doch einfach mal locker! Sie werden überrascht sein, wie sauber Ihre natürliche, unbehandelte Haut riechen kann. Wenn Sie dennoch verunsichert sind, holen Sie sich in Ihrem Reformhaus oder im Bioladen ein Deo mit natürlichen Wirkstoffen. Die Alternativen zu den chemischen Produkten wirken hervorragend, ohne die Poren zu verschließen oder die Gesundheit zu gefährden. Bedenken Sie: Nach mehreren Entgiftungen, wenn Ihr Körper wirklich völlig gereinigt ist, riecht Ihr Schweiß nicht mehr wie verwesendes Fleisch oder alte Chemikalien. Dann wird Ihr Körper, wie meiner, eine deofreie Zone sein. – Und Sie werden trotzdem Freunde haben.

Entscheiden Sie sich für eine sanfte Reinigung

Die meisten Seifen trocknen die Haut aus und enthalten jede Menge Zusatzstoffe und Chemikalien. Ganz besonders während des Fastens ist es wichtig, dass Sie Ihre Haut mit einer natürlichen Seife pflegen. Sie kostet vielleicht ein bisschen mehr als Massenware, aber Ihre Haut bleibt sauber, weich und frei von Chemie.

Sorgen Sie für natürliche Feuchtigkeit

Das Fasten bietet unglaubliche Möglichkeiten für die innere Hygiene. In dieser Zeit ist es nicht sinnvoll, chemikalien- oder parfumhaltige Lotionen oder Feuchtigkeitscremes auf die Haut aufzutragen. Unterstützen Sie sie mit einem natürlichen Produkt. Ich verlasse mich auf Oliven- oder Kokosöl, um meine Haut täglich geschmeidig zu halten. Ich habe es in Pumpspender abgefüllt. Obwohl ich die Wechseljahre schon hinter mir habe – meine Haut

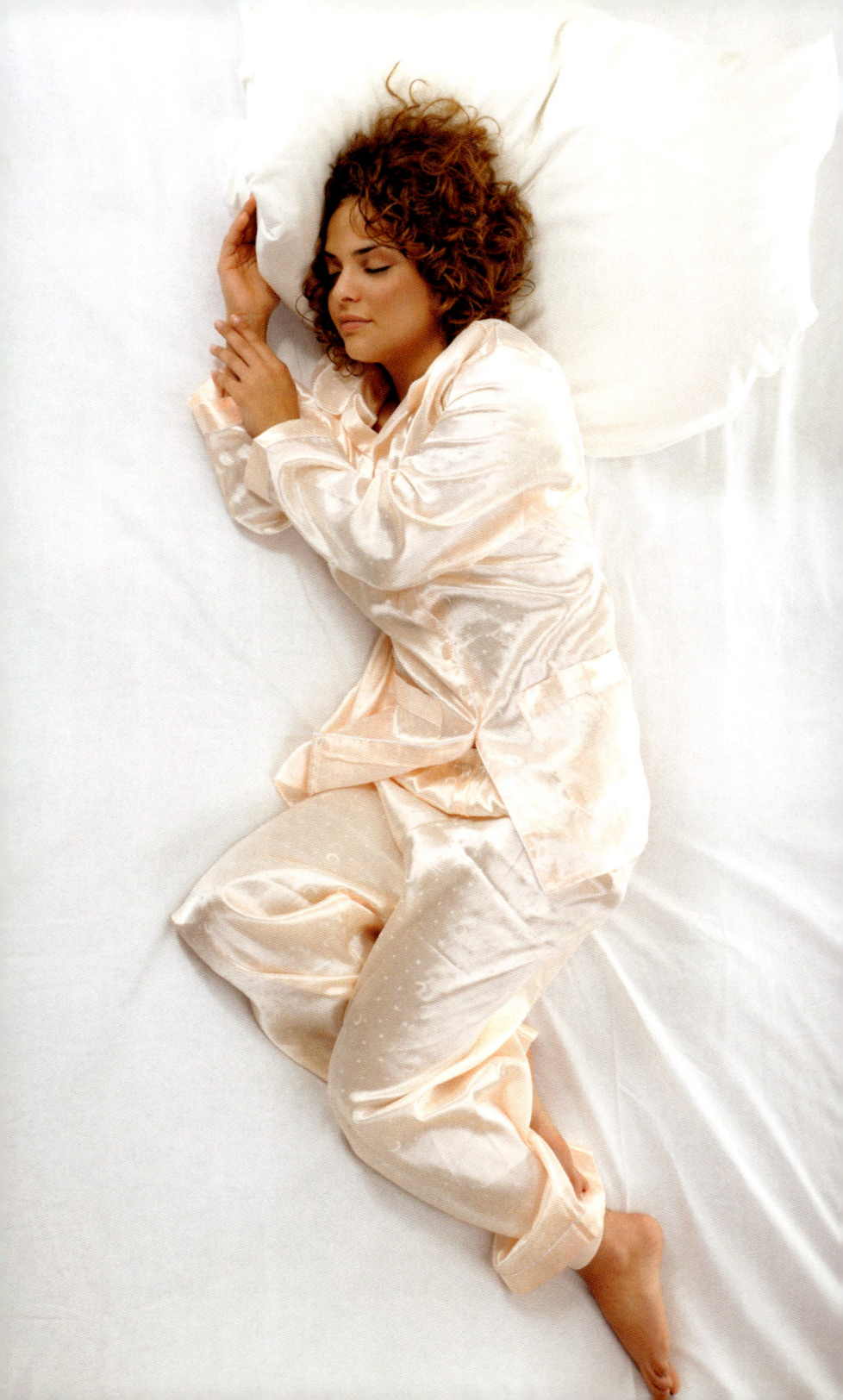

also eigentlich trocken sein sollte –, sieht sie aus wie die eines Babys und fühlt sich auch so an.

Sie können es auch mit Sesamöl versuchen. Eine Anwendung der alten ayurvedischen Tradition, die Massage mit Sesamöl, soll Stress mindernd, stimulierend und hautreinigend sein und den ganzen Körper mit Energie versorgen und vitalisieren. Bei einer Ölmassage nach ayurvedischer Tradition werden lange Ausstreichungen über die Knochen und kreisförmige an den Gelenken ausgeführt.

Bürsten Sie Ihre Haut

Die Technik des Hautbürstens ist schon Tausende von Jahren alt. Man weiß, dass sie die Ausscheidung von Giftstoffen unterstützt und wie ein Peeling wirkt. Wenn Sie wegen des Einlaufs oder zum Duschen ohnehin im Badezimmer sind, nehmen Sie eine weiche Bürste und streichen Sie damit über die trockene Haut. Beginnen Sie am Kopf und gehen Sie über den Nacken weiter zu den Extremitäten ... und streichen Sie dabei immer zum Herzen hin. Die Stimulierung rüttelt nicht nur Ihre Nervenenden wach, sie sensibilisiert und regt auch die Haut an, sich tief zu reinigen.

Nehmen Sie Meersalzbäder

Wenn Sie von den Härten des Alltags richtig erledigt sind oder wenn Sie sich während des Fastens einfach etwas besonders Gutes gönnen wollen, versuchen Sie es mit einem Heilbad. Geben Sie ½ bis 1½ Kilo Meersalz in warmes Badewasser und „weichen" Sie Ihre Sorgen „auf". Das Salz zieht Giftstoffe aus dem Körper. Das lohnt sich besonders, wenn Sie Muskelkater oder Muskelschmerzen haben, und es unterstützt die Reinigung.

Während des Fastens können sich Ihre Schlafgewohnheiten stark verändern: Vielleicht brauchen Sie nun mehr, vielleicht aber auch weniger Schlaf.

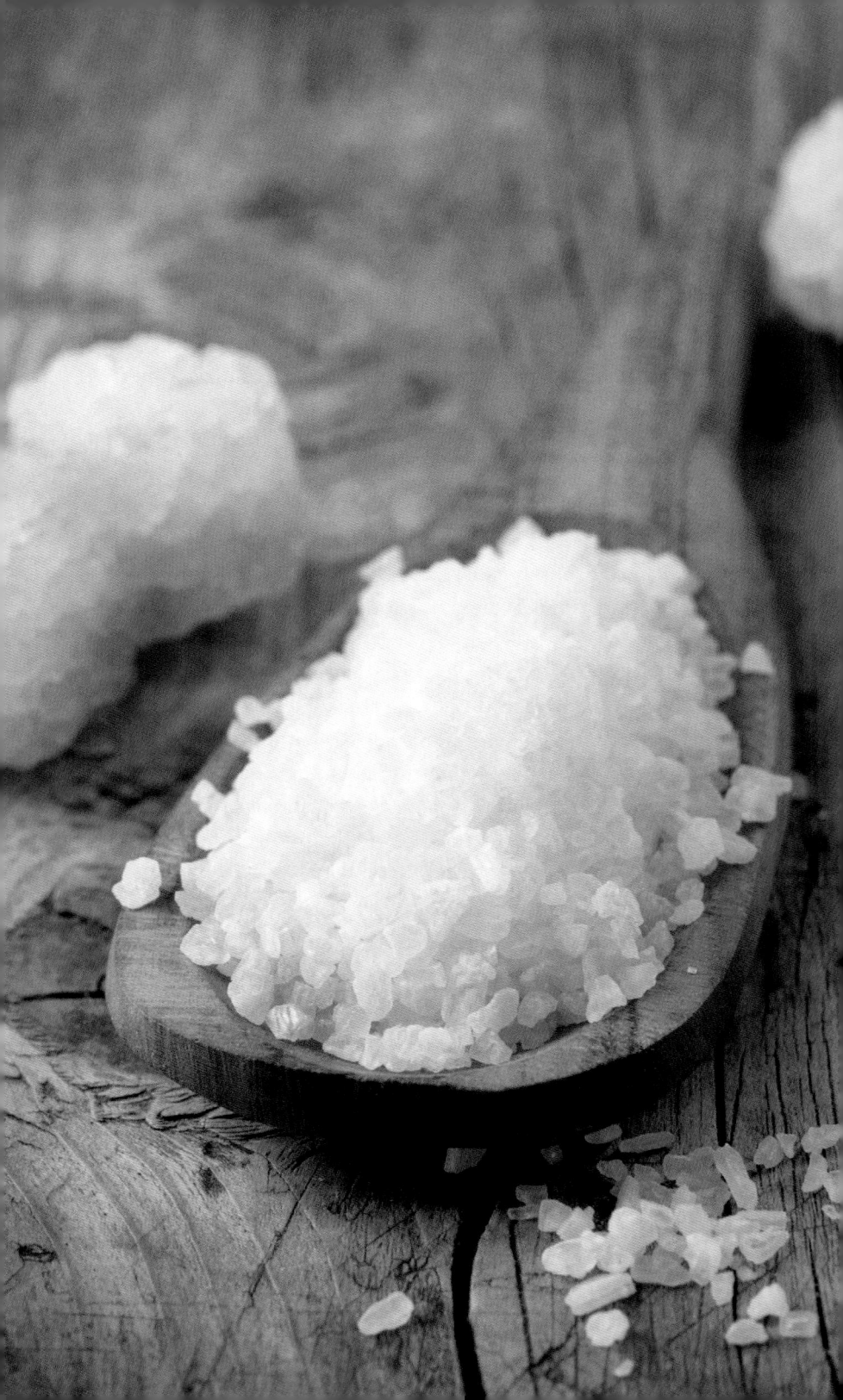

Reinigen Sie Ihre Zunge ...

Im traditionellen Ayurveda gibt es die Zungendiagnose. Ayurvedische Ärzte erkennen seit 5000 Jahren einen weißen Zungenbelag als Hinweis auf Giftstoffe im Körper aufgrund von ungenügend verdauter Nahrung. Ob Sie nun einer alten indischen Theorie Glauben schenken oder nicht, Sie können sicher sein, dass die Giftstoffe während dieser intensiven Reinigungswoche über die Schleimhäute, also auch über den Mund und die Zunge ausgeleitet werden. Damit Ihnen dieser große Vorteil nicht mit einem schlechten Geschmack im Mund vergolten wird, schaben Sie die Zunge regelmäßig ab, um die dort angesammelten Bakterien zu entfernen.

Sie können dafür zwar auch den Rand eines Teelöffels verwenden, doch ich empfehle Ihnen die Anschaffung eines Zungenschabers. Sie sind am Ende gebogen und bestens dafür geeignet. Schaben Sie Ihre Zunge etwa 12-mal – oder bis sie sauber ist – von hinten nach vorne ab. Durch diese einfache Technik bleibt Ihr Atem frisch und Sie schlucken keine Schadstoffe hinunter.

Da handelsübliche Zahnpasta voll von künstlichen Aromen und zusätzlichen Chemikalien ist, wäre es klug, sie nicht länger zu verwenden. Ich empfehle Ihnen Bio-Zahncremes. Putzen Sie Ihre Zähne mindestens 2-mal täglich, damit sich Schadstoffe gar nicht erst wieder ansammeln können.

... und „entgiften" Sie Ihre Wohnung

Handelsübliche Haushaltsreiniger enthalten viele giftige Chemikalien; sie stehen im Verdacht, bei Kindern Asthma und Allergien zu verursachen. Zum Glück gibt es eine ganze Reihe von hochwirksamen Haushaltsreinigern, die keine Chemie enthalten. Einfacher Weißweinessig und Natron sind zum Beispiel ausgezeichnete und ungiftige Reinigungsmittel.

Weichen Sie Ihre Sorgen in einem Meersalz-Heilbad auf.

Während dieser Woche kommen Ihnen Reinigungsprodukte sicherlich gerade recht, denn entweder während des Fastens oder danach werden Sie einen Energieschub haben, wie Sie ihn seit Ihrer Kindheit nicht mehr hatten. Vielleicht werden Sie ja auf die Idee kommen, Ihre Schränke auszuwaschen und den Inhalt neu zu sortieren oder irgendetwas anderes, Größeres in Angriff zu nehmen. (Ich habe den ersten Entwurf für dieses Buch auch während eines dreißigtägigen Fastens geschrieben.) Viele meiner Seminarteilnehmer berichten, dass Sie gleich nach dem Fasten das Bedürfnis haben, in ihrem Leben die Ordnung zu schaffen, die sie innerlich spüren. Machen Sie sich dieses Gefühl zunutze. Machen Sie einen Hausputz. Trennen Sie sich von einigen dieser schlank machenden schwarzen Hosen, die nur Platz im Schrank wegnehmen. Sie passen Ihnen wahrscheinlich ohnehin nicht mehr.

Was Ihnen außerdem hilft

Zu fasten bringt uns zu unserem Wesenskern, wo es um eine Wirklichkeit geht, die nichts mit Besprechungen, Terminen oder Verantwortung zu tun hat, sondern mit der natürlichen Harmonie zwischen dem genährten Körper und dem bewussten Geist. Während dieser besonderen Zeit wollen Sie für sich selbst vielleicht auch einmal das Gewohnte hinter sich lassen und Neues ausprobieren. Nachfolgend empfehle ich Ihnen ein paar Therapiemaßnahmen.

Sauerstoffbäder

Ich habe bereits davon gesprochen, dass der Sauerstoffanteil der Erdatmosphäre von 38 Prozent, der während der Zeit der Dinosaurier vorherrschte, heute in hoch industrialisierten Gebieten auf lediglich 10 bis 19 Prozent gesunken ist. Eine sauerstoffarme Ernährung und die Tatsache, dass wir ständig Schadstoffen ausgesetzt sind, haben unseren Körper zu einem Nährboden für eine Menge Erkrankungen – wie Arthritis, Krebs, das Chronische Müdigkeitssyndrom, multiple Sklerose und viele andere mehr – gemacht.

Eine Wassertherapie mit einem Sauerstoffbad ist eine großartige Möglichkeit, den Körper wieder mit Sauerstoff zu versorgen. Dabei wird er mit wohltemperiertem Wasser beruhigt und erwärmt, wobei die durch das Schwitzen freigesetzten Giftstoffe wirksamer entfernt werden als in gewöhnlichem Wasser oder bei einem Dampfbad. So können die Verdauung verbessert, das Immunsystem stimuliert, die Gesundheit des Herzens unterstützt und die Entspannung verbessert werden. Das Sauerstoffbad wirkt Wunder!

Infrarot-Sauna

Gönnen Sie sich den Besuch einer intensiv heilsamen Infrarot-Sauna. Im Unterschied zur Trockensauna wird die Infrarot-Technologie genutzt, um giftige Substanzen aus dem Körper zu leiten. Durch Nachahmung der Sonnenstrahlen kann die Infrarot-Technologie tief in die Haut eindringen und direkt auf die Körpersysteme einwirken. Dass die Organe auf diese Weise von Schwermetallen und trans-Fettsäuren entgiftet werden, ist nachgewiesen. Eine ½ Stunde täglich in einer Infrarot-Sauna kommt einem Fünfkilometerlauf oder einem intensiven Sporttraining gleich, ohne dass Sie sich dabei anstrengen müssten! In einer herkömmlichen Sauna schwitzen Sie etwa 5 Prozent Giftstoffe und 95 Prozent Wasser aus; in der Infrarot-Sauna liegt das Verhältnis bei etwa 15 zu 85 Prozent. Haben Sie keine Möglichkeit, eine Infrarot-Sauna zu nutzen, ist die herkömmliche Sauna eine akzeptable Alternative.

Energetische Therapie

Alles Lebendige ist letztendlich schwingende Energie, hat also eine bestimmte Energiefrequenz. Damit der Körper gesund ist, muss die Energie ungehindert fließen können. Das Rife-Bioresonanzgerät, ein Gerät zur Bioresonanztherapie nach Dr. Rife, ermöglicht eine Therapie auf der Basis von Schwingungsenergie, die mit bestimmten Frequenzinformationen, einschließlich Farbe, Elektrizität, Licht, Tönen und magnetischer Energie, direkt auf den Körper einwirkt, um Blockaden zu lösen, das Lymph- und Kreislaufsystem zu energetisieren und Körper und Geist in Einklang zu bringen.

Diese wunderbare Maschine löst Blockaden und stellt so die Vitalität der Energiekanäle wieder her. Dann kann der Körper eine Reihe von Problemen selbst beheben, darunter, so heißt es, auch Krebs. Barry Lynes hat ein Buch darüber geschrieben, *The Cancer Cure That Worked* (Die Krebsbehandlung, die erfolgreich war). Ich kann Ihnen ganz allgemein sagen: Wenn Ihre Gesundheit in Gefahr ist, hilft eine Therapie mit Schwingungsenergie. Wenn es Ihnen gut geht, fördert sie Ihre Gesundheit. Möglicherweise gibt es in Ihrer Nähe keinen Therapeuten, der ein solches Bioresonanzgerät hat. Einige alternative Heilzentren arbeiten damit. Finden Sie keines in Ihrer Nähe, versuchen Sie es mit Qigong oder einer anderen Form der Energiearbeit.

Fastenbrechen – bitte sanft und behutsam

Wie bereits angesprochen, hat Fasten einen festen Platz in den meisten Weltreligionen. Seit Tausenden von Jahren wird es auch therapeutisch genutzt als vorbeugende Maßnahme, um den Körper wieder in sein natürliches Gleichgewicht zu bringen, und als Behandlung, die schon bei vielen Krankheiten mit Erfolg eingesetzt wurde. Angesichts der langen Tradition gibt es natürlich fast ebenso viele Vorschläge zum Fastenbrechen, wie es Gründe für das Fasten selbst gibt.

Bitte halten Sie sich beim Fastenbrechen genau an meine Anweisungen. Das ist wichtig. Jetzt ist Ihr Körper nämlich ganz besonders angreifbar: Nach dem Fasten essen Sie am besten so, wie Sie während der Vorbereitung darauf gegessen haben: Greifen Sie zu leicht verdaulicher und sauerstoffreicher Kost. Das heißt, Sie brechen das Fasten mit einem köstlichen, revitalisierenden Teller sättigender Energie-Suppe. Wenn Sie später Hunger haben, können Sie wieder Energie-Suppe essen; wenn Sie aber lieber etwas kauen wollen, ist ein Sprossensalat das Richtige, denn Sprossen sind leicht verdauliche, lebendige Nahrung. Schlemmen Sie mit einer Mischung aus Alfalfa-, Klee- und Sonnenblumensprossen – sie bringen Ihr Verdauungssystem langsam wieder in Gang, ohne es zu überfordern. Lassen Sie es mit dem Essen langsam angehen, indem Sie Ihrem Körper genau das geben, was er braucht, und ihn dabei sogar noch entgiften.

Decken Sie den Tisch hübsch, entspannen Sie sich und nehmen Sie sich Zeit zum Fastenbrechen. Sie sollten sich Ihr Gefühl nach jedem Bissen bewusst machen. Achten Sie auf die Veränderungen, die sich in den letzten paar Tagen gezeigt haben. Hat es den Anschein, als sei Ihr Magen kleiner geworden? Stopfen Sie sich nicht mehr voll? Kauen Sie gut, und hören Sie auf zu essen, sobald Ihr Hunger gestillt ist? Ihr Verdauungssystem ist jetzt äußerst empfindlich. Nehmen Sie die Signale, die es Ihnen sendet, ernst. Haben Sie Verlangen nach Fertiggerichten oder Zuckerhaltigem? Es kann etwas hochgekommen sein, das dieses Verlangen stimuliert. Geben Sie dem nicht nach. Eine meiner Detoxerinnen dachte, sie könne sich nach dem Fasten ein oder zwei „helle Kohlenhydrate" in den Mund stecken, und wurde dann schnell davon krank.

Eine allgemeine Regel für das Fastenbrechen lautet, dass man für jeden Fastentag das Fasten einen halben Tag lang brechen sollte. Wenn Sie also 3 Tage lang gefastet haben, schleichen Sie es 1½ Tage lang sanft aus. Bei 4 Fastentagen sind es 2 Tage und so weiter. Ich empfehle Ihnen, zu warten, bis das Ausschleichen völlig abgeschlossen ist, und erst dann wieder mit dem grünen Shake oder anderen süßen Nahrungsmitteln zu beginnen.

Ihr Körper erneuert sich ständig von der Zellebene aus. Das heißt, das Sprichwort „Der Mensch ist, was er isst", gilt wortwörtlich. Wenn

Sie sich von köstlicher, frisch geernteter Rohkost ernähren, erneuert sich Ihr Körper auf der Grundlage von Mutter Natur.

Da Sie gerade das Fasten brechen, sollten Sie sich keine Gedanken über die letzten Reinigungssymptome machen, die jetzt noch daherkommen. Vielleicht ist Ihr Schlafmuster durcheinandergeraten. Sie sind vielleicht bis 2 Uhr morgens nicht müde. Und auch wenn sie erst so spät eingeschlafen sind, stehen Sie vielleicht in aller Herrgottsfrühe schon wieder auf. Vielleicht haben Sie mehrere Tage nach der Reinigung und dem Fasten keinen Stuhlgang. Vielleicht haben Sie Blähungen oder Ihnen ist sogar ein wenig übel. Machen Sie sich immer wieder klar, dass dies Zeichen für Ihre Transformation sind, und dann lassen Sie die kleinen Veränderungen los. Sie leben und sind gesünder als je zuvor, Sie Glückspilz!

Über die Atmung wieder ins Gleichgewicht kommen

Wie schon gesagt, wirkt das Fasten seine Wunder auf zwei Ebenen: auf der körperlichen und auf der spirituellen. Da sich Ihr Körper nach dem Fasten anpasst, möchten Sie vielleicht ein wenig Körperarbeit machen und so Körper und Geist in Harmonie mit der lebendigen Energie bringen. Ich schlage Ihnen dafür die Atemtherapie vor. Langsames Atmen kann Gesundheit und Wohlbefinden unterstützen. Immerhin gehören Schildkröten und Elefanten – zwei der Wildtiere, die am längsten leben – zu den „Langsam-Atmern".

Mit der Sufi-Technik, die ich in Indien gelernt habe, zieht der reinigende Sauerstoff durch den ganzen Körper, um die inneren Organe zu entgiften und Sie zu entspannen, sodass Körper und Geist als eine Einheit arbeiten können. Nehmen Sie dazu eine Haltung ein, als würden Sie meditieren. Sitzen Sie entspannt mit aufgerichtetem Rücken. Sorgen Sie für Ruhe und gedämpftes Licht. Machen Sie es sich bequem, schließen Sie die Augen und legen Sie

Ihre Hände mit den Handflächen nach oben auf den Knien ab. Nun atmen Sie langsam durch die Nase ein, während Sie bis 5 zählen. Dann halten Sie den Atem ebenso lange an und atmen durch die Nase aus, während Sie wieder bis 5 zählen. Machen Sie das so lange, bis der Verlauf der Atmung rhythmisch und natürlich wird.

Wenn Ihnen dieses Atemmuster vertraut ist, beginnen Sie mit einer heilenden Visualisierung. Denken Sie zum Beispiel an die Farbe Gold. Stellen Sie sich vor, wie warm und leuchtend diese Farbe ist, und sehen Sie sich ganz von Gold umspült und vollkommen in seine Leben spendende Gegenwart eingehüllt. Mit jedem Atemzug nehmen Sie diese Gegenwart in sich auf. Sie erfüllt Sie mit Energie wie die Sonne, der Urquell. Sehen Sie sich jetzt, wie Sie, in Meditation versunken, mit dem Platz verwurzelt sind, an dem Sie sitzen. Die Wurzeln verbinden Sie mit dem Ursprung allen Lebens. Sie atmen in die Lichtenergie hinein, die Sie umgibt. Und mit jedem Atemzug lösen Sie Ihre Schultern, Ihre Rückenmuskeln und jede Anspannung im Körper verschwindet. Atmen Sie nun aus, entspannen Sie sich und konzentrieren Sie sich auf Ihren Atem. Wiederholen Sie die Visualisierung mit den Farben Grün, Rot, Weiß und Blau.

Diese Technik versorgt Ihre Zellen rasch mit Sauerstoff. Wenn Sie sie anwenden, während Sie mitten im Verkehr stecken, gelangen Sie damit an einen Ort gelassener Klarheit. Schon nach wenigen Tagen der Anwendung fühlen Sie sich rundum wohl. Nach einer Woche werden Sie nie mehr damit aufhören wollen. Diese Atemtechnik schenkt Ihnen Gesundheit.

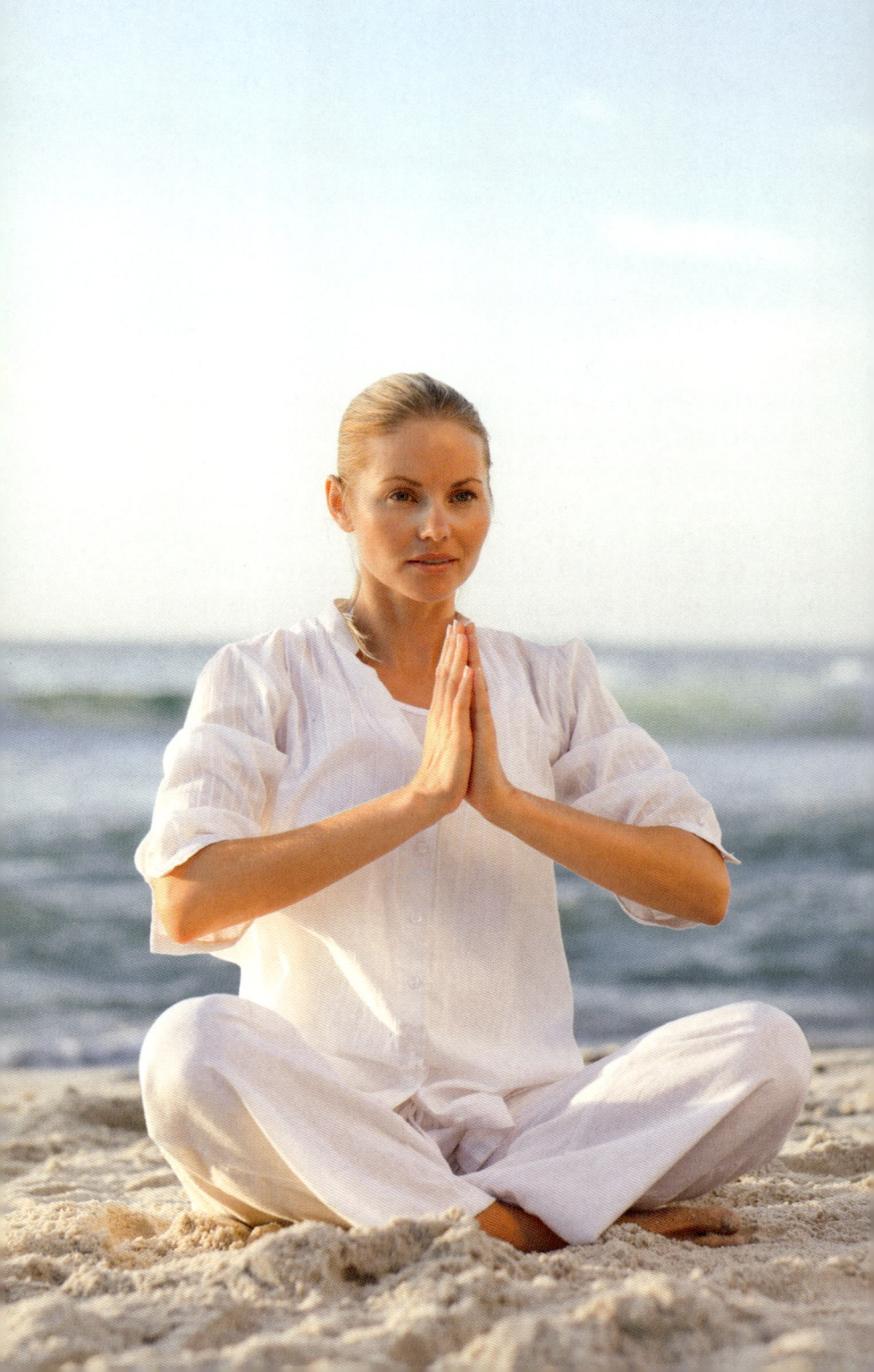

3. Woche: Häufig gestellte Fragen

Frage: Gibt es Krankheiten, bei denen fasten riskant ist?

Antwort: Fasten ist in der Regel nicht gefährlich, vor allem wenn Sie Ihren Körper so sorgfältig darauf vorbereitet haben, wie wir das gemeinsam getan haben. Wer jedoch an Unterzuckerung oder Typ-1-Diabetes leidet oder kurz vorher eine größere Operation hinter sich gebracht hat, sollte nur unter ärztlicher Aufsicht fasten. Wenn das auf Sie zutrifft oder wenn Sie Medikamente nehmen, sollten Sie zuerst mit Ihrem Arzt sprechen.

Frage: Bei mir kamen während des Fastens sehr viele Emotionen hoch. Ist das normal?

Antwort: Beim Fasten schalten die normalen Körperfunktionen auf Reinigungsmodus. Da Giftstoffe freigesetzt werden, kommen Emotionen an die Oberfläche und wollen losgelassen werden.

Frage: Bekomme ich während des Fastens genügend Vitamine und Mineralien?

Antwort: In Ihrem Körper sind große Mengen von Nährstoffen gespeichert. Davon können Sie viel länger leben, als das Fasten dauert. Außerdem führen Sie sich mit Kamutwasser, Rejuvelac und Weizengrassaft mehr als die empfohlene tägliche Menge an Vitaminen zu. Sie werden also gut genährt.

Der langsame Atemfluss beim Meditieren unterstützt Ihre Gesundheit und Ihr Wohlbefinden.

Tabelle 3
Das Programm für die 3. Woche –
Zusammenfassung

Nahrungsmittel/ Produkt	Anleitung
Fasten	An den Fastentagen trinken Sie nur: Spirulinawasser (60 bis 120 Milliliter täglich), frischen Gemüsesaft (mit Karotten, Sellerie, Blattkohl, Gurke, Grünkohl, Petersilie und Spinat), Rejuvelac, Kamutwasser, gereinigtes Wasser mit *OxyKare* und Weizengrassaft (60 bis 120 Milliliter täglich). Meiden Sie während des Fastens: Bockshornkleesamen-Kapseln, Energie-Suppe, Fruchtsaft, grüne Shakes, Flohsamenpulver und Heilerde. *Anmerkung:* Während des Fastens ist es wichtig, die täglichen Darmspülungen oder Einläufe (mit den Einpflanzungen) beizubehalten.
Oregano-Öl	Nehmen Sie 1- bis 2-mal täglich 1 Pipette voll.
systemische Enzyme	Nehmen Sie 3-mal täglich 2 Kapseln.
Fastenbrechen	Nehmen Sie weiterhin zusätzlich nur Rohkost zu sich: Energie-Suppe, grüne Shakes, leichte Salate, Sprossensalate, Pasteten …

In der 3. Woche liegt das Hauptaugenmerk auf dem Fasten.

Zeitplanung	Nutzen
Fasten Sie 3 Tage oder länger.	Fasten eignet sich am besten zur Reinigung und Entgiftung.
Während des Fastens jederzeit möglich	Oregano-Öl wirkt gegen Bakterien, Mikroben und bekämpft Hefepilze.
Während des Fastens jederzeit möglich; zu anderen Zeiten jedoch immer auf leeren Magen	Systemische Enzyme reduzieren Entzündungen und stärken das Immunsystem.
Beginnen Sie langsam und vorsichtig wieder mit Rohkost, und essen Sie nur so viel, bis Sie gesättigt sind.	Nach dem Fasten ist der Körper nicht mehr daran gewöhnt, Nahrung zu verdauen. Seien Sie geduldig, um die Vorteile des Fastens nicht zunichtezumachen.

Tabelle 4
Weitere Möglichkeiten für die 3. Woche

Nahrungsmittel/ Produkt	Anleitung
Probiotika	Nehmen Sie täglich 3-mal 2 Kapseln.
Verdauungsenzyme	Nehmen Sie sie mit frischem Gemüsesaft.
Kokoswasser	Trinken Sie davon, soviel Sie wollen.

Tabelle 5
Unterstützende Maßnahmen für die 3. Woche

Nahrungsmittel/ Produkt	Anleitung
sich um sich selbst kümmern	Meiden Sie verrauchte Räume; Situationen, in denen Sie in Stress kommen könnten; Hautpflegeprodukte, die Chemikalien enthalten, sowie anstrengendes Training. Machen Sie stattdessen sanftes Yoga oder gehen Sie auf ein Mini-Trampolin zum Wippen, Laufen auf der Stelle oder Springen.
Körperpflege	Bürsten Sie Ihre Haut – immer zum Herzen hin – trocken oder wenn Sie in der Sauna sind. Baden Sie in Wasser mit ½ bis 1½ Kilogramm Meersalz, um Giftstoffe auszuleiten. Halten Sie Ihre Haut während des Fastens mit Sesamöl und danach mit Olivenöl feucht. Verwenden Sie keine Körperlotion.
Atemtherapie	Die genaue Anleitung zu langsamem Atmen und Visualisieren finden Sie unter „Über die Atmung wieder ins Gleichgewicht kommen", Seite 172 f.

Zeitplanung	Nutzen
Nehmen Sie 1 Kapsel nach Belieben und 1 nach dem täglichen Einlauf oder der Darmspülung.	Durch Probiotika kommen die nützlichen Bakterien in den Dünn- und Dickdarm und können sich wieder ansiedeln.
Sie können sie jederzeit nehmen.	Verdauungsenzyme bauen Nahrungsmittel ab, sodass die Nährstoffe schnell durch die Darmwand in den Blutskreislauf und dann zu den Körperzellen gelangen.
Sie können es jederzeit trinken. Zum Beispiel nach dem Weizengrassaft, um den Geschmack loszuwerden.	Kokoswasser gleicht den Elektrolythaushalt aus und führt Ihrem Körper Flüssigkeit zu.

Zeitplanung	Nutzen
Versuchen Sie sich während des Fastens täglich etwas Gutes zu tun.	Ihr Körper und Ihre Emotionen sind während des Fastens besonders empfindlich. Es ist wichtig, dass Sie gut auf sich achten.
Versuchen Sie, Ihren Körper täglich sanft zu pflegen.	Das hilft dem Körper, sich von Schlacken und Abfallstoffen zu befreien.
Versuchen Sie, täglich auf diese Weise zu atmen.	Atemtherapie erhöht das Wohlbefinden und reduziert Stress.

Erfahrungsberichte

In der 4. Woche meiner Seminare in Chicago stellen sich viele Teilnehmerinnen und Teilnehmer vor die Klasse und lassen mich und die anderen Seminarteilnehmer an Ihren Erfahrungen teilhaben. Als Gruppe lachen, weinen und jubeln wir miteinander. Andere schreiben oder mailen mir später. Diese Erfahrungsberichte sind die wahre Energie hinter diesem Programm. Ich bin nur ein einzelner Mensch, der es zuließ, dass sich sein Leben durch die wunderbaren Wirkungen von Rohkost und Entgiftung verändern konnte. Erst die vielen Tausend Menschen, die diesen Weg mit mir gegangen sind, machen daraus eine Bewegung. Die Menschen, die Ihre Erfahrungen mit mir teilten, sind meine „Lehrer"; sie sind meine Orientierungshilfen und unterstützen mich. Ich freue mich, wenn auch Sie mich an Ihren Erfahrungen per Mail teilhaben lassen (meine Mailadresse finden Sie im Anhang unter „Kontakt zur Autorin", Seite 231). Wunder – kleine, große und alles dazwischen – sind willkommen. Ihre Geschichten sind es, die mich jeden Tag vorantreiben. Dafür baue ich mein Unternehmen aus und gebe diese Botschaft weiterhin an alle weiter, die sie hören wollen. Ich bin Ihnen für Ihren Beitrag zutiefst dankbar.

Während der Entschlackung hatte ich insofern den „Schwarzen Peter" gezogen, als dass ich mich depressiv und müde fühlte und unter Krämpfen sowie Stimmungsschwankungen litt. Jetzt glaube ich jedoch, das Licht am Ende des Tunnels zu erkennen – und mir gefällt, was ich da sehe! Ich habe nicht nur körperliche Veränderungen an mir festgestellt, ich werde auch im Denken unabhängiger und konzentriere mich etwas mehr darauf, meine Bestimmung im Leben zu finden. Dieses Programm ist nicht nur ein körperlicher Weg, sondern auch ein spiritueller. B. B.

Hier stehe ich nun und habe Verlangen nach Weizengrassaft, Gemüsesaft und Rejuvelac, nicht nur, weil all das gut für mich ist, sondern weil ich mich deswegen so fühle, wie ich mich fühle. Hätte ich gewusst, dass es mir durch diese Ernährungsumstellung so gut gehen würde, hätte ich es schon vor Jahren gemacht. Meine Gedanken sind viel klarer, ich bin kreativer bei meiner Arbeit und fühle mich fantastisch! Das sind jetzt erst drei Wochen, und ich kann es gar nicht erwarten zu erfahren, wie gut ich mich nach weiteren drei Wochen fühle. M. A. B.

Ich muss zugeben, dass ich dem Gedanken des Fastens skeptisch gegenüberstand. ... Jeder riet mir davon ab. Sie lagen alle falsch! Ich fastete drei Tage lang sehr erfolgreich und bin nun am 21. Tag ohne Milchprodukte, Zucker, Fleisch und Weizen angekommen. Ich habe einen Energieschub, ich fühle mich leichter und mein Blutzuckerspiegel ist stabil. Das bedeutet für mich eine Veränderung des Lebensstils. Ich kehre nicht mehr um. S. J.

Für mich war die Entgiftung wirklich interessant. Alles fühlte sich so natürlich an. Dann dämmerte es mir allmählich, dass diese Lebensweise immer mehr zu einem Teil meines Lebens wird. Ich bin stolz darauf, dass ich vier Tage gefastet habe. Nächstes Mal will ich fünf Tage fasten. T. T.

Am Tag nach dem Fasten aß ich mehr Salat, als ich mir jemals hätte vorstellen können! Er gab mir so viel Energie! Ich fühlte mich leichter. Nach dieser Reinigung war meine Haut reiner. Ich hatte abgenommen, mein Asthma war besser geworden und ich hatte keine Blähungen und keine Darmprobleme mehr. Ich habe gelernt, was ich für eine gesunde Ernährung und einen gesunden Körper brauche. T. C.

Ich lebe schon seit fünf Jahren vegetarisch. Diese Reinigung hat mich nun gelehrt, auf die Reaktionen meines Körpers zu hören, und ich verstehe nun, warum mein Körper so reagiert. A. N.

Das war für mich ein spirituelles Erwachen. Nach 28 Tagen schätze ich mich glücklich, sagen zu können, dass ich einen anderen Menschen in diesem Körper gefunden habe. F. G.

Dieses Detox-Programm war sowohl ein spiritueller als auch ein körperlicher Weg. B. B.

Ich bin ein Mann und 35 Jahre alt. Ich hatte einen extrem hohen Cholesterinspiegel und in meiner Familie gibt es Herzkrankheiten. ... Während dieses Detox-Programms wurde ich meine chronischen Kopfschmerzen und mein Übergewicht los, mein Cholesterinspiegel sank und ich brauche keine Medikamente mehr. Es überrascht mich, dass ich nun deutlich mehr Energie habe und besser schlafe. Was ich jedoch nie erwartet hätte, ist der innere Frieden, den ich nun empfinde. J. K.

Ich fühlte mich mit 44 Jahren alt. Meine Haut und mein Haar waren stumpf, mein ganzer Körper schmerzte und fühlte sich schwer an. Ich hatte meine Weiblichkeit verloren. Nun, nach dem Detox-Programm, habe ich das Gefühl, dass ich allmählich wieder ich selbst werde. Ich habe abgenommen und kann mich wieder besser konzentrieren. Ich bin erstaunt, wie viel Kraft in meinem Körper steckt. Ich bin bereit, mich um mein Äußeres und um mein Inneres zu kümmern. Als ich heute Morgen mein Haar bürstete, wurde mir bewusst, dass ich die Liebe wiedergefunden habe – die Liebe zu mir selbst – und dass ich ganz von ihr umgeben bin. L. W.

Genießen Sie sich es, sich draußen in Maßen zu bewegen ...

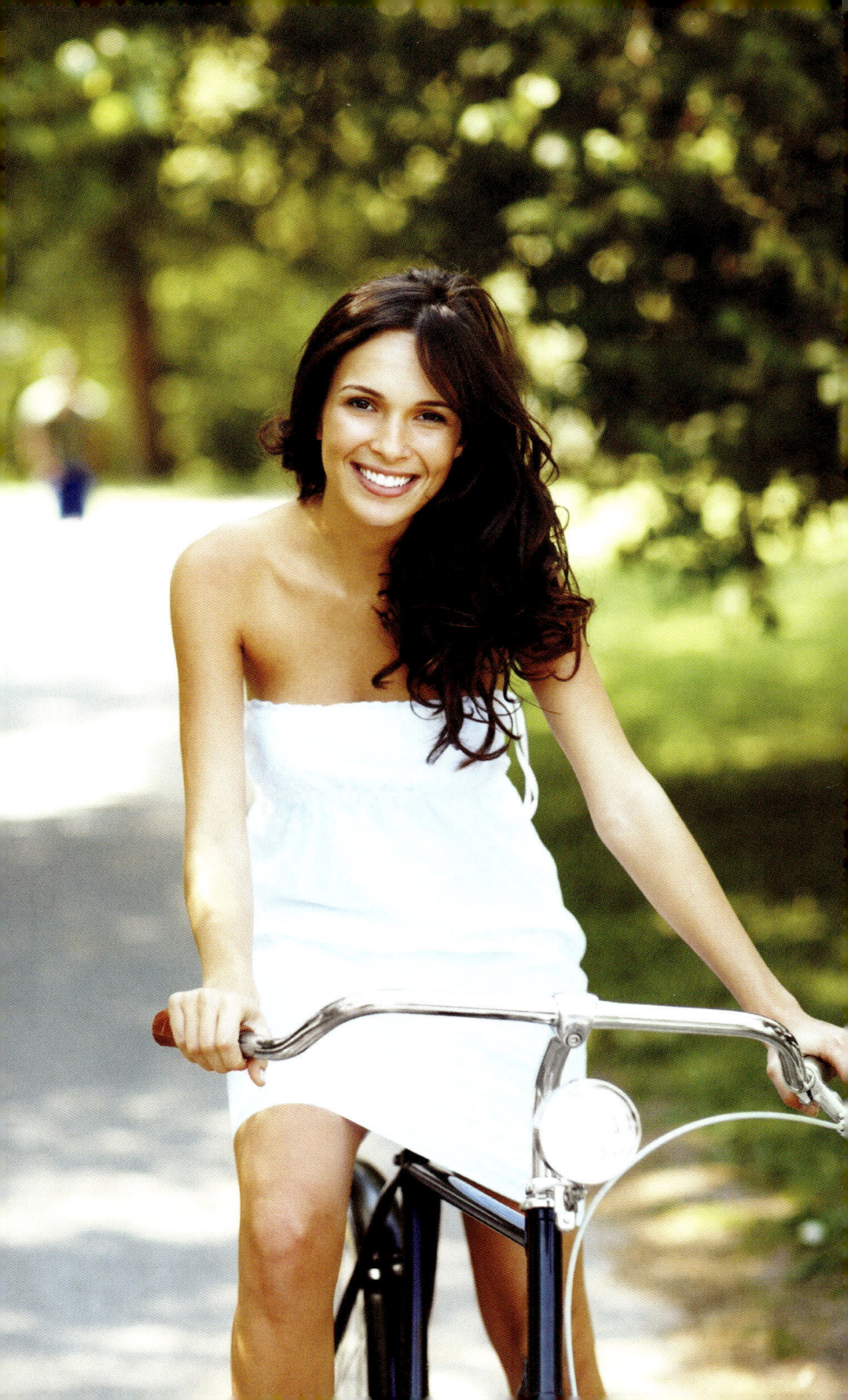

Kapitel 5

Feiern
22. bis 28. Tag

Nach 21 Tagen und zahllosen Flaschen Rejuvelac haben Sie die 4. Woche erreicht. Ihr Weg war vielleicht nicht schnurgerade und manchmal steinig. Sich zu verändern fällt nicht leicht und alte Gewohnheiten kann man nicht so ohne Weiteres einfach über Bord werfen. Doch mit allen seinen Höhen und Tiefen, seinen Windungen und Serpentinen ist dieser Weg zu Ihrem ganz persönlichen geworden – ein Abenteuer, das Sie auf den Pfad der Heilung geführt hat. Welche Umwege sie dabei auch gemacht haben: Ihre Reise war für Sie genau die richtige. Und das muss gefeiert werden!

Sie haben in den letzten 3 Wochen eine Menge gelernt. Zum Beispiel, dass der Körper Träger der fantastischen Weisheit der Natur ist und dass diese Weisheit Ihr Leben leiten und Ihr Bewusstsein transformieren kann. Sie haben gelernt, dass Heilung niemals das Ergebnis von Zauberei oder von einer Wunderpille ist. Heilung ist das, was geschieht, wenn sich Ihre angeborenen emotionalen, geistigen und körperlichen Energien zu einer kraftvollen Lebenskraft bündeln. Sie haben auch gelernt, was es bedeutet, im Sinne Gottes zu leben und sich zu ernähren. Und, was ganz besonders wichtig ist, ich hoffe, dass Sie gelernt haben, sich wieder selbst zu lieben. Die Reinigung kann ein Test sein, aber sie ist niemals ein Wettbewerb. Sie ist ein gewundener Pfad in unser Inneres, zu unserer tiefen Verzweiflung und zu dem Ort, an dem Wunder geschehen – und manches Mal haben wir diese beiden Stationen innerhalb einer einzigen Woche mehrmals durchlaufen! Doch auf diesem Weg gelangen wir zu dem sicheren Wissen, dass unser Wohlbefinden in unserer Hand liegt.

4. Woche: Damit fahren Sie fort

Herzlichen Glückwunsch! Sie haben es bis zur 4. Woche geschafft. Ich bin sicher, Sie spüren den großen Erfolg. Ich bin auch sicher, dass Sie bereit sind, sich der „Realität" wieder zu stellen. Schließlich können wir nicht immer im Reinigungsmodus laufen. Doch bevor Sie sich aus dem Detox-Programm ausklinken, werde ich Sie noch um ein paar Dinge bitten. Schließlich haben wir erst den 22. Tag!

In dieser letzten Woche bleiben Sie bitte weiterhin ausschließlich bei der rohköstlichen Ernährung. Sie haben so hart gearbeitet, sind standhaft geblieben und haben die Reinigungsreaktionen ausgehalten. Jetzt haben Sie die Gelegenheit, Ihre Ergebnisse „wasserdicht" zu machen und sicherzustellen, dass die wunderbaren Heilwirkungen in Ihrem ganzen Körper nachhallen können. Also ernähren Sie sich bitte wenigstens noch 1 Woche lang von den wunderbaren natürlichen Dingen, die diese Erde uns bietet. Sie werden es nicht bereuen.

Falls Sie immer noch fasten, sollten Sie danach 1 Woche lang weiterhin nur Rohkost zu sich nehmen. Man kann den ganzen Nutzen des Fastens zunichtemachen, wenn man zu schnell zu gekochter oder, noch schlimmer, zu tierischer Nahrung zurückkehrt.

Zusätzlich können Sie in der 4. Woche die Getränke und Nahrungsergänzungen weiterhin nehmen, mit denen Sie in den

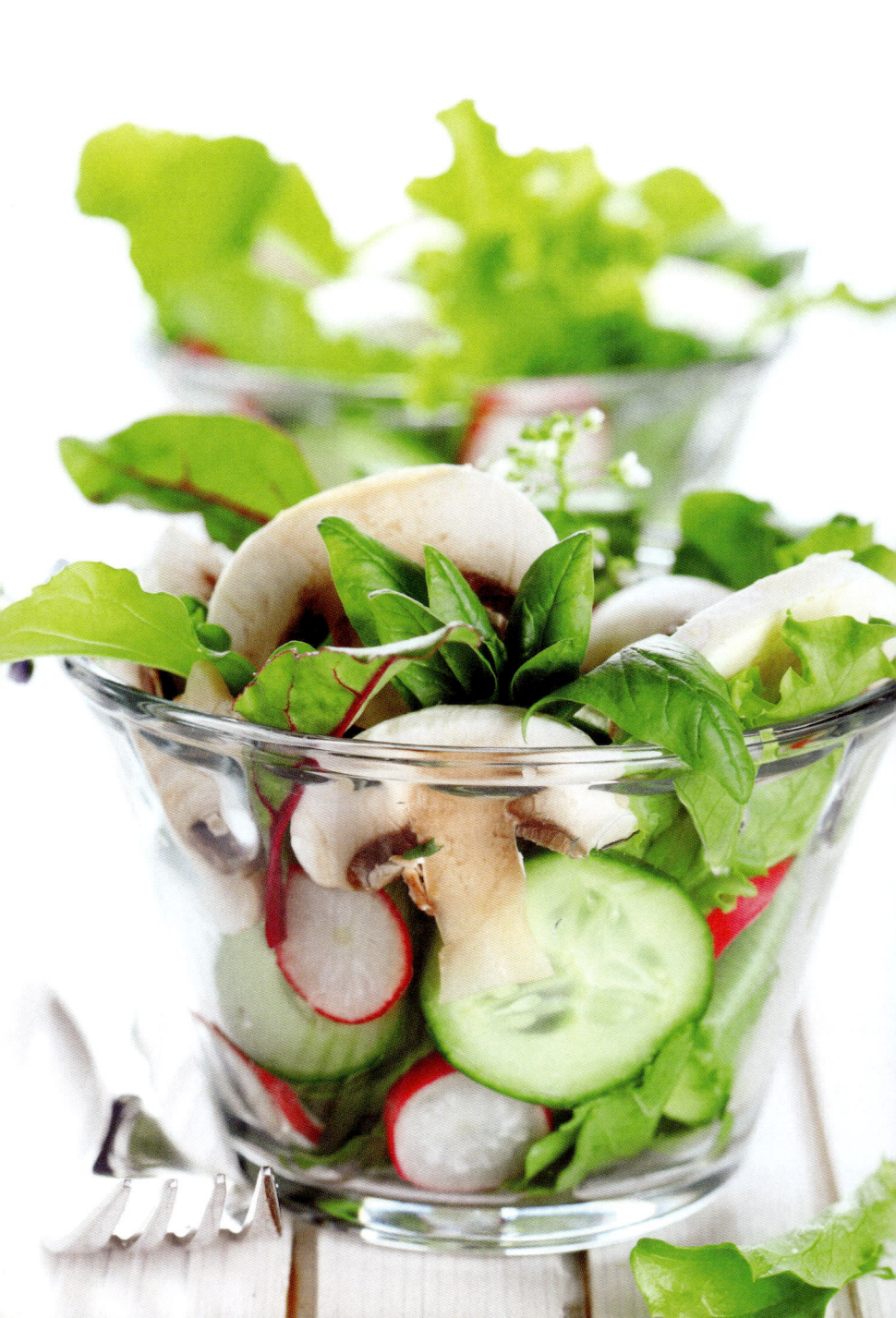

vergangenen Wochen schon gute Erfahrungen gemacht haben. Dazu gehören grüne Shakes, Chlorellatabletten, Kamutwasser, Rejuvelac, Spirulinawasser und Weizengrassaft.

Ab der 4. Woche: Wenn Sie es wollen ...

Sie können bis zu 2 Monate nach der Entschlackung weiterhin Bockshornkleesamen-Kapseln nehmen. Hatten Sie eine Abhängigkeit von Zucker, Alkohol oder Medikamenten, können Sie auch die Bockshornkleesamen noch länger nehmen, die tägliche Menge jedoch nun herabsetzen. Wenn ich Stress habe und zu Zucker greife (in einem solchen Fall kaufe ich Mangos!), nehme ich immer Bockshornkleesamen. Sie helfen mir, nicht in Versuchung zu kommen und mir am Ende doch noch zu schaden.

Wenn Sie mit Bockshornkleesamen die nächste „Zuckerflut" in Ihrem Körper verhindern können, dann sollten Sie sie auf jeden Fall weiter einnehmen. Sie müssen nur die richtige Menge herausfinden. Manche Menschen nehmen mit großem Erfolg 2-mal täglich bis zu 4 Kapseln. Sie können auch weiterhin Einläufe mit Bockshornkleewasser machen, solange übermäßiger Schleim entfernt werden muss. Sie sollten lediglich daran denken, dass die meisten Kräuter ihre Wirkung allmählich verlieren, wenn man sie drei Monate lang täglich genommen hat. Bei manchen kann sich die Wirkung sogar umkehren. Also wenden Sie Kräutermittel immer nur kurmäßig an und machen Sie dazwischen immer eine kurze Pause. Auf diese Weise können diese Mittel ihre Wirkung von einer Reinigung zur nächsten am besten entfalten.

Nach der Reinigung steht es Ihnen frei, mit der täglichen Einnahme des Flohsamen–Heilerde-Cocktails aufzuhören, sofern Sie

Rohköstliche Speisen sind wunderbar geeignet, um nach dem Fasten den reinigenden Effekt zu vervollkommnen.

nicht massiv von *Candida albicans* befallen sind. Der Hefepilz kann gesundheitlich ja eine ganze Menge Schaden anrichten. Es gibt keine bessere Zeit, um so etwas in Angriff zu nehmen, als unmittelbar nach einer Entschlackung. Wenn sich Ihr *Candida*-Problem nicht mit der Reinigung erledigt hat, nehmen Sie den Flohsamen-Heilerde-Cocktail einfach noch 30 Tage lang weiter. Ich empfehle Ihnen zudem, 2-mal am Tag Oregano-Öl, kolloidales Silber oder Grapefruitkernextrakt* einzunehmen. Sie alle bekämpfen den Pilz auf natürliche Weise und reinigen den Verdauungstrakt wirksam. Zusammen mit Flohsamen beseitigen sie die Rückstände, von denen sich der Hefepilz ernährt.

Flohsamenpulver und Heilerde entfernen alle Rückstände und Ablagerungen äußerst wirksam aus dem Körper. Daher schlage ich vor, dass Sie diesen Cocktail höchstens noch 3 Monate weiter einnehmen. Was die Kombination von Flohsamen und Oregano-Öl betrifft, so müssen Sie die für Sie richtige Dosierung herausfinden. Scheint Ihnen die Reinigungswirkung ein wenig zu stark zu sein, versuchen Sie es mit nur 1-mal täglich Oregano-Öl, kolloidalem Silber oder Grapefruitkernextrakt.

Nach der Reinigung

Wie ich schon erwähnte, empfehle ich, 4-mal im Jahr eine komplette Reinigung durchzuführen. Jede Entgiftung funktioniert wie ein Gefährt, das uns dort abholt, wo wir uns gerade befinden, und uns an einen neuen Ort bringt. Unnötig, zu erwähnen, dass man seine körperliche Kondition, seine Bedürfnisse, seine Gelüste und seine Ziele für die Zeit nach dieser Reinigung realistisch einschätzen sollte. Das hilft, die wunderbaren Veränderungen, die man bereits eingeläutet hat, beizubehalten. Außerdem setzt man damit eine

---

* Literatur zum Thema „Grapefruitkernextrakt" finden Sie unter „Literaturempfehlungen" im Anhang des Buches (Seite 232 ff.).

Markierung für die Zukunft, damit man besser abschätzen kann, wie viel näher einem jede weitere Entschlackung dem gewünschten Ziel bringt.

Zwischen den Reinigungen können Sie sich darauf verlassen, dass Ihr Reinigungsprogramm dafür sorgt, dass Sie optimal gesund bleiben: Behalten Sie einfach all das daraus bei, was Ihnen gut getan hat. Wenn Sie zum Beispiel Lebensmittel gefunden haben, die Ihnen Energie und Vitalität schenken, sind Sie auf einem guten Weg. Wie es so schön heißt: Alles, was funktioniert, ist erlaubt!

Halten Sie an dem fest, was funktioniert

Sie können sich beispielsweise dazu entschließen, sich künftig vegetarisch oder vegan zu ernähren. Sie können eine Ernährungsweise ausprobieren, die zu 60 Prozent aus Rohkost besteht. Oder Sie können die ganze Woche über Rohkost essen und an den Wochenenden warm kochen. Wofür auch immer Sie sich entscheiden, das Ziel sollte für Sie angenehm sein. Die meisten Menschen ernähren sich mit einem nur 5-prozentigen Rohkostanteil. Alles, was darüber hinausgeht, ist ein Plus.

Viele der Getränke und Nahrungsergänzungsmittel, die Sie während Ihrer Reinigung eingesetzt haben, können Sie unendlich lange beibehalten. Dazu gehören der grüne Shake, Rejuvelac,

4. Woche – auf einen Blick

Fahren Sie fort mit:
- ausschließlich Rohkost
- Chlorellatabletten
- grünen Shakes
- Kamutwasser
- Rejuvelac
- Spirulinawasser
- Weizengrassaft

Probieren Sie Folgendes aus, wenn Sie mögen:
Bockshornkleesamen-Kapseln
OxyKare in 1 Liter gereinigtem oder gefiltertem Wasser
Flohsamenpulver und Heilerde

Einen ausführlichen Überblick über das Reinigungsprogramm der 4. Woche finden Sie in Tabelle 6, Seite 206 ff.

Weizengrassaft, Kamut-, Spirulinawasser und Chlorella. Sie glauben gar nicht, wie viele Absolventen des Detox-Programms den grünen Shake zu einem festen Bestandteil Ihrer Ernährung gemacht haben. Wenn Ihnen das Getränk im Laufe der Zeit zu süß wird, lassen Sie die Banane weg und geben Sie mehr Rejuvelac dazu. Sie können ihn sogar in größeren Mengen im Voraus zubereiten und in gut verschließbaren Gläsern im Kühlschrank aufbewahren.

Da wir gerade von Produkten sprechen, die gut funktionieren: *OxyKare* und grünes Kamutpulver wirken beide gegen Hefepilze – ich habe sie immer zu Hause. Bemessen Sie die Menge des Kamutpulvers so, wie es sich für Sie richtig anfühlt. Es sollten etwa 1 bis 4 Esslöffel auf ½ bis 1 Liter gereinigtes Wasser sein. Dieses Getränk spricht mich ganz besonders an, denn ich fühle mich damit mehr im Gleichgewicht. Vielleicht möchten Sie damit ja auch weitermachen. Seit dreißig Jahren nehme ich ziemlich regelmäßig täglich 1 Verschlusskappe *OxyKare* auf 1 Liter Wasser. *OxyKare* wirkt stark und Sie sollten Ihrem Körper immer wieder eine Pause davon gönnen.

Mini-Fasten

Feiern Sie Ihr neues Bewusstsein mit ein paar neuen Gewohnheiten. Eine Entschlackung erinnert Sie daran, dass die Nahrung, von der Sie heute zehren, diejenige sein kann, die vielleicht morgen schon von Ihnen zehrt! Damit Sie weiterhin darauf achten, gesund zu essen, wäre es nicht schlecht, weiterhin an einem Tag in der Woche zu fasten. Wie wir gesehen haben, bewegt sich Fasten zwischen völligem Verzicht auf feste Nahrung und einer Ernährungsweise, die auf Säfte oder Energie-Suppe oder Ähnliches beschränkt ist. Wenn Sie im Anschluss an diese Entschlackung wieder tierische

Erhöhen Sie den Anteil an Rohkost in Ihrer Ernährung auf 60 Prozent: Ihr Körper wird es Ihnen danken. Und: Erfreuen Sie sich an den frischen Farben!

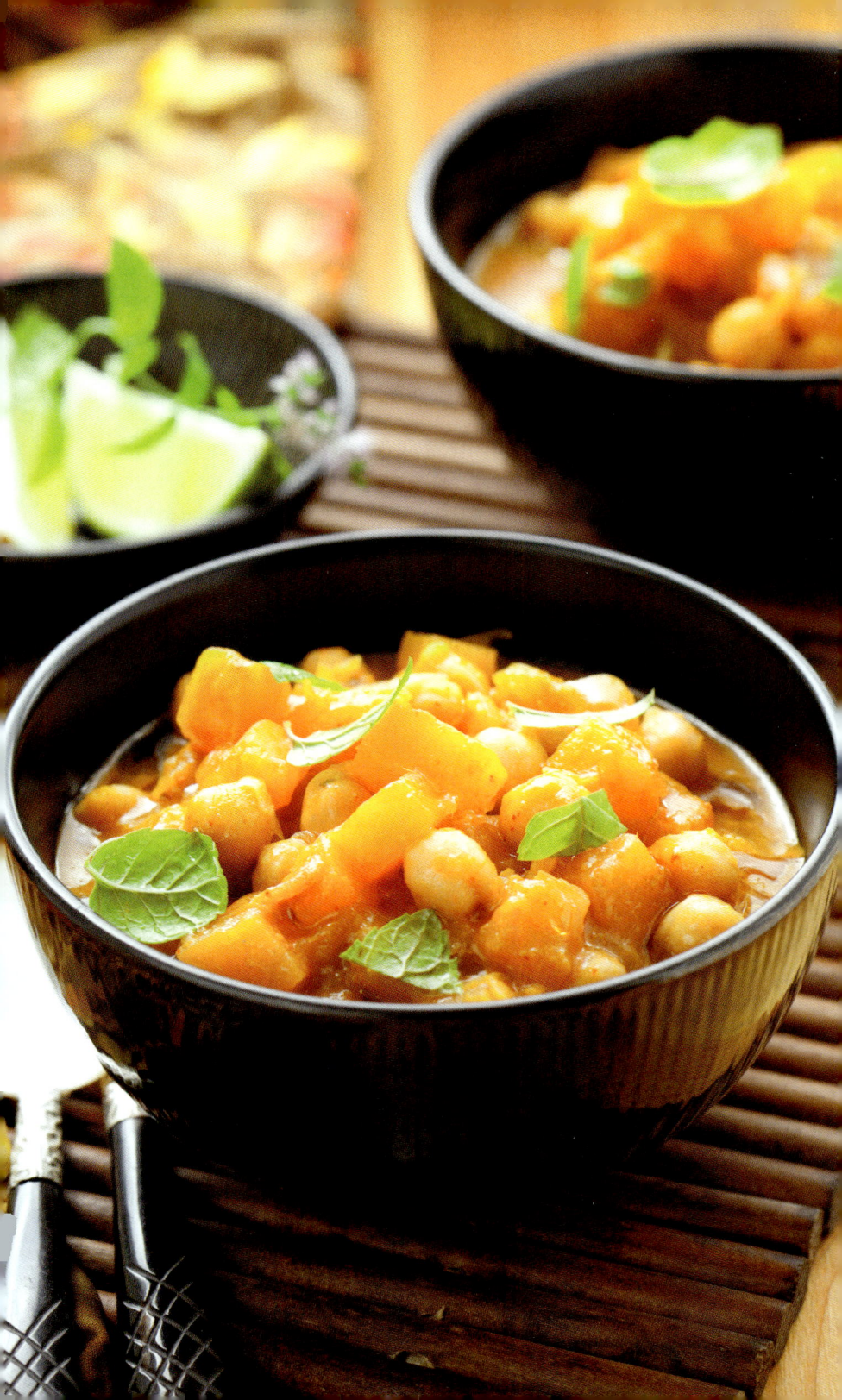

Nahrungsmittel zu sich nehmen, ist regelmäßiges Fasten ganz besonders wichtig. Ob Sie unter Ihrem Fasten nun „1 Tag in der Woche" verstehen, an dem Sie nur Rohkost zu sich nehmen oder sich auf Flüssigkeit beschränken: Fasten als Teil Ihres Wochenprogramms erinnert Ihren Körper an die Reinigungserfahrung und Sie an Ihr eigenes Wohl.

Spülungen und Einläufe für den Darm

Einläufe sind ganz sicher wohltuend. Ich rate Ihnen jedoch, wenn es irgendwie geht, 2-mal im Jahr jeweils 10 Darmspülungen machen zu lassen. Wie jeder, der sowohl Einläufe als auch Darmspülungen ausprobiert hat, bestätigen wird, sind Darmspülungen die sanfteste und effektivste Art, festsitzende Kotsteine zu lösen und auszuspülen. Viele Menschen, die es nach den Einläufen mit Darmspülungen versucht haben, sagen, dass die Colon-Hydro-Therapie noch einmal ein unglaublicher Unterschied sei.

Nach einer Urlaubsreise, insbesondere einer, die Sie in einen exotischen Winkel unserer schönen Erde geführt hat, in dem Sie sich anders als gewohnt ernährt haben, sollten Sie eine Reihe von Spülungen durchführen lassen. Wenn Sie an einem Tag in der Woche saftfasten und ähnliche Ergebnisse erzielen wollen, bieten sich ein Einlauf und eine Einpflanzung an. Was ich jedoch gar nicht empfehle, ist ein Einlauf oder eine Darmspülung ohne Einpflanzung. Eine Einpflanzung ersetzt die Darmflora, die Sie aus dem Verdauungstrakt herausgespült haben. Außerdem unterstützt sie das Gleichgewicht Ihres Körpersystems, sodass Sie sich besser entleeren können.

Natürlich können Sie keinen normalen Stuhlgang erwarten, wenn Sie gerade gefastet haben und Einläufe machen. So schnell sammelt sich einfach nichts an. Wenn Sie jedoch nach jeder Colon-Hydro-Therapie eine Einpflanzung machen lassen, wird Ihre Verdauung entsprechend reagieren, sobald Sie wieder normal essen.

Suchen Sie sich Unterstützung!

Ihre neue Lebensweise kann immer wieder in Gefahr geraten. Sie könnten in Versuchung kommen, das Einfache dem Richtigen vorzuziehen. Daher empfehle ich Ihnen, den wunderbaren Nutzen Ihrer Reinigung ganz bewusst in Erinnerung zu behalten, indem Sie mit Ihrem Reinigungsbegleiter in Kontakt bleiben, sich selbst eine Mahlzeit in einem Rohkost-Restaurant schenken, an einer Selbsthilfegruppe teilnehmen oder sich Unterstützung aus Büchern oder dem Internet holen.

Die Rohkost-Küche ist gerade jetzt sehr populär. Wenn Sie sich nicht zum Besuch eines Rohkost-Restaurants entschließen können, laden Sie doch Freunde zu einem Abendessen ein, zu dem jeder etwas zu essen mitbringt, und steuern Sie Ihre rohköstlichen Lieblingsspeisen bei. Sie können auch eine eigene Selbsthilfegruppe gründen oder wenigstens mit Ihrem Reinigungsbegleiter in Kontakt bleiben. Ist er nicht greifbar, suchen Sie sich Unterstützung in Büchern oder auf den Websites zur rohköstlichen Lebensweise. Dort finden Sie alles, von Rezepten bis zu Seminarterminen und emotionaler Unterstützung.

Sollten einmal alle Stricke reißen (oder zu reißen drohen), nehmen Sie sich einen Moment Zeit und lesen Sie noch einmal in Ihrem Reinigungstagebuch. Erinnern Sie sich daran, wie es Ihnen ging, als Sie die Giftstoffe aus Ihrem Körper verscheucht haben. Fragen Sie sich, ob Sie sich jetzt auch so fühlen. Nie sind Sie der optimalen Gesundheit näher als nach einer Entschlackung. Tun Sie alles, um sich dieses Gefühl so gut wie möglich zu erhalten, und Sie können nicht nur Ihrem Leben mehr Jahre, sondern auch Ihren Jahren mehr Leben geben.

Wählen Sie gesunde Snacks!

Menschen geben Ihre Süchte genau dann auf, wenn der richtige Zeitpunkt für sie gekommen ist, und keinen Augenblick früher. Ich zum Beispiel habe problemlos auf Fleisch verzichtet, das Hühnchen vom Speiseplan gestrichen und sogar der Eiscreme den Laufpass gegeben, aber Popcorn aufzugeben ist mir unglaublich schwergefallen. Ich war in der Tat jahrelang eine Popcorn essende Rohköstlerin. Da ich gegen die negativen Auswirkungen meiner Nahrungsmittelabhängigkeit etwas unternehmen wollte, habe ich damit begonnen, Spirulinapulver und *PapayaZyme* (ein Enzympräparat) über mein Popcorn zu streuen, damit es leichter verdaulich wird, bis ich es dann schließlich ganz aufgeben konnte.

Nichts gibt einem mehr Auftrieb als Spirulina. Im Salat oder in der Suppe geben Spirulinaflocken Geschmack und schwächen gleichzeitig die quälenden Hungerattacken. Spirulina ist ein idealer Imbiss, denn sie ist leicht aufzubewahren und problemlos mitzunehmen, wenn man unterwegs ist. Wenn Sie sie griffbereit haben, haben Sie immer etwas zum Naschen, ohne dass Sie sich in verarbeitete, zuckerhaltige oder fettige Alternativen flüchten müssen.

Ich möchte Ihnen sehr ans Herz legen, mindestens ein oder zwei grüne Gemüse in Ihr tägliches Leben zu integrieren. Wenn Sie mich fragen, welches grüne Gemüse absolut am besten ist, so lautet meine Antwort: Das beste ist das, das Sie regelmäßig essen oder als Getränk zu sich nehmen.

Denken Sie noch einmal über tierische Produkte nach

Ich bin Realistin: Ich weiß, dass Sie wahrscheinlich nicht für den Rest Ihres Lebens vegan oder vegetarisch leben werden. Wenn Sie jedoch wieder tierische Nahrungsmittel essen, sollten Sie

Peppen Sie Ihre Ernährung mit grünem Blattgemüse auf, zum Beispiel in Ihren grünen Smoothies.

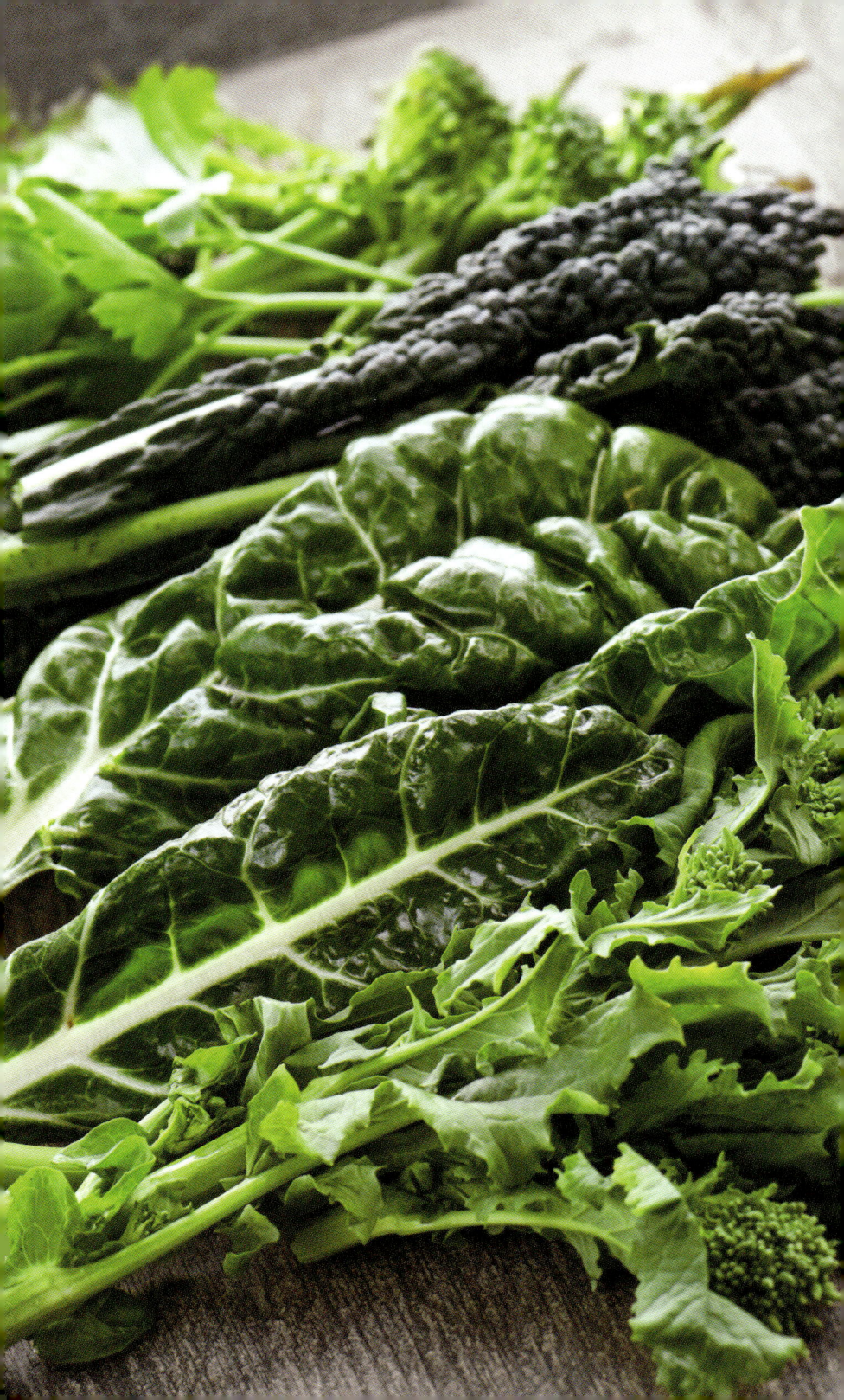

vielleicht lieber Fleisch von Tieren aus biologischer Aufzucht und zumindest aus Freilandhaltung kaufen, auch wenn das keine perfekten Alternativen sind. Es ist sicherlich gut, auf Bauernmärkte zu gehen und die Bauern aus der Region kennenzulernen. Wenn Sie glauben, nicht auf tierische Nahrungsmittel verzichten zu können, bringen Sie in Erfahrung, woher sie wirklich kommen. Und denken Sie daran, dass Sie vor einem solchen Essen mindestens 4 oder 5 verschiedene Verdauungsenzyme zu sich nehmen, damit Ihr Körper das tierische Eiweiß besser aufspalten kann.

Wenn Sie sich für das vegane Leben entscheiden, sollten Sie ergänzend Vitamin B_{12} einnehmen. Obwohl dieser Nährstoff meist verkannt wird, wurde er zu einem häufigen Argument gegen eine rein pflanzliche Ernährung. Ein Vitamin B_{12}-Mangel tritt mit derselben Wahrscheinlichkeit bei Fleischessern auf wie bei Veganern, weil ein Mangel an sogenanntem *Intrinsic Factor*[*] dazu führt, dass der Körper das Vitamin nicht aufnehmen kann. Studien haben zwar ergeben, dass Vitamin B_{12} durch den Verzehr bestimmter tierischer Nahrungsmittel gewonnen wird, aber eine verlässliche pflanzliche Vitamin-B_{12}-Quelle hat die Forschung bisher nicht ausmachen können. Ich bin seit mehr als dreißig Jahren Veganerin und nehme selten ein Vitamin-B_{12}-Ergänzungsmittel. Ich glaube, dass ich es nicht benötige, liegt an fermentierter Nahrung wie Sauerkraut und Rejuvelac. Ich kann das allerdings nicht beweisen und die schädlichen Langzeitwirkungen eines Vitamin-B_{12}-Mangels können schwer oder gar nicht reversibel sein. Daher empfehle ich allen vegan lebenden Menschen, täglich mindestens 10 Mikrogramm Vitamin B_{12} einzunehmen, und allen anderen ungeachtet ihrer kulinarischen Präferenzen ebenfalls eine B_{12}-Nahrungsergänzung.

---

[*] Hierbei handelt es sich um ein Glykoprotein im Darm, das zur Aufnahme von Vitamin B_{12} erforderlich ist. (Anm. d. Übers.)

Wenn Sie nach Ihrer Reinigung dauerhaft auf eine Gruppe tierischer Nahrungsmittel verzichten wollen, sollten das Milch und Milchprodukte sein. Da Kuhmilch meist voller Antibiotika, Wachstumshormone und Steroide ist, sind Milchprodukte extrem Schleim bildend und wirken mit Sicherheit toxisch. Selbst biologische Produkte aus Rohmilch, die von manchen alternativen Behandlern propagiert werden, sind alles andere als optimale Lebensmittel für den Menschen.

Krebs und Herzkrankheiten suchen sich nicht einfach wahllos jemanden aus. Diese Krankheiten sind „Nebenprodukte" der Giftstoffe, die wir als „Nahrung" bezeichnen. Im 19. Jahrhundert waren es fast ausschließlich die Wohlhabenden, die unter Verschluss der Herzkranzgefäße und Herzkrankheiten litten, denn allein sie konnten sich den reichlichen Fleischkonsum leisten. Heute gehören bei vielen Menschen Fleisch oder Milchprodukte zu jeder Mahlzeit.

Wenn Sie in den letzten 28 Tagen etwas gelernt haben, dann: dass Schleim die Aufnahme von Nährstoffen verhindert. Diese Nahrungsmittel sind Schleimbildner und haben zusätzlich viele andere schädliche Wirkungen. Selbst wenn Sie die ganze Woche nur Rohkost essen und lediglich am Wochenende ein paar Milchprodukte zu sich nehmen, führt das zu Ablagerungen im Verdauungssystem, sodass die Resorption der wichtigen Nährstoffe blockiert wird.

Wenn Sie die Cremigkeit von Milchprodukten so sehr mögen: Es werden heutzutage in den Lebensmittelgeschäften viele wunderbare Alternativen zu den Milchprodukten angeboten: Soja- und Reisprodukte sind wahrscheinlich am leichtesten erhältlich. Denken Sie aber daran, dass verarbeitetes Soja in großen Mengen auch Schleim bildend sein kann, und das ist meiner Meinung nach ein Grund dafür, dass es so viele kranke Vegetarier und Veganer gibt. Soja kann zwar vorübergehend ein guter Ersatz für all diejenigen sein, die dabei sind, Fleisch und Milch sowie Milchprodukte von ihrem Speiseplan zu streichen, doch Produkte aus Mandeln, Kokos und Hanf sind wesentlich bessere Alternativen.

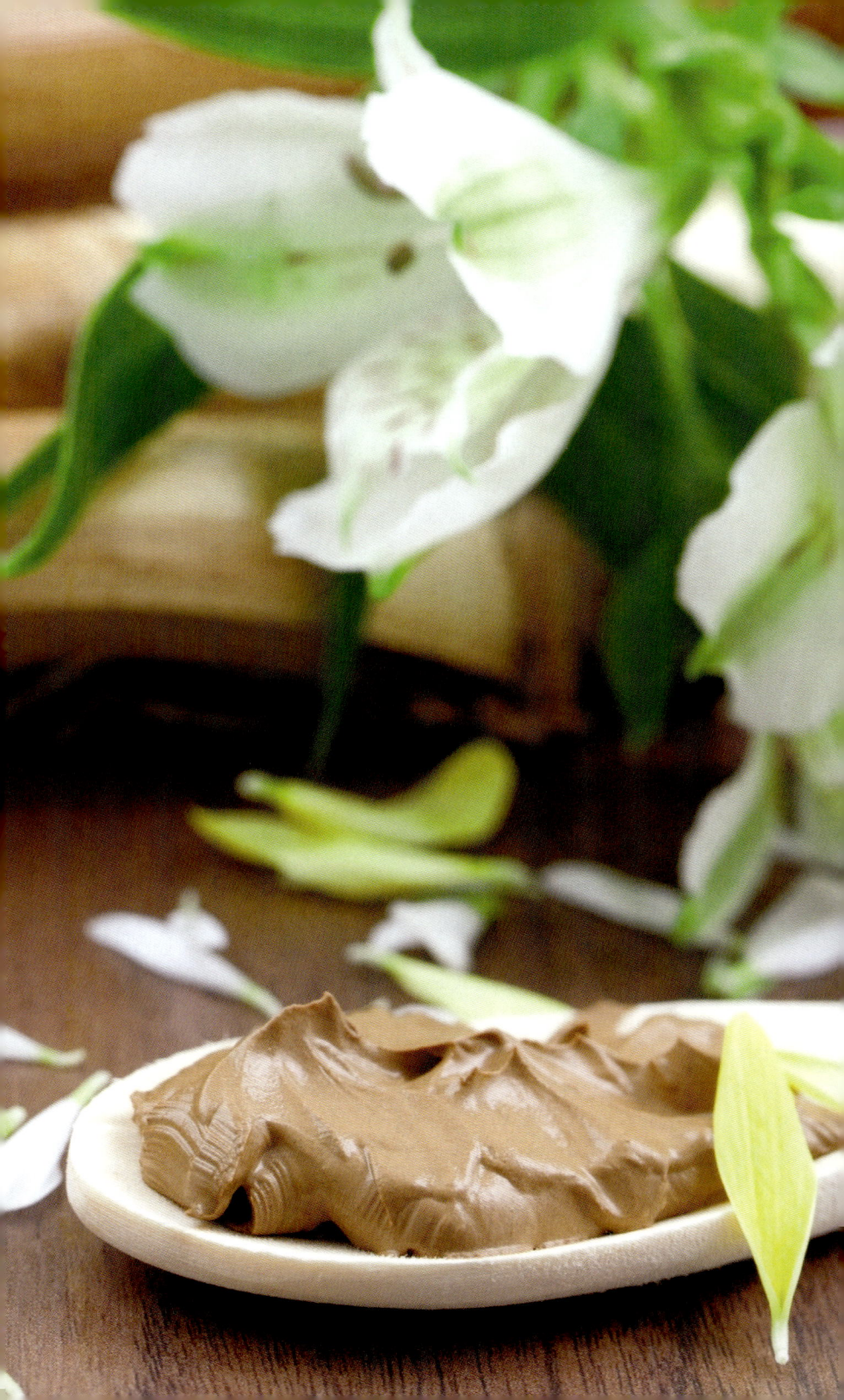

Seien Sie nett zu Ihrer Haut

Hautpflege ist für mich in meinen Detox-Seminaren meist kein wichtiges Thema, weil ich möchte, dass die Teilnehmerinnen und Teilnehmer sich auf die Veränderung der Haut von innen konzentrieren. Falten werden auf natürliche Weise weniger, wenn man sich gut ernährt. Da die Haut jedoch ein wichtiges Ausscheidungsorgan ist, sollten Sie alles daransetzen, um eine Ausscheidung der giftigen Substanzen durch die Poren – die dann weggewaschen werden kann – zu unterstützen.

Abfallprodukte verstecken sich nicht nur im Verdauungstrakt; sie lauern auch in der oberen Hautschicht. Doch Abhilfe ist greifbar: Heilerde, die Sie bereits von der Darmreinigung kennen, wirkt auch als starkes, von Duft- und Zusatzstoffen freies Zugmittel auf der Haut. Heilerdepaste kann direkt auf die Haut aufgetragen werden. Wenn Sie Heilerdepulver verwenden, verrühren Sie sie einfach mit Wasser zu einer Paste. Beim Trocknen entzieht die Heilerde der Haut Giftstoffe und strafft sie ganz nebenbei auch noch.

Wenn Sie reifere Haut haben oder Peelings brauchen, empfehle ich Ihnen eine Peeling- oder Heilerde-Maske. Diese Produkte, die ich 1- oder 2-mal in der Woche verwende, lösen die abgestorbenen Hautzellen, und darunter zeigt sich eine deutlich reinere, strahlendere Haut – selbst bei Frauen in der Menopause, die die träge gewordene Zellerneuerung ausgleichen müssen. Natürlich sind diese Behandlungen kein Muss, aber sie lassen die Haut leuchten und verstärken das Strahlen, das die Reinigung auf Ihr Gesicht gezaubert hat.

Heilerde können Sie sowohl innerlich anwenden, um den Darm zu reinigen, als auch als Paste äußerlich auftragen, um Ihre Haut zu entgiften.

Vergessen Sie nicht, was Sie gelernt haben

Zu wissen, wie Sie Ihren Körper reinigen können, wenn und solange es notwendig ist, kann Sie vor allem Negativen schützen. Wir sind alle auch negativen Faktoren ausgesetzt, die unsere Lebensweise und unser Denken beeinflussen sowie die Art, wie wir mit uns selbst umgehen. Daher ist es wichtig, zu wissen, wie wir uns bei Bedarf schützen können.

Ich wende häufig Reinigungstechniken an, wenn ich mich von ungesunden Einflüssen erholen muss. Als mein Mann und ich zum Beispiel einmal auf eine Party von Geschäftsfreunden eingeladen wurden, blieb uns gar nichts anderes übrig, als hinzugehen. Wir beschlossen, frühzeitig zu erscheinen, sodass wir auch frühzeitig wieder gehen konnten. Wir kamen genau um 20 Uhr 30 an, überließen das Auto dem Bediensteten und gingen hinein.

Die Party fand in einem schönen, geräumigen Haus statt, doch bis 21 Uhr 30 platzte sie mit mindestens 150 Gästen aus sämtlichen Nähten. Da viele von ihnen aus Ländern kamen, in denen das Rauchen noch akzeptiert wird, war die Luft nach einer Weile zum Schneiden. Jetzt spätestens ist Ihnen klar, dass ich auch Realistin bin, obwohl ich einen Lebensstil pflege, der so sauber wie nur möglich ist. Ich bin es gewöhnt, in einer verschmutzten Welt zu leben. Dennoch ist Zigarettenrauch giftig; er wirkt sich ernsthaft auf meine Nebenhöhlen und meine Lunge aus und macht mich schlagartig müde.

So beiläufig wie möglich bahnte ich mir den Weg zu einem Fenster und öffnete es einen Spalt. Ein Mann kam herbei und verwickelte mich in ein Gespräch. Wir unterhielten uns kurz, bis es ihm zu zugig wurde und er das Fenster schloss. Als das Essen serviert wurde – ein Buffet mit gekochten Speisen und einem riesigen Schinken –, begann das Ambiente auch meinem Mann auf die Nerven zu gehen. Wir beschlossen, die Flucht zu ergreifen, was uns jedoch nicht gelang. Der Bedienstete sagte uns, dass unser Auto inmitten eines riesigen, unbeweglichen Staus geparkter

Autos eingekeilt war, da wir unter den ersten Gästen gewesen seien. Und es kam noch schlimmer: Während wir warteten, dass die Autos umgesetzt wurden, bemerkte der Gastgeber, dass wir uns auf dem Rasen aufhielten. „Sie werden doch noch nicht gehen, oder?!", rief er uns zu. „Kommen Sie wieder herein. Wir wollen gerade mit dem Cognac anfangen!"

Da waren wir also, gefangen, gewissermaßen in einem Schornstein, bis 1 Uhr 30 morgens. Nachdem ich dem Getümmel endlich entflohen war, hatte ich heftig mit den Auswirkungen dieser Nacht zu kämpfen. Zwei Stunden nach dem Zubettgehen riss mich mein klopfendes Herz aus dem Schlaf. Ich hatte das Gefühl, als würde ich in dem Schleim ertrinken, den mein Körper gebildet hatte, um sich vor den Toxinen zu schützen. Aber ich wusste genau, was zu tun war: Ich begann sofort mit einer Reinigung, damit mein Körper sein natürliches Gleichgewicht wieder erlangte.

Darauf kann ich keinen Tag verzichten

Ich werde oft gefragt, wie ein gewöhnlicher Tag bei mir abläuft: Was ich esse, welche Nahrungsergänzungen ich nehme, welches Bewegungsprogramm ich absolviere. Obwohl ich darauf bestehe, dass Sie auf Ihren Körper hören und ein für Sie umsetzbares und förderliches Programm entwickeln, erzähle ich natürlich gern, was ich an einem Tag in puncto Gesundheit mache. Doch vergessen Sie nicht: Ich mache das alles seit Jahren. Ich bin nicht über Nacht von A nach B gekommen und Sie sollten das von sich auch nicht erwarten.

Karyns tägliche „Must-Have"

- Gebet und Meditation
- Chlorella, 12 bis 24 Tabletten
- Kokosöl, 2 Esslöffel
- Coenzym Q10, 200 Milligramm
- Verdauungsenzyme zu jeder Mahlzeit

- Bewegung auf dem Mini-Trampolin, 15 Minuten
- grünes Kamutpulver, 2 bis 4 Esslöffel in Wasser
- grüner Shake
- *Green Living Fiber*, 4 bis 6 Kapseln
- *OxyKare*, Vitamin O (Sauerstoff), 1 Verschlusskappe in 1 Liter gereinigtem Wasser
- systemische Enzyme
- Rejuvelac mit Aloe vera, 1 Glas
- fermentierte Nahrung wie Sauerkraut oder Cashew-Sauerrahm (Rezept, siehe Seite 224)
- Spirulina, 1 bis 2 Esslöffel in einem Fruchtsaft-Smoothie oder im Salat
- Spirulinawasser, 60 bis 120 Milliliter
- Vitamin C, 800 Milligramm
- Vitamin D$_3$, 200 IE
- Weizengrassaft, 60 bis 120 Milliliter
- Yoga, 30 Minuten
- Kokosnusswasser, 30 bis 60 Milliliter

Die oben genannte Vitamin-D$_3$-Ergänzung ist wichtig, denn nach Meinung der Experten bekommen 70 bis 90 Prozent der Nordamerikaner nicht genügend Vitamin D.* Sonne und Nahrungsergänzungen sind ausgezeichnete Quellen. Obwohl einige Nahrungsmittel, wie zum Beispiel Milch, mit Vitamin D angereichert sind, liefern sie nicht genug, um unsere Gesundheit deutlich zu verbessern. Und zudem ist Milch, wie wir wissen, ein für den Menschen unnatürliches und ungesundes Nahrungsmittel.

---

*Wissenschaftliche Studien haben ergeben, dass der Vitamin-D-Spiegel im Blut von etwa 60 Prozent aller Kinder und Erwachsenen in Mitteleuropa im Jahresdurchschnitt nicht an die empfohlene Menge heranreicht. Alarmierend ist die Situation bei älteren Menschen und bei Jugendlichen. (Anm. d. Übers.)

... und noch ein paar Worte zum Abschluss

Neue Seminarteilnehmerinnen und -teilnehmer frage ich immer gern, was sie zu mir geführt hat. Am Vorabend des ersten Tages des Detox-Programms erzählen mir die Anfänger meist etwas in der Art: Sie seien gekommen, um abzunehmen. Bis zum 7. Tag haben sich ihre Prioritäten jedoch dramatisch verändert.

Eine Krankheit hat deutliche und oft beunruhigende Symptome. Sie durchkreuzt unseren Lebensplan. Doch Krankheit gibt es in feinen Abstufungen, sie kann als Unpässlichkeit beginnen. Während uns eine ernste Erkrankung wie ein Schlag ins Gesicht trifft, umfasst uns die Unpässlichkeit allmählich, wie ein langsam auf uns zu kommender Nebel. Die meisten von uns fühlen sich nicht die ganze Zeit über schrecklich schlecht, doch so großartig fühlen sie sich dann auch wieder nicht. Fragt sie jemand, wie es ihnen geht, sagen sie „gut", denn trotz Wehwehchen und Schmerzen sowie Verdauungsproblemen und Schlaflosigkeit und vielleicht einem Anflug von Arthritis oder Nebenhöhlenkopfschmerzen oder Hautjucken oder was sonst noch, sind sie „ja eigentlich nicht wirklich krank". Oder doch?

Am ersten Reinigungstag glauben sie das jedenfalls nicht. Doch am 7. Tag, wenn sich der Nebel allmählich zu lichten beginnt, sehen die Dinge schon ganz anders aus. Es wird Ihnen nicht nur klar, dass sie krank waren, sie sehen auch zum ersten Mal, dass sie sich selbst krankgemacht haben. Und plötzlich ist ihr Gewicht gar nicht mehr das Problem. Es ist einfach nur ein weiteres Symptom. An diesem Punkt beginnt ihre Heilung – geistig, emotional und körperlich.

Als sich mein Nebel vor mehr als 35 Jahren zu lichten begann, konnte ich aufhören, mich als Opfer meiner Gene zu fühlen. Zum ersten Mal in meinem Leben bekam ich das Gefühl, dass ich für diesen wunderbaren Körper, den Gott mir geschenkt hatte, selbst sorgen kann. Wenn Sie am Ende dieser Reinigung dasselbe Gefühl haben, ist das für Sie ein Grund zu feiern. Sie brauchen keine Angst mehr vor den Umweltgiften und den giftigen Substanzen in der Nahrung zu haben. Sie bestimmen, was in Ihren Körper gelangt. Sie brauchen sich nicht mehr vor Krankheit zu fürchten – trotz Ihrer „Veranlagung". Sie wissen, was Sie für Ihre Gesundheit und ein langes Leben tun müssen. Und vor allem brauchen Sie keine Angst mehr davor zu haben, dass Sie nicht genügend Willenskraft aufbringen oder einer Schwäche für bestimmte Nahrungsmittel oder irgendetwas anderes unterliegen, was die Menschen gern als „Versagen" bezeichnen.

In den letzten 28 aufregenden Tagen, die alles verändert haben, haben Sie erkannt: Wenn Sie Schadstoffen ausgesetzt sind, wenn Sie Fleisch oder Milch und Milchprodukte zu sich nehmen, dann können Sie jedes System in Ihrem Körper auch wieder entgiften und noch einmal von vorn anfangen. Gott hat uns in seiner Weisheit einen Körper geschenkt, der sich unentwegt erneuert. Dafür müssen Sie nichts weiter tun, als sich am Natürlichen, Vitalen und Guten zu orientieren. Konzentrieren Sie sich auf das, was rein und lebendig und voller übersprudelnder Energie ist, und alles andere wird Ihrer Aufmerksamkeit folgen.

In diesen 28 Tagen haben Sie Ihre Gewohnheit und Ihre Selbsttäuschung aufgebrochen, um die Lebenswahrheit zu enthüllen, mit der wir alle geboren wurden. Sie haben Ihre eigene untrügliche Intuition wiedergefunden. Und nun müssen Sie nur noch einen Weg finden, Ihr Wissen auch umzusetzen und so zu leben, dass es dieser Wahrheit entspricht. Wählen Sie ein vernünftiges Ziel. Tun Sie alles in Ihrer Macht Stehende, um die heilsamen Veränderungen aufrechtzuerhalten, aber vergessen Sie nicht, dass Sie nicht perfekt sein müssen. Sie bekommen immer wieder eine Gelegenheit, um es richtig zu machen. Vielleicht ist es Ihnen nicht möglich, am Anfang Ihres Weges mehrmals im Jahr eine solche Entgiftung zu machen. Aber Sie können sich vornehmen, dieses Buch mehrmals im Jahr zur Hand zu nehmen und zu lesen, und so werden Sie nicht aus der Übung kommen. Finden Sie Möglichkeiten, sich immer wieder daran zu erinnern, welch mächtige Veränderungen Ihnen gelungen sind, und Sie werden nie weit von der Wahrheit entfernt sein.

Vor allem hoffe ich, dass Sie das, was Sie während dieses Prozesses gelernt haben, nicht für sich behalten. Andere daran teilhaben zu lassen, was ich gelernt habe, an den Lektionen, die mir mein Körper noch immer jeden Tag erteilt, ist eine wirkliche Freude in meinem Leben. Ich weiß, dass es Ihnen genauso gehen wird. Was Sie über den Zusammenhang von innerer Heilung und vitaler, strahlender Schönheit erfahren haben, wird bei anderen Nachhall finden und sie bei der Suche nach ihrem Weg unterstützen.

Ich hoffe auch, dass Sie mich an Ihrem Weg teilnehmen lassen. Bitte schreiben Sie mir gern eine E-Mail (meine Kontaktdaten finden Sie auf Seite 231). Ich würde mich freuen, etwas über Ihre Herausforderungen und Ihre Wunder zu erfahren.

Ich möchte Ihnen zum Abschied diese Mahnung mit auf den Weg geben: Wenn Sie sich heute nicht um Ihren Körper kümmern – dieses großartigste „Gefährt", das Sie je bekommen haben –, worin wollen Sie dann morgen leben?

Ich wünsche Ihnen Liebe, Frieden und Gesundheit.

Tabelle 6
Das Programm für die 4. Woche und die Zeit
danach – Zusammenfassung

Nahrungsmittel/ Produkt	ab der 4. Woche	weitere Informationen
Rohkost	Essen Sie nach dem Fastenbrechen 1 Woche lang weiterhin nur Rohkost. Sie können sich endlos lange rohköstlich ernähren.	Schauen Sie in Rohkost-Rezeptbücher (siehe unter „Literaturempfehlungen", Seite 232 ff.) und experimentieren Sie mit eigenen Rohkost-Rezepten.
grüner Shake	Nehmen Sie ihn in der 4. Woche zu sich; Sie brauchen überhaupt nicht mehr damit aufzuhören.	Das Rezept finden Sie auf Seite 216; Sie können die Zutaten auch variieren, damit er interessant bleibt.
Rejuvelac	Nehmen Sie es in der 4. Woche zu sich; Sie brauchen überhaupt nicht mehr damit aufzuhören.	Trinken Sie davon, soviel Sie wollen. Rejuvelac kann das Wassertrinken ersetzen.
Spirulinawasser	Nehmen Sie es in der 4. Woche zu sich; Sie brauchen überhaupt nicht mehr damit aufzuhören.	Trinken Sie davon, soviel Sie wollen.
Weizengrassaft	Nehmen Sie ihn in der 4. Woche zu sich; Sie brauchen überhaupt nicht mehr damit aufzuhören.	Trinken Sie davon, soviel Sie wollen.
Chlorellatabletten	Nehmen Sie sie in der 4. Woche zu sich; Sie brauchen überhaupt nicht mehr damit aufzuhören.	Bei veganer Ernährung können Sie größere Mengen davon als Haupt-Proteinquelle zu sich nehmen.
Bockshornklee-samen-Kapseln	Wahlweise in der 4. Woche. Nehmen Sie die Kapseln nicht länger als 3 Monate.	Machen Sie 4 bis 6 Wochen lang Pause, bevor Sie mit einer neuen Kur beginnen.
Flohsamen-Heilerde-Cocktail	Wahlweise in der 4. Woche. Trinken Sie ihn länger als 3 Monate.	Machen Sie 4 bis 6 Wochen Pause, bevor Sie mit einer neuen Kur beginnen. Lassen Sie Ihren Körper selbst arbeiten.

Diese Zusammenfassung beinhaltet, womit Sie in der 4. Woche bis zum Ende Ihrer Reinigung fortfahren sollten. Außerdem finden Sie darin Informationen darüber, was Sie in der Zeit nach der Reinigung tun können.

Nutzen

Durch die rohköstliche Ernährung bleibt Ihr Körper im alkalischen Bereich; das unterstützt ihn dabei, weiter abzunehmen/Ihr Gewicht zu halten. Rohkost ist reich an Mineralien und Nährstoffen für eine optimale Gesundheit.

Der grüne Shake ist ein leicht verdauliches *Superfood* von hoher Nährstoffdichte. Er verbessert den Stoffwechsel und die Kalzium-Aufnahme.

Rejuvelac ist gut bei Stress und unterstützt die Reinigung des Verdauungstrakts, indem es Schleim löst. Es enthält B-Vitamine, Enzyme, Protein sowie Lactobazillen, die nützlichen Milchsäurebakterien, ist aber selbst kein Milchprodukt.

Spirulina ist eine ausgeglichene vollwertige *Superfood*-Ernährung, die leicht verdaulich ist sowie Kraft und Gesundheit schenkt.

Weizengrassaft ist eine ausgezeichnete Nährstoff- und Enzymquelle; er stärkt das Verdauungssystem und leitet Schlacken aus.

Chlorella stärkt das Verdauungssystem und wirkt gegen Schwermetalle und Umweltgifte.

Bockshornkleesamen-Kapseln gleichen den Blutzuckerspiegel aus und reinigen das Lymphsystem. Sie sollten nur vorübergehend, kurmäßig genommen werden. Eine fortgesetzte Einnahme ohne Pause könnte Nebenwirkungen haben.

Der Flohsamen-Heilerde-Cocktail räumt die Schleim bildenden giftigen Abfallprodukte aus dem Dickdarm.

Fortsetzung nächste Seite >

Fortsetzung von vorheriger Seite

Nahrungsmittel/ Produkt	ab der 4. Woche	weitere Informationen
frischer Gemüsesaft	Damit müssen Sie nicht mehr aufhören.	Probieren Sie immer wieder andere Gemüsekombinationen aus.
Kamutwasser	Damit müssen Sie nicht mehr aufhören.	Trinken Sie davon, soviel Sie wollen.
OxyKare	Nehmen Sie es 3 bis 6 Monate lang und machen Sie dann eine Pause.	Nie mehr als 1 Verschlusskappe auf 1 Liter gereinigtes oder gefiltertes Wasser.
Verdauungsenzyme	Sie brauchen überhaupt nicht mehr damit aufzuhören.	Die Menge kann je nach gewünschtem Ergebnis verändert werden..
systemische Enzyme	Sie brauchen überhaupt nicht mehr damit aufzuhören.	Die Menge kann je nach gewünschtem Ergebnis verändert werden.
Energie-Suppe	Essen Sie diese nahrhafte Mahlzeit, wann immer Sie wollen.	Verändern Sie das Rezept, damit die Suppe interessant bleibt.
Kokosöl	Sie brauchen überhaupt nicht mehr damit aufzuhören. Wenden Sie es innerlich und äußerlich an..	Verwenden Sie es in Frucht-Smoothies und anderen Speisen.
Oregano-Öl	Nehmen Sie es, wenn Sie es brauchen, aber nicht täglich und nicht über längere Zeit.	Wenn Sie Oregano-Öl verwenden (oder ein anderes natürliches Antibiotikum), sollte gewährleistet sein, dass Sie danach Probiotika einnehmen.
Einläufe, Darmspülungen und Einpflanzungen	Eine Reihe von Darmspülungen oder Einläufen mehrmals im Jahr können sehr heilsam sein. Sie sollten sie nicht unbegrenzt durchführen. Lassen Sie Ihren Körper selbst arbeiten.	Wenden Sie sie an, wenn Sie eine Reinigung durchführen oder wenn Sie Reinigungssymptome haben. An jede Darmspülung und an jeden Einlauf sollte sich eine Einpflanzung anschließen.

Nutzen

Frischer Gemüsesaft wirkt alkalisch und liefert Vitamine und Mineralien in konzentrierter Form.

Kamut wirkt alkalisch und fördert eine gesunde und regelmäßige Verdauung.

OxyKare entgiftet die Zellen und bekämpft Hefepilze. Es wird am besten bei einer Reinigung oder als Heilmittel gegen Erkältungen, grippale Infekte und Infektionen eingesetzt.

Verdauungsenzyme bauen die Nahrung ab, damit die Nährstoffe schnell durch die Darmwand und in den Blutkreislauf gelangen können, um die Körperzellen zu ernähren.

Diese Enzyme sind großartig, um das Immunsystem anzukurbeln und den Körper zu unterstützen, wenn ihm größere medizinische Herausforderungen bevorstehen.

Energie-Suppe ist leicht verdaulich. Sie ist eine ausgezeichnete Quelle für gesunde Fette, Nährstoffe und Vitamine.

Kokosöl fördert die Gesundheit der Haut; es bekämpft Hefepilze, Parasiten und andere Pilze und unterstützt die Gesundheit von Herz und Gehirn.

Oregano-Öl wirkt gegen Erkältungen, grippale Infekte, Kopfschmerzen, Infektionen, Magenschmerzen, Hefepilze und viele andere Krankheiten ausgezeichnet.

Einläufe und Darmspülungen helfen bei Kopfschmerzen, Magenschmerzen und anderen Symptomen. Sie verbessern außerdem die Gesundheit des Dickdarms und die Aufnahme von Nährstoffen.

Erfahrungsberichte

Ich begann dieses Detox-Programm mit hohen Erwartungen und glaubte nicht, dass sie erfüllt werden würden. Ich wünschte mir, insgesamt gesünder zu sein; ein Bewusstsein dafür zu entwickeln, welche Nahrungsmittel mir Energie liefern; disziplinierter in Bezug auf Essen und Bewegung zu werden; zu erfahren, welche anderen Ernährungs- und Bewegungsmöglichkeiten es gibt; Gewicht zu verlieren (oder wenigstens überall ein paar Zentimeter an Umfang zu verlieren ...) und – ganz wichtig – einen normalen und regelmäßigen Stuhlgang zu haben. „Das war ein bisschen viel", dachte ich. Ich erwartete also bestenfalls Erkenntnisse, keine Ergebnisse. Doch ich habe alle meine Erwartungen übertroffen. Was mir in vier Jahren nicht gelungen ist, habe ich in vier Wochen geschafft. Ich habe mir in dieser Zeit Wissen für ein ganzes Leben angeeignet. C. M.

Was sich nach meiner Reinigung noch verändert hat: Ich habe mir einen Entsafter für Weizengras zugelegt und stelle den Saft nun selbst her. Außerdem habe ich ein Rohkost-Kochbuch gekauft. ... Ich habe Freunde dazu ermutigt, es auch so zu machen wie ich und das haben sie tatsächlich getan! Ich habe immer mehr Emotionen zugelassen – und meinen Lebensstil zunehmend verändert. T. T.

Ich habe dieses Programm gemacht, weil ich ein ernsthaftes Problem mit Candida habe. Das kam durch sehr hohe Dosen Antibiotika, die ich zur Behandlung einer Knocheninfektion schluckte. Jetzt fühle ich mich viel besser. Viele der Symptome haben sich gebessert. Ich hatte immer große Probleme mit Fuß- und Nagelpilzen. Seit dieser Entgiftung geht es auch meinen Füßen viel besser. Außerdem hatte ich schwere, schmerzende Beine und meine Lymphknoten taten bei Berührung weh. Das ist ebenfalls besser geworden. Auch emotional fühle ich mich ausgeglichener. Ich fühle mich mehr geerdet, mehr zentriert und irgendwie sehr bei mir. An manchen Tagen fühle ich mich sogar ganz wunderbar. Es war ein großartiges Programm. M.

Obwohl ich schon fünf Jahre lang vegetarisch lebte, bevor ich mit der Entgiftung begann, ernährte ich mich nicht gut. Ich aß viel zu viel und jede Menge Süßigkeiten und hatte meine Essgewohnheiten nicht wirklich im Griff. Ich fühlte mich schlapp, konnte mich schlecht konzentrieren, war oft müde und hatte wenig Energie. Ich wusste, dass viele meiner Probleme mit einer Ernährung zusammenhingen. Dieses Detox-Programm zu machen war eine meiner besten Entscheidungen. Ich habe nicht nur etwas Wunderbares für meinen Körper getan, ich fühle mich auch besser, habe abgenommen und schließlich meine Ernährung und viele andere Aspekte meines Lebens in den Griff bekommen. A. C.

Ich bin so froh über dieses Programm, bei dem es nicht im Mittelpunkt steht, abzunehmen … Es ist auch großartig, dass hier ganzheitlich behandelt wird mit dem Ziel, die harmonische Zusammenarbeit von Seele, Körper und Geist herzustellen. Ein Ergebnis dieses Programms ist, dass ich mit anderen Augen sehe, was ich meinem Körper gebe, und dass ich mehr darüber nachdenke, welche Erfahrungen ich in meinem Leben machen möchte. L. H.

Kapitel 6

Rezepte
Leckeres essen während der Reinigung

Im Laufe der Jahre habe ich in meinem Restaurant und für mich privat Hunderte von Rezepten entwickelt. Die Möglichkeiten, eine rohköstliche Ernährung interessant und zufriedenstellend zu gestalten, sind schier endlos. Auf den folgenden Seiten stelle ich Ihnen ein paar Rezepte vor, um Sie während der Reinigung zu unterstützen.

Alles, was Sie brauchen, ist eine Küchenmaschine oder ein Mixer. Wenn Sie jedoch Ihr Leben bereichern wollen, indem Sie den Rohkostanteil immer weiter erhöhen, möchten Sie sich vielleicht einiges an anderem „notwendigen" Zubehör anschaffen, das bei der Zubereitung von Rohkost zum Einsatz kommt, wie Entsafter oder Dörrgeräte. Im Internet finden Sie viele interessante Möglichkeiten. Doch auch Ihr lokaler Fachhandel wird Sie sicher gerne und kompetent beraten.

Kaufen Sie Frisches aus Ihrer Region in Bioqualität.

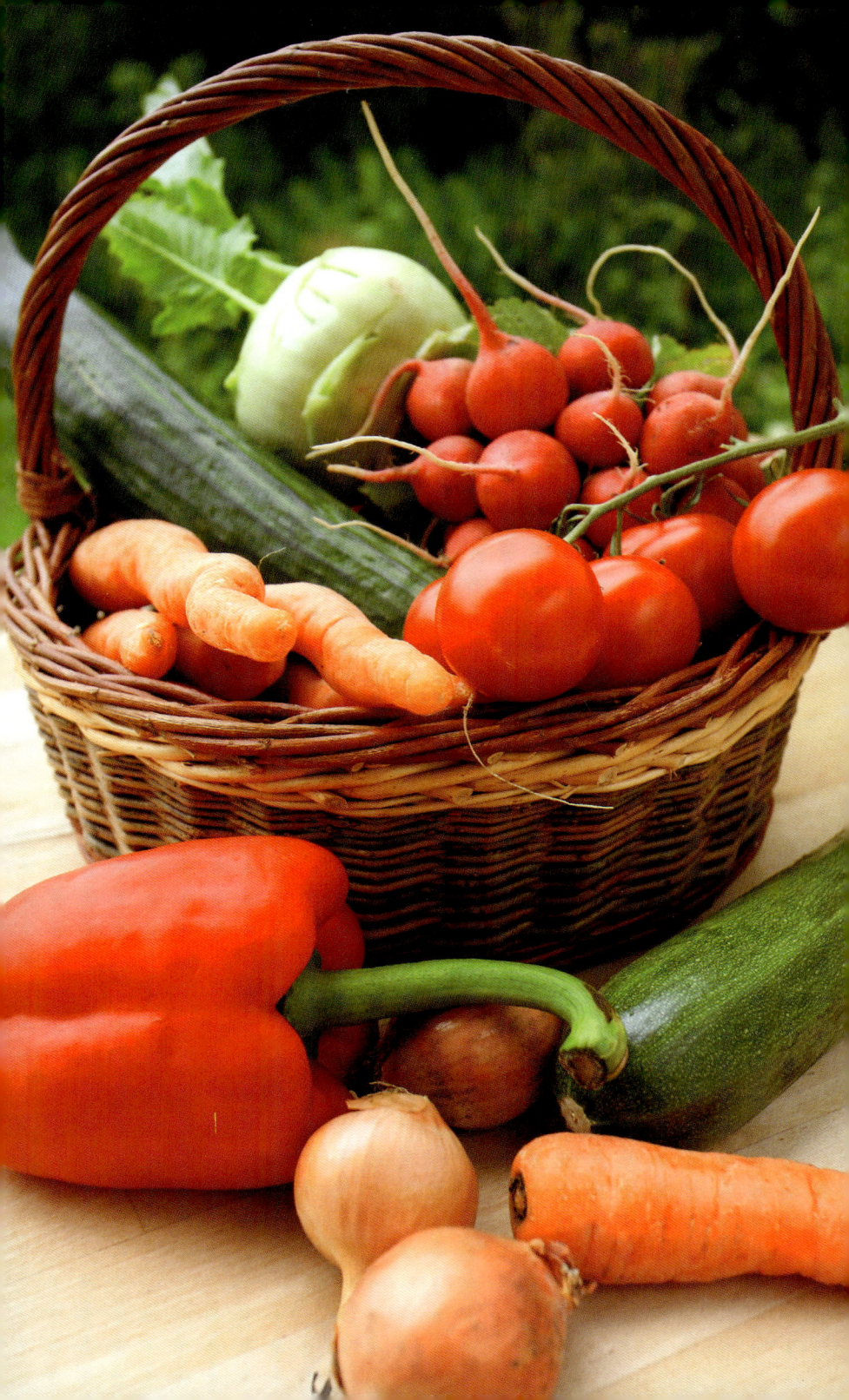

Rejuvelac

Rejuvelac ist reich an B-Vitaminen und Eiweiß und enthält, weil es fermentiert ist, nützliche Bakterien und aktive Enzyme. Trinken Sie es pur oder verwenden Sie es in Rezepten, wie zum Beispiel im grünen Shake (Rezept, siehe Seite 216) oder in Dr. Wigmores Energie-Suppe (Rezept, siehe Seite 222).

Zutaten:

2 Tassen Weizenkörner
10 Tassen gereinigtes oder gefiltertes Wasser

Die Körner in 4 Tassen Wasser 24 Stunden lang einweichen. Über ein Sieb abgießen und gut abspülen. Dann etwa 24 Stunden bei Raumtemperatur stehen lassen. Während dieser Zeit keimen die Körner (es erscheinen jedoch keine weiße „Schwänzchen"). Die gekeimten Körner in eine Küchenmaschine oder einen Mixer geben und zu einer cremigen Masse pürieren. Diese in ein sauberes Glasgefäß oder einen großen Glasbehälter füllen und die restlichen 6 Gläser Wasser hinzufügen. Das Gefäß mit einem Mulltuch oder Sieb abdecken, damit Sauerstoff an die Mischung kommt (mit einem Bindfaden oder einem Gummiband fixieren). Bei Raumtemperatur mindestens 48 Stunden lang fermentieren lassen. Je länger Rejuvelac fermentiert, desto stärker wird es.
In saubere Glasgefäße abseihen und fest verschließen. Im Kühlschrank können Sie es 4 Wochen lang aufbewahren.

Tipp: Wenn Sie nicht alles trinken, bevor es verdirbt, gießen Sie Ihre Pflanzen damit.

Nussmilch

Eingeweichte Nüsse und Samen werden als schmackhafte Alternativen zu Milch und Milchprodukten verwendet. Nussmilch finden Sie häufig in Rohkostrezepten.

Zutaten:

6 Tassen rohe Mandeln oder andere rohe Nüsse oder Samen
6 Tassen gereinigtes oder gefiltertes Wasser
1 bis 2 Esslöffel Agavendicksaft oder ein anderes Süßungsmittel
½ Teelöffel Vanille-Extrakt

Die Mandeln in 3 Tassen Wasser 8 bis 12 Stunden lang einweichen. Dann abgießen und spülen. Mit den restlichen 3 Tassen Wasser in den Mixer geben und 30 Sekunden lang – oder bis die Flüssigkeit cremig ist – bei hoher Geschwindigkeit pürieren. Durch ein mit einem Mulltuch ausgelegtes Sieb in ein sauberes Glas abseihen. Agavensirup und Vanille-Extrakt mit dem Schneebesen unterrühren. In einem verschlossenen Glasgefäß hält sich die Nussmilch im Kühlschrank 5 bis 7 Tage.

Tipps: Wenn Sie einen Entsafter mit Zwillings-Presswalzen haben, lassen Sie die fertige Mischung durch die Einstellung für Gemüse laufen. So erhalten Sie eine Nussmilch, wie sie cremiger nicht sein kann. Heben Sie die zurückbehaltene Nussmasse auf und verwenden Sie sie für andere Rezepte.

Leiden Sie unter Diabetes oder müssen Sie auf ihren Zuckerkonsum achten, dann ist Stevia* eine gute Alternative zu Agavendicksaft oder anderen Süßungsmitteln. Stevia ist unglaublich süß, Sie brauchen also nur eine ganz geringe Menge davon. Richten Sie sich nach den Anweisungen auf der Packung und süßen Sie vorsichtig je nach Ihrem Geschmack.

*Literatur zum Thema „Stevia" finden Sie unter „Literaturempfehlungen" im Anhang des Buches (Seite 232 ff.).

Grüner Shake

Dieses köstliche Mixgetränk ist ein sättigendes rohköstliches Frühstück oder eine Zwischenmahlzeit, die Sie sich viele Stunden lang satt und ausgeglichen fühlen lässt. Es enthält viel Kalzium, essenzielle Fettsäuren, Ballaststoffe, Mineralien, Eiweiß und Vitamine. Und dabei heißt es doch immer: Veganer hätten es nicht gut?!

Zutaten:

1¾ Tasse Bio-Apfelsaft oder Rejuvelac (siehe Seite 214)
1 gefrorene Banane (vor dem Einfrieren schälen und in Stücke schneiden)
2 Esslöffel Lecithingranulat
2 Esslöffel *Karyn's Kare Green Meal Powder*
2 Esslöffel Leinsamen- oder Kokosöl

Saft oder Rejuvelac mit der Banane im Mixer zu einer cremigen Masse verarbeiten. Das Lecithin hinzufügen und das Gerät noch einmal kurz anstellen. Dann das Green Meal Powder und das Öl zugeben und bei niedriger bis mittlerer Geschwindigkeit mixen, bis alle Zutaten gut vermengt sind. In ein schönes Glas gießen und genießen!

Tipps: Verwenden Sie biologischen naturtrüben Apfelsaft. Klarer Apfelsaft wurde gefiltert, damit er länger haltbar ist, und enthält viel weniger gesunde Polyphenole und Antioxidantien.

Möchten Sie einen süßeren Shake, dann nehmen Sie mehr Apfelsaft.

Richten Sie sich während der Entschlackung nach diesem Rezept. Danach können Sie es nach Ihrem Belieben abwandeln. Sie können zum Beispiel Mandel- oder Hanfmilch anstelle von Apfelsaft nehmen, Heidelbeeren oder Ananas statt der Banane und Hanföl statt Leinsamenöl. Es gibt so viele Möglichkeiten. Kreieren Sie selbst interessante Variationen!

Spirulina-Smoothie

Dieser köstliche und cremige Smoothie ist reich an Vitaminen, Mineralien und essenziellen Fettsäuren. Sie können hier auch zusätzlich noch das Spirulinapulver verwenden, das von Ihrer Reinigung übrig geblieben ist.

Zutaten:

1 Tasse Nussmilch (Rezept, siehe Seite 215)
1 gefrorene Banane (vor dem Einfrieren schälen und in Stücke schneiden)
½ Tasse Kokoswasser
2 Esslöffel fein gemahlener, biologisch angebauter Leinsamen
1 Teelöffel Spirulinapulver
½ Teelöffel Vanille-Extrakt

Nussmilch, Banane, Kokoswasser, Leinsamen und Vanille-Extrakt im Mixer bei niedriger Geschwindigkeit verarbeiten, bis alles gut vermischt ist. Das Spirulinapulver zufügen und ein paar Mal mit der „Pulse"-Taste gut mixen. Sofort in einem ansprechenden Gefäß servieren.

Beeren-Leinsamen-Dessert

Dieses gesunde Dessert ist einfach zuzubereiten und eignet sich hervorragend als Zwischenmahlzeit, wenn Sie Verlangen nach etwas Süßem haben.

Zutaten:

2 Tassen rohe Cashewkerne
gereinigtes oder gefiltertes Wasser
¼ Tasse Agavendicksaft oder ein anderes Süßungsmittel
1 Tasse sehr fein gemahlener Leinsamen
1½ Tassen in dünne Scheiben geschnittene Erdbeeren

Für die Cashewcreme die Cashewkerne in eine mittelgroße Schüssel geben und mit gereinigtem Wasser bedecken. 6 bis 8 Stunden lang einweichen. Abseihen und spülen. Cashewkerne zusammen mit Agavendicksaft im Mixer pürieren. Bei laufendem Mixer durch die Öffnung im Deckel gerade so viel gereinigtes Wasser zugeben, dass sich eine cremige Konsistenz ergibt, und so lange mixen, bis sie geschmeidig ist.

Je eine Schicht Cashewcreme in dekorative Gläser füllen und danach jeweils 1 Teelöffel gemahlenen Leinsamen sowie eine Schicht Erdbeeren darauf verteilen. Darauf kommt wieder eine Schicht Cashewcreme, 1 Teelöffel Leinsamen und eine weitere Schicht Erdbeeren. Noch einmal wiederholen und mit einer Schicht Erdbeeren und etwas gemahlenem Leinsamen abschließen. Sofort servieren oder abdecken und im Kühlschrank bis zu 48 Stunden aufbewahren.

Frische, biologisch angebaute Erdbeeren, die in Ihrer Region wachsen und geerntet werden, wenn sie wirklich reif sind, schmecken einfach köstlich!

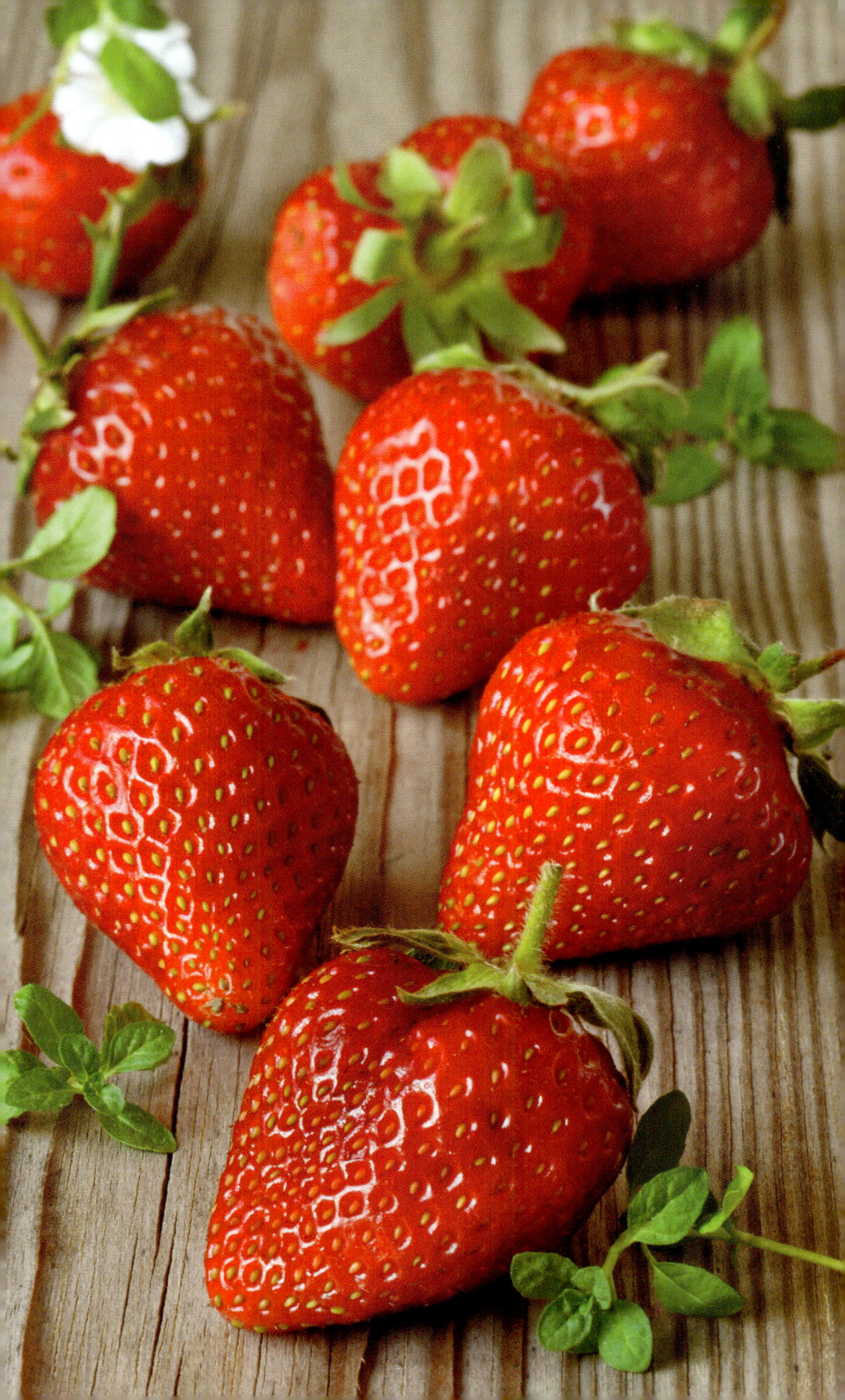

Leinsamen-Müsli

Leinsamen sind eine hervorragende Quelle für Omega-3-Fettsäuren und Ballaststoffe; dieses einfache Müsli ist fantastisch zur Bereicherung Ihrer Ernährung geeignet.

Zutaten:

2 Esslöffel fein gemahlener biologisch angebauter Leinsamen
6 Esslöffel Kokoswasser
½ in Stücke geschnittene Banane
½ Teelöffel gemahlener Zimt

Leinsamen und Kokoswasser in einer Schüssel verrühren. Etwa 10 Minuten lang quellen lassen, bis der Leinsamen einen Teil der Flüssigkeit aufgenommen hat und weich ist. Banane und Zimt zugeben und gut verrühren. Sofort servieren.

Tipp: Dieses Rezept ist unglaublich flexibel. Experimentieren Sie mit Ihrem Lieblingsobst, grünen Pulvern oder Gewürzen.

Hafer-Rohkost

Dies ist eine rohköstliche Variation eines bekannten, schnellen und sättigenden Frühstücks. Sie können durch verschiedene Gewürze und Früchte für Abwechslung sorgen.

Zutaten:

1 Tasse Hafergrütze
2½ Tassen Bio-Apfelsaft
1 klein geschnittener Apfel
¼ Tasse Rosinen
¼ Tasse Agavendicksaft oder ein anderes Süßungsmittel

Grütze mit dem Saft etwa 3 Stunden lang einweichen oder so lange, bis der Saft größtenteils aufgesogen wurde. Apfel, Rosinen und Agavendicksaft unterrühren. Sofort ansprechend servieren.

Tipps: Fügen Sie gemahlenen Zimt oder süße Gewürze je nach Geschmack hinzu.

Variieren Sie das Rezept durch anderes frisches Obst oder Trockenfrüchte.

Dr. Wigmores Energie-Suppe

Die Energie-Suppe ist eine vollständige Mahlzeit und liefert einen Großteil der Vitamine und Nährstoffe, die Sie für den Tag brauchen.

Zutaten:

1½ Tassen Rejuvelac (Rezept, siehe Seite 214)
1 Teelöffel Dulseflocken
1 bis 2 grob geschnittene Äpfel
1 Tasse Babyspinatblätter
¼ bis ½ Tasse Sonnenblumensprossen
¼ bis ½ Tasse Buchweizensprossen (wenn gewünscht)
1 Avocado

Rejuvelac und Dulseflocken etwa 30 Sekunden lang mixen. Apfel hinzufügen und das Ganze mit der „Pulse"-Taste pürieren. Spinat zugeben und ebenfalls mit der „Pulse"-Taste zerkleinern. Sonnenblumensprossen und gegebenenfalls Buchweizensprossen hinzufügen, mit der „Pulse"-Taste grob zerkleinern. Zum Schluss die Avocado dazugeben und mit der „Pulse"-Taste so lange mixen, bis die gewünschte Konsistenz erreicht ist. In eine schöne Schüssel füllen und servieren. In einem verschlossenen Glasgefäß im Kühlschrank hält die Energie-Suppe 7 bis 10 Tage.

Tipps: Verwenden Sie einen leistungsstarken Mixer, bei dem Sie unterschiedliche Geschwindigkeiten einstellen können.

Für die meisten Menschen ist Dr. Wigmores Energie-Suppe zunächst gewöhnungsbedürftig. Verändern Sie Zutaten und Mengen ganz nach Ihrem Geschmack. Wenn Sie es gern kräftig gewürzt mögen, geben Sie Cayennepfeffer, Knoblauch und Meersalz hinzu.

Haben Sie keine Sonnenblumen- und Buchweizensprossen zur Hand, können Sie jedes andere gekeimte Grün verwenden.

Bereiten Sie die doppelte Menge der Suppe für die ganze Woche zu und stellen Sie sie in einem Glasbehälter in den Kühlschrank.

Pikante Mandelpaste

Eine Paste ist ein vielseitiges Grundnahrungsmittel in der rohköstlichen Ernährung. Variieren Sie Gemüse und Gewürze, um andere Geschmacksrichtungen auszuprobieren.

Zutaten:

2 Tassen Mandeln
4 Tassen gereinigtes oder gefiltertes Wasser
1 Fleischtomate oder eine andere Tomatensorte
¼ einer kleinen weißen Zwiebel
3 bis 4 Esslöffel Tamari (Sojasoße aus fermentierten Sojabohnen)
2 Knoblauchzehen
¼ Teelöffel Cayennepfeffer

Mandeln 8 bis 12 Stunden lang im Wasser einweichen, abgießen und spülen.

In der Küchenmaschine mit der „Pulse"-Taste grob zerkleinern. Tomate, Zwiebel, Tamari, Knoblauch und Cayennepfeffer hinzufügen und bis zur gewünschten Konsistenz pürieren. In einem Glasbehälter hält die Mandel-Paste 7 bis 10 Tage im Kühlschrank.

Tipps: Um die Konsistenz cremiger zu machen, geben Sie ein kleines Stückchen Avocado hinzu.

Wenn Sie die Paste nicht innerhalb von 7 bis 10 Tagen aufessen, streichen Sie sie auf einem Tablett aus und lassen sie im Dörrgerät zu Crackern trocknen. So hält sie sich ewig.

Falscher Thunfischsalat: Geben Sie Dulseflocken und fein gehobelten Sellerie je nach Geschmack dazu.

Cashew-Sauerrahm

Dieses fermentierte Lebensmittel steckt voller nützlicher Bakterien und kann in Parfaits, auf Sandwiches, in Smoothies und Suppen verwendet werden. Es gibt unendlich viele Möglichkeiten.

Zutaten:

4 Tassen Cashewkerne
1½ Tassen Rejuvelac (Rezept, siehe Seite 214)

Cashewkerne in eine mittelgroße Schüssel geben und mit gereinigtem oder gefiltertem Wasser bedecken. An einem kühlen Ort oder im Kühlschrank 8 bis 12 Stunden lang stehen lassen. Über ein Sieb abgießen und gut spülen, bis das Wasser klar ist. Cashewkerne dann im Mixer zusammen mit Rejuvelac zu einer cremigen Masse verarbeiten. In ein sauberes Glasgefäß umfüllen und mit einem Mulltuch abdecken (mit Bindfaden oder Gummiband befestigen).

An einem warmen Ort (bei 22 bis 25 °C) 48 Stunden lang stehen lassen. Das Gefäß leeren und die oberste (durch Oxidation braun gewordene) Schicht entfernen, wenn sich Blasen oder Lufteinschlüsse bilden. In einem sauberen Glasgefäß hält sich der Cashew-Sauerrahm im Kühlschrank 4 Wochen.

Fruchtleder

Verschiedene Früchte im Mixer pürieren, mit etwas Honig oder Sirup süßen, eventuell mit Zimt, Vanille, Kardamom und so weiter verfeinern. Das Mus ½ Zentimeter dick auf einem mit Backpapier ausgelegten Blech ausstreichen und bei 45 °C im Ofen oder im Dörrapparat trocknen. Es ist fertig, wenn es nicht mehr klebt.

Karyns Zitronen-Kräuter-Dressing

Verwenden Sie dieses cremige, köstliche Dressing für Salate oder als Party-Dip und machen Sie Ihren Freunden damit eine Freude.

Zutaten:

1 Tasse Olivenöl, nativ extra
½ Tasse frisch gepresster Zitronensaft
½ Tasse Apfelessig
1 Tasse gereinigtes Wasser
½ Tasse Tamari (Sojasoße aus fermentierten Sojabohnen)
⅓ Tasse Agavensirup oder ein anderes Süßungsmittel
¼ Tasse geschälte Knoblauchzehen
1 Teelöffel Meersalz
¾ Teelöffel getrocknetes Basilikum
¾ Teelöffel getrockneter Dill
¾ Teelöffel getrockneter Oregano
¾ Teelöffel getrockneter Rosmarin
¾ Teelöffel getrockneter Thymian
1 Prise gemahlenes Lorbeerblatt
1 Esslöffel Dulseflocken

Öl und Zitrone bei niedriger Geschwindigkeit mischen. Die Zutaten bei laufendem Mixer in folgender Reihenfolge durch die Öffnung im Deckel hinzufügen: Essig, Wasser, Tamari, Agavendicksaft, Knoblauch, Salz, Basilikum, Dill, Oregano, Rosmarin, Thymian und Lorbeerpulver. Das Gerät ausschalten, dann Dulseflocken hinzufügen und mit der „Pulse"-Taste gut vermengen. In einem verschlossenen Glasgefäß hält Karyns Zitronen-Kräuter-Dressing 4 Wochen im Kühlschrank.

Erfahrungsberichte

Diese Entschlackungskur hat mir die Augen über die Welt geöffnet, in der wir leben. Die Lebensmittelgeschäfte sind voll von Alkohol, Süßwaren, Zigaretten, Limonaden, Snacks und anderem Mist. Überall gibt es Schnellrestaurants. Wo sind denn all die guten Lebensmittel geblieben? Ich bin disziplinierter geworden und esse richtig in dieser verrückten Welt. Das fühlt sich so gut an! Dieses Detox-Programm hat mir auch einige emotionale Lasten, die ich bislang stets mit mir herumtrug, von den Schultern genommen. Ich bin mir nicht ganz sicher, wie und warum, aber diese Entschlackung hat meinem Selbstvertrauen definitiv gutgetan. J. L.

Seit ich das Detox-Programm gemacht habe, fällt es mir viel leichter, den ganzen Tag über nur Rohkost zu essen. Meine Haut sieht besser aus. Mein Bauch ist flacher, mein Körper schlanker und ich schlafe besser. Ich bin viel entspannter, selbst bei der Arbeit. Ich fühle mich stark, athletisch und voller Selbstvertrauen. J.

Seit ich das Entgiftungsprogramm abgeschlossen habe, fühle ich mich geerdeter, zentrierter und irgendwie vollständiger. M.

Ich ernähre mich immer noch von Rohkost und fühle mich wunderbar. Und ich nehme immer noch ab. Ich hätte nie gedacht, dass ich das einmal sagen würde, aber: Ich hoffe, das hört bald auf. Mein Blutdruck ist normal und mein Cholesterinspiegel ist gesunken. Der Arzt sagte, ich solle einfach so weitermachen. Ich kann gar nicht sagen, wie glücklich ich bin … E. C.

Ich hatte erst vier Monate vor diesem Detox-Programm aufgehört zu trinken, also konnte der Zeitpunkt gar nicht besser sein. Ich habe eine Menge darüber gelernt, wie ich gern essen möchte und wie mein Körper arbeiten soll. Ich fühle mich viel bewusster, sowohl auf der körperlichen Ebene als auch in spiritueller Hinsicht. M. A. C.

Wir verbringen viel Zeit mit der äußeren Reinigung des Körpers, aber wir vergessen, ihn auch von innen sauber zu halten. Obwohl ich seit vielen Jahren vegetarisch lebe, war diese Entschlackung eine gute Auszeit für meinen Körper, um sich von den vielen schlechten Nahrungsmitteln zu erholen, die es außer Fleisch noch gibt. K. C.

Die emotionale Auswirkung der Entgiftung war genauso intensiv, wenn nicht noch intensiver als die physische. Es war, als würden viele der Emotionen und Gedanken, die ich zu unterdrücken versucht hatte, nun einfach hochkommen ... Ich sehe in dieser Reinigung ein Sprungbrett in ein Leben voller Gesundheit und Vitalität. A. S.

Anhang

Bezugsquellen für Nahrungsergänzungsmittel

✿ **Anmerkung des deutschen Herausgebers:** Die Autorin gibt für dieses Detox-Programm meist die von ihr selbst entwickelten Nahrungsergänzungsmittel an. Im Folgenden finden Sie entsprechende, im deutschsprachigen Raum erhältliche Produkte und die Bezugsquellen. Sie können natürlich auch selbst im Internet recherchieren und bestellen oder sich in Ihrer Apotheke beraten lassen. Bedenken Sie dabei, dass die Nahrungsergänzung in jedem Fall *ein Produkt auf rein pflanzlicher Basis*, ohne Füllstoffe und Protein-Isolate sein sollte. Dosieren Sie bitte nach Packungsbeilage oder lassen Sie sich von einem Heilpraktiker oder Arzt beraten.

Möchten Sie die beiden Produkte *Karyn's Kare Green Meal Powder* und *Karyn's Kare OxyKare* bestellen, für die es keinen adäquaten Ersatz gibt, wenden Sie sich bitte an den Verlag:

Hans-Nietsch-Verlag
Am Himmelreich 7 · D-79312 Emmendingen
Fon: 07641/4 68 85 30 · *info@nietsch.de*

Verdauungsenzyme
Regazym plus von *Syxyl* ist in der Apotheke erhältlich.

Fitne Enzym Kapseln können Sie übers Internet bestellen oder über zahlreiche Bioläden beziehen.

Nortase® von der Firma *Repha* (ein Kombipräparat auf rein pflanzlicher Basis) sowie *A.I. Enzymes* von *pure encapsulations* erhalten Sie in der Apotheke.

Grünes Kamutpulver
Greens of Kamut (Achtung: enthält Gluten!) können Sie bei der Firma *Keimling* bestellen:
Keimling Naturkost GmbH
Zum Fruchthof 7a
21614 Buxtehude
Deutschland
Fon: 04161/ 51 16 0
E-Mail: *naturkost@keimling.de*
Internet: *www.keimling.de*

BIO Kamut®-Weizengrassaft-Pulver
von *Bioticana* erhalten Sie in Ihrer Apotheke oder übers Internet.

Flohsamenschalen-Pulver und **Fohsamenschalen-Kapseln**, **Chlorellapulver** und **Chlorellatabletten**, **Spirulinapulver** und **Spirulinatabletten** sowie **Kokosöl**
erhalten Sie im Reformhaus und im Bioladen.

Bockshornkleesamen-Kapseln
etwa von der Firma *Dr. Pandalis* (Achtung: enthalten Gluten!) kaufen Sie in der Apotheke.

Heilerde
Luvos Heilerde fein oder *Luvos Heilerde ultrafein* erhalten Sie im Bioladen, im Reformhaus, im Drogeriemarkt und in der Apotheke.

Grüne Mineralerde von *Argiletz* können Sie bei *Keimling* bestellen (Kontaktdaten siehe letzte Seite).

Weizengrassaft
Weizengras erhalten Sie als Saft und in Pulverform im Reformhaus und im Bioladen.

Weizengraspressen können Sie online bestellen, beispielsweise bei *Keimling* (Kontaktdaten, siehe oben).

Oregano-Öl und Probiotica
etwa *Probiotic-5* von *pure encapsulations* oder *ProBio Probiotische Kapseln* von *PG Naturpharma* erhalten Sie in der Apotheke.

Systemische Enzyme
Lassen Sie sich in der Apotheke beraten.

Wasserfilter
Recherchieren Sie selbst im Internet zu den verschiedenen Filtersystemen, die es hier gibt, oder lassen Sie sich in einem Fachgeschäft in Ihrer Region beraten.

Websites zum Thema „Rohkost"
Nützliche Tipps, Informationen und Inspiration, Utensilien, Bestelladressen für Rezepte sowie Geräte für die Rohkostküche und vieles mehr finden Sie unter anderem auf den folgenden Websites:
http://worldgoesraw.com
http://germanygoesraw.de

http://austriagoesraw.at
www.rohkoestlich.com
www.rohkost.de;
www.rohkost.ch
www.rohkostclub.de
www.gruenesmoothies.de
www.vegan.de
www.allesroh.at
http://rohvolution.ch

Kontakt zur Autorin

Karyn's Fresh Corner, 1901 N. Halsted Street
Chicago, IL 60614, USA

www.karynraw.com
karyninfo@karynraw.com
twitter@KarynCalabrese
Besuchen Sie Karyn auf Facebook und *twitter@KarynsRawBeauty*.

Nehmen Sie Kontakt zu anderen Detoxern auf, tauschen Sie sich
aus, stellen Sie Fragen … unter
www.karynraw.com/detoxcommunity.

Karyns Restaurants (für USA-Reisende)
Karyn's Cooked, 738 N. Wells Street
Chicago, IL 60654, USA

Karyn's on Green, 130 S. Green Street
Chicago, IL, 60607, USA
www.karynsongreen.com
Besuchen Sie Karyn auf Facebook und *twitter@karynsongreen*

Literaturempfehlungen

Vegane Rohkost

Boutenko, Victoria: *Green for Life. Grüne Smoothies nach der Boutenko Methode.* Hans-Nietsch-Verlag, Freiburg 2009

Boutenko, Victoria: *Grüne Smoothies. lecker, gesund und schnell zubereitet.* Hans-Nietsch-Verlag, Emmendingen 2010

Cousens, Gabriel: *Die Kunst der Zubereitung lebendiger Nahrung.* Hans-Nietsch-Verlag, Emmendingen 2012

Kirk, Mimi: *Rohköstlich leben. Eine praktische Einführung in die Rohkost-Küche mit 120 leckeren Rezepten für Gesundheit und zeitlose Schönheit.* Hans-Nietsch-Verlag, Emmendingen 2012

Kurz, Christl; Einwanger, Klaus-Maria: *Vegan & Roh: Die 100 besten Rezepte.* Christian Verlag, Gilching 2012

Mauz, Gabriele: *Rohköstlichkeiten. Eine kulinarische Reise durch die Rohkostküche.* Hans-Nietsch-Verlag, Freiburg 2005

Mauz, Gabriele: *Rohköstlichkeiten zum Frühstück.* Hans-Nietsch-Verlag, Freiburg 2008

Opitz, Andrea: *Köstliche Lebenskraft. 235 Rezepte aus der Rohkostküche.* Hans-Nietsch-Verlag, Freiburg 1995

Rondholz, Brigitte: *Urkost. Besser essen – besser leben. Ein Weg zu Wohlbefinden, Gesundheit, Schönheit & Lebensfreude.* Hans-Nietsch-Verlag, Emmendingen 2011

Vegane gekochte Kost

Bryant, Terry: *Vegan Soul Kitchen. Fresh, Healthy and Creative African-American Cuisine. With 150 recipes.* Da Capo Press, Cambridge/Massachusetts 2009

Lührs, Katja: *Viva Veggie! Optimale Ernährung für alle.* Hans-Nietsch-Verlag, Emmendingen 2011

Pierschel, Marc: *Vegan! Vegane Lebensweise für alle.* Compassion Media, Münster 2011

Sörensen, Sofia: *Rezeptlos glücklich: 25 Jahre Erfahrungen mit vegetarischer und veganer Vollwertkost sowie reiner Rohkost.* Books on Demand 2010

Weitere Bücher zu den Themen „Rohkost" und „Gesundheit"
Campbell, T. Colin; Campbell,Thomas M.: *China Study: Die wissenschaftliche Begründung für eine vegane Ernährungsweise.* Verlag Systemische Medizin AG, Bad Kötzting 2011
Cousens, Gabriel: *Bewusst essen. Harmonie und Gesundheit mit vegetarischer Ernährung. Vegetarismus aus wissenschaftlicher und spiritueller Sicht.* Hans-Nietsch-Verlag, Freiburg 1995
Cousens, Gabriel: *Bewusst essen. Vier Schritte zur bewußten Ernährung: Der Weg zu Gesundheit und Transformation.* Hans-Nietsch-Verlag, Freiburg 2001
Cousens, Gabriel: *Ganzheitliche Ernährung und ihre spirituelle Dimension.* Hans-Nietsch-Verlag, Freiburg 2002
Cupillard, Valérie: *Keime und Sprossen: Köstliche Kraftpakete für die Küche.* Hädecke Verlag, Weil der Stadt 2011
Fuller, DicQie: *The Healing Power of Enzymes. How Enzyme Supplements Can Turn Your Life Around.* Houghton Mifflin Harcourt Publishing Company, Boston/USA 1998
Giger, Max W.: *Nährstoff Fett: Rolle und Bedeutung.* Wagner-Verlag 2008
Goettemoeller, Jeffrey: *Stevia. Das Rezeptbuch.* Hans-Nietsch-Verlag, Freiburg 2012
Königs, Peter: *Das Kokos-Buch: Natürlich heilen und genießen mit Kokosöl und Co.* VAK-Verlag, Kirchzarten 2012
Kulvinskas Viktoras: *Leben und Überleben. Kursbuch ins 21. Jahrhundert.* F. Hirthammer Verlag, Oberhaching 2001
Lützner, Dr. med. Hellmuth: *Wie neugeboren durch Fasten.* Gräfe und Unzer Verlag, München 2008

Lützner, Dr. med. Hellmuth; Million, Helmut: *Richtig essen nach dem Fasten.* Gräfe und Unzer Verlag, München 2008

Opitz, Christian: *Befreite Ernährung. Wie der Körper uns zeigt, welche Nahrung er wirklich für Gesundheit und Wohlbefinden braucht.* Hans-Nietsch-Verlag, Emmendingen 2010

Pies, Josef: *Wasserstoffsuperoxid: Ein altes Heilmittel neu entdeckt.* VAK-Verlag, Kirchzarten 2004

Rothkranz, Markus: *Heile dich schön. Wie wir wieder jung und vital aussehen können – und uns auch so fühlen! Natürlich,einfach, dauerhaft.* Hans-Nietsch-Verlag, Emmendingen 2011

Rothkranz, Markus: *Heile dich selbst. Das Handbuch für alle, die gesund, glücklich und lange leben wollen.* Hans-Nietsch-Verlag, Emmendingen 2010

Santillo, Humbart: *Nahrungs-Enzyme. Der Schlüssel zur gesunden Ernährung.* A.V. Publications, Virginia/USA 2001

Santillo, Humbart; Abrams, Karl J.: *Your Body Speaks –Your Body Heals. Designs for Wellness Press,* Carlsbad/USA 2011 (Kindle Edition)

Schmid, Reiner O.: *Weizengrassaft. Medizin für ein neues Zeitalter.* Verlag Ernährung & Gesundheit, Darmstadt 1997

Sharamon, Shalila; Baginski, Bodo J.: *Das Wunder im Kern der Grapefruit: Die Geheimnisse des Citrus paradisi. Das praktische Handbuch zur Anwendung bei Infektionen, Entzündungen, Mykosen, Allergien und vielem mehr.* Windpferd-Verlag, Oberstdorf 2010

Sharamon, Shalila; Baginski, Bodo J.: *Heilen mit Grapefruitkern-Extrakt: Das praktische Gesundheitsbuch mit allen Anwendungen von A - Z. Neue Erkenntnisse, Einsatzmöglichkeiten und Erfahrungsberichte.* Windpferd-Verlag, Oberstdorf 2010

Simonsohn, Barbara: *Stevia. Sündhaft süß und urgesund. Die Alternative zu Zucker und Süßstoffen.* Windpferd-Verlag, Oberstdorf 2012

Wacker, Sabine: *Basenfasten. Essen und trotzdem entlasten.* Gräfe und Unzer Verlag, München 2010

Wandmaker, Helmut: *Willst du gesund sein? Vergiss den Kochtopf.* Goldmann Verlag, München 1992

Wigmore, Ann: *Lebendige Nahrung ist die beste Medizin. Die Hippocrates-Diät.* Droemer Knaur, München 1990

Wigmore, Ann: *Schlank, fit und gesund mit Weizengras.* mvg-Verlag, München 1998

Inspirierende Lektüre (empfehlenswert während des Fastens)

Bordeaux, Szekely Edmond: *Die unbekannten Schriften der Essener.* Neue Erde Verlag, Saarbrücken 1996

Caddy, Eileen: *Die Tore zur Liebe öffnen. Ein Findhorn-Buch.* Verlag „Die Silberschnur", Güllesheim 2010

Caddy, Eileen: *Herzenstüren öffnen.* Greuthof Verlag, Freiburg 2009

Caddy, Eileen: *Spuren auf dem Weg zum Licht.* Greuthof Verlag, Freiburg 2009

Caddy, Eileen: *Worte des Lebens.* Opal-Verlag, Friedberg 2005

Flug in die innere Freiheit. Die Autobiographie von Eileen Caddy. Greuthof Verlag, Freiburg 2011

Holmes, Ernest: *Die Vollkommenheitslehre.* Verlag CSA, Hammersbach 1994

Lynes, Barry: *The Cancer Cure That Worked. 50 Years of Suppression.* BioMed Publishing Group, South Lake Tahoe/Kalifornien 1987

Platts, David Earl: *Mit Gott im Herzen. Zu Ehren von Eileen Caddy.* Greuthof Verlag, Freiburg 2000

Swami Satchidananda: *Goldene Gegenwart. Tägliche Eingebungen zu einer spirituellen Lebensführung von Sri Swami Satchidananda.* Verlag Hinder + Deelmann, Gladenbach 2006

Williamson, Marianne: *Rückkehr zur Liebe. Harmonie, Lebenssinn und Glück durch „Ein Kurs in Wundern".* Goldmann Verlag, München 1995

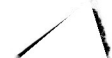

Informationen über die industrialisierte Viehzucht und Landwirtschaft sowie über die Risiken der heutigen Nahrungsmittel

Clements, Kath: *Vegan. Über Ethik in der Ernährung und die
Notwendigkeit eines Wandels.* Echo Verlag, Göttingen 2008

Duwe, Karen: *Anständig essen. Ein Selbstversuch.* Galiani Verlag,
Berlin 2010

Grimm, Hans-Ulrich: *Aus Teufels Topf. Die neuen Risiken beim
Essen.* Klett-Cotta Verlag, Stuttgart 2009

Robbins, John: *Ernährung für ein neues Jahrtausend.*
Hans-Nietsch-Verlag, Emmendingen 2010

Robbins, John: *Food Revolution.* Hans-Nietsch-Verlag,
Emmendingen 2011

Robbins, John: *Gesund bleiben bis 100. Wissenschaftlich erforschte
Geheimnisse eines langen und glücklichen Lebens.* Hans-Nietsch-
Verlag, Emmendingen 2012

Safran Foer, Jonathan: *Tiere essen.* Kiepenheuer & Witsch,
Köln 2010

Bildnachweise

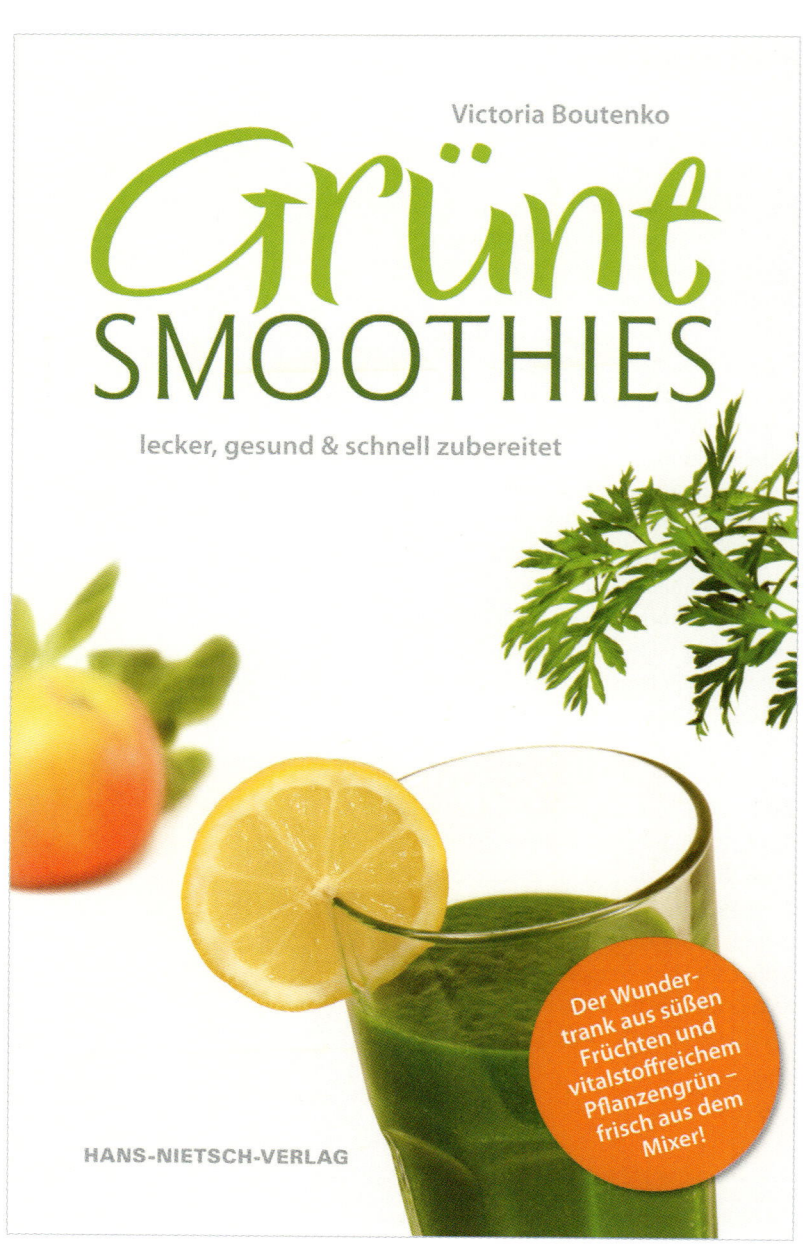

Victoria Boutenko

Grünt
SMOOTHIES

lecker, gesund & schnell zubereitet

Der Wunder-
trank aus süßen
Früchten und
vitalstoffreichem
Pflanzengrün –
frisch aus dem
Mixer!

HANS-NIETSCH-VERLAG

www.nietsch.de

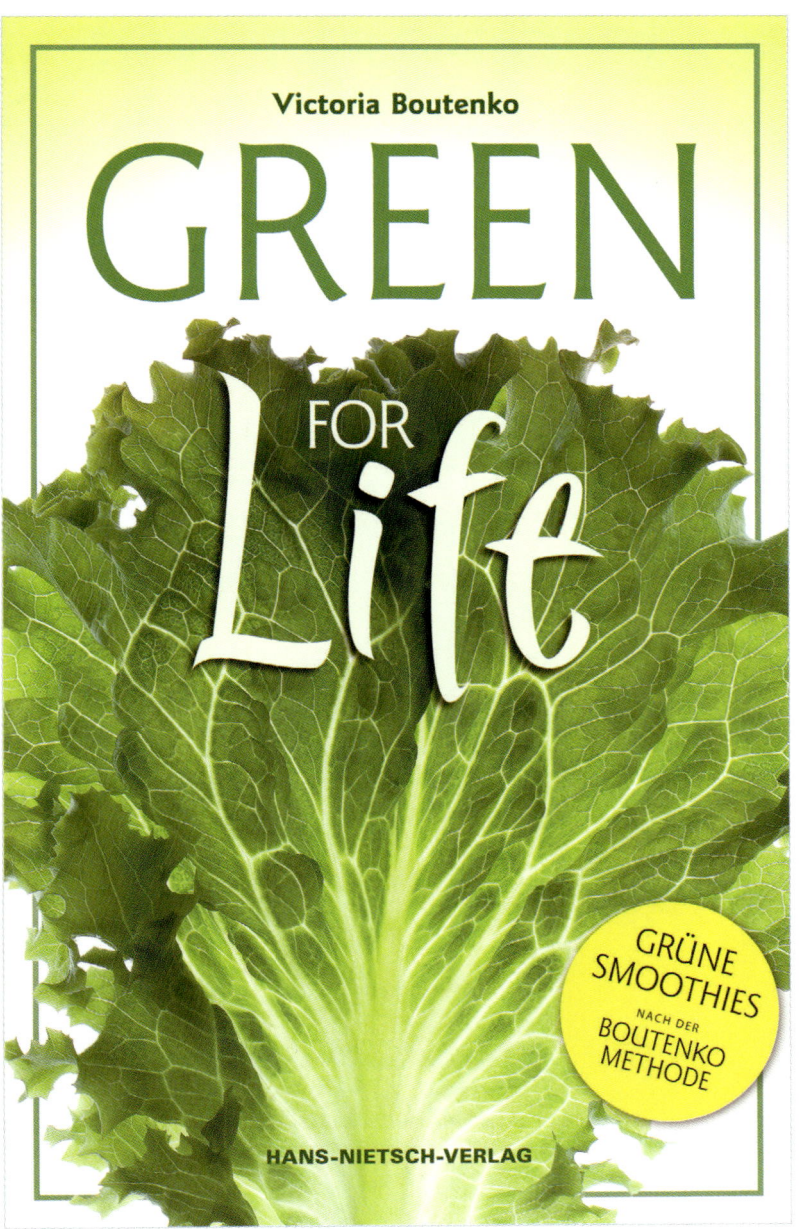

Victoria Boutenko

GREEN

FOR Life

GRÜNE SMOOTHIES NACH DER BOUTENKO METHODE

HANS-NIETSCH-VERLAG

www.nietsch.de

Marie-Claude Paume

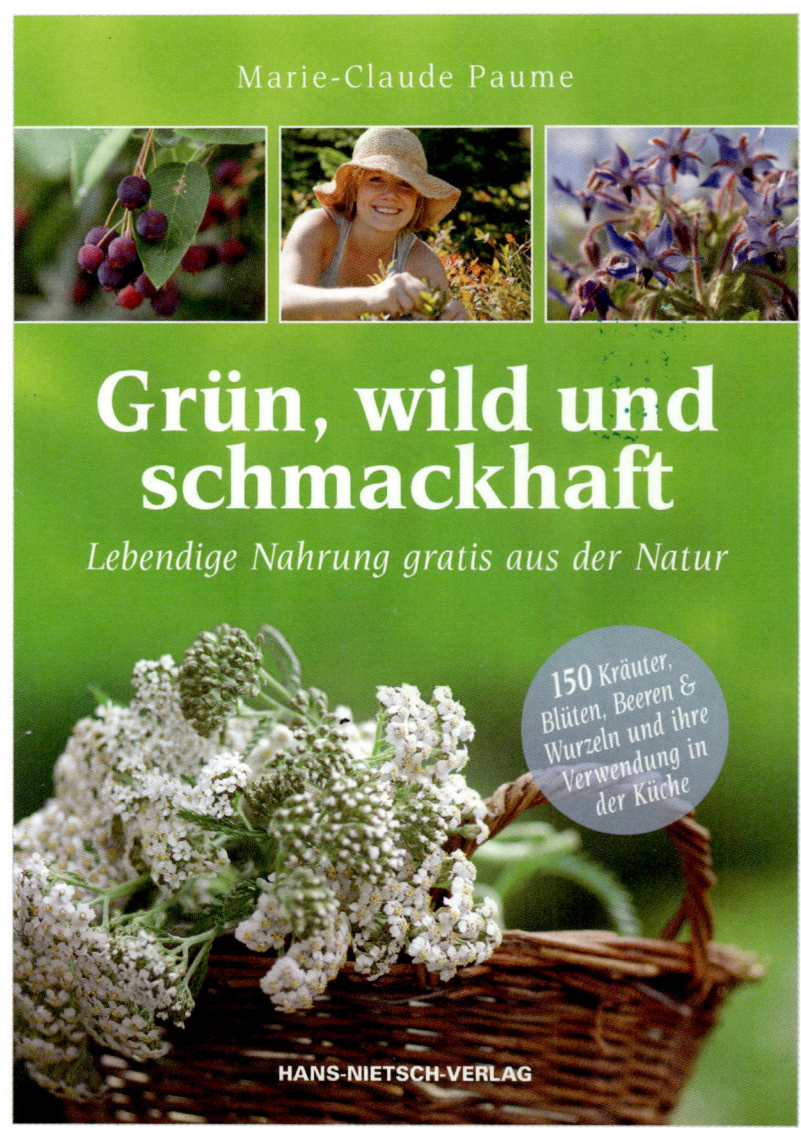

Grün, wild und schmackhaft

Lebendige Nahrung gratis aus der Natur

150 Kräuter, Blüten, Beeren & Wurzeln und ihre Verwendung in der Küche

HANS-NIETSCH-VERLAG

www.nietsch.de